心血管内科诊疗常规

杨庭树　主　编
北京医师协会　组织编写

中国医药科技出版社

《心血管内科诊疗常规》
编委会

序言

　　我非常高兴地向各位推荐北京医师协会亲力亲为与北京地区35个医学专科的专家们具有历史意义合作的一个象征——北京市《临床医疗护理常规》正式出版。其宗旨仍然是致力于全市医疗质量与患者安全的持续性改进和提高。

　　提高质量的医疗服务，需要有效的领导，这种领导支持来自于医疗机构的许多方面，包括治理层领导们、临床与管理部门的负责人，以及其他处于领导职位的人的支持；质量与安全更扎根于每位医务人员和其他工作人员的日常工作生活中，当医生与护士评估患者的需要并提供医疗服务的时候，本书的内容毫无疑问有助于帮助他们理解和如何做到切实改进质量，以帮助患者并降低风险。同样，管理者、辅助人员，以及其他人员通过北京市《临床医疗护理常规》的学习并应用于日常工作中，也有助于提高工作效率，改善资源利用率，从而达到质量持续改进与医疗安全的目的。

　　我们热切地展望未来，与我们的医学同道们一起合作，在朝着医疗护理质量持续改进的历程中互相学习，为首都乃至中国的医药卫生体制改革和促进人民的健康，不失时机地做出我们的努力！

金大鹏

2012年4月

编写说明

10年前，北京医师协会受北京市卫生局委托，组织北京地区几十家医院的数百名医学专家、学科带头人及中青年业务骨干，以现代医学理论为指导，参考国内外相关版本，结合临床实践经验，编写了北京市《临床医疗护理常规》，并于2002年正式出版。

10年来，《临床医疗护理常规》对规范各级各类医院的医疗质量，规范医护人员在医疗护理实践中的诊疗行为，保障患者的健康产生了重要的作用。但是随着医疗卫生改革的深化和临床医学的发展、临床学科的细化，北京市《临床医疗护理常规》已经不能充分体现北京地区的医疗水平。

北京医师协会根据卫生部有关专业分类的规定，组织本协会内34个专科的专家委员会对北京市《临床医疗护理常规》进行修编。在编写过程中，力求体现北京地区的医疗水平，尽量保持原来的体例和风格，经反复修改定稿。

尚需说明：

1. 北京市《临床医疗护理常规》修编是根据卫生部颁布的18个普通专科和16个亚专科分类，加上临床护理专业。18个普通专科是：内科、外科、妇产科、儿科、急诊科、神经内科、皮肤科、眼科、耳鼻咽喉科、精神科、小儿外科、康复医学科、麻醉科、医学检验科、临床病理科、口腔科、全科医学科、医学影像科。16个亚专科是：心血管内科、呼吸内科、消化内科、内分泌科、血液内科、肾脏内科、感染科、风湿免疫科、普通外科、骨科、心血管外科、胸外科、泌尿外科、整形外科、烧伤科、神经外科。

2. 北京市《临床医疗护理常规》的本次修编有较大幅度的调整，由2002版的11个分册调整为现行版的35个分册。其中由于外科与普通外科、儿科与小儿外科相通颇多故各自合并为一个分册，医学影像科以放射科、超声科和放射治疗三个分册分别论述。

3. 为进一步完善我市医师定期考核工作，保证医师定期考核取得实效，2012年，北京市卫生局将根据专科医师发展情况试点开展按专科进行业务水平测试的考核方式。修编后的北京市《临床医疗护理常规》旨在积极配合专科医师制度的建设，各专科分册独立程度高、专科性强，为各专科医师应知应会的基本知识和技能。

《临床医疗护理常规》将成为在各专科领域内执业的临床医师"定期考核"业务水平测试的内容。

4. 北京市《临床医疗护理常规》的修编出版仍然是一项基础性的工作，目的在于为各级医护人员在诊疗护理工作中提供应参照的基本程序和方法，有利于临床路径工作的开展，并不妨碍促进医学进展的学术探讨和技术改选。

5. 本次修编仍不含中医专业。

北京医师协会
2012年3月

Preface
前　言

　　本书重点叙述了常见心血管疾病的诊断和治疗原则。全书共分22章，内容包括临床常见心血管疾病18类52种疾病、临床常用诊疗技术及现代介入治疗技术。本书内容丰富，实用性强，适用于心血管内科专科医师及基层全科医师参考，可作为心血管内科执业医师考试辅导资料。

　　编写本书的初衷是希望能为在临床一线工作的心血管专科医师提供一本内容全面、查找方便，既介绍临床诊疗规程，又能反映当今先进技术的工具书。因此，本书的编写格式不同于教科书，也有别于专著，更不是手册，我们希望这种编写形式能为一线临床医师查找参考资料提供一些方便。

　　本书是由北京医师协会心血管内科专科医师分会专家撰写而成。在编写过程中，各位专家及协助编写的同道们付出了艰辛的劳动，在此深表谢意，尤其是对以下人员（以姓氏笔画排序）：马东星、冯斌、刘蓉、卢喜烈、李佳、李晶玮、邵春丽、陈莉、吴晓霞、何婧瑜、张峻、张大鹏、张永珍、周旭、郭军、杨勇、种甲、韩伟、谈维洁、袁建松、崔锦钢等同志为本书的编写所作出的无私奉献表示衷心感谢。

　　由于编者水平有限，加之时间较紧，书中疏漏和不足之处在所难免，恳请同行、专家不吝赐教，也希望广大读者批评、指正。

编　者
2012 年 6 月

Contents

目 录

第一章　心力衰竭

心力衰竭（简称心衰）是由心脏结构性或功能性疾病所导致的一种临床综合征，由各种原因的初始心肌损害（如心肌梗死、心肌病、炎症、血流动力负荷过重等）引起心室充盈和射血功能受损，最后导致心室泵血功能低下，主要表现为呼吸困难、疲乏和液体潴留。

心衰是一种症状性疾病，表现为血流动力学障碍。心室腔压力高于正常（左室舒张末期压 >18mmHg（2.4kPa），右室舒张末期压 >10mmHg（1.3kPa）即为心功能不全。心衰是一种进展性疾病，表现为渐进性心室重构；心衰是心血管疾病的严重阶段，死亡率高，预后不良。

第一节　慢性心力衰竭

慢性心力衰竭是心脏泵功能损害、导致机体出现相关症状与体征的复杂临床综合征，是由心脏结构或功能异常所致。我国对 35 ~ 74 岁城乡居民共 15518 人的随机抽样调查结果显示，心衰患病率为 0.9%，心衰患病患者约有 400 万，其中男性为 0.7%，女性为 1.0%；女性高于男性，不同于西方国家男性高于女性，主要由于心衰病因构成存在差异。随着年龄增高，心衰的患病率显著上升。心衰预后极差，年死亡率 30% ~ 40%。心衰患者的死亡原因依次为泵衰竭（59%），心律失常（13%）和猝死（13%）。

【心力衰竭的常见病因】

1. 心肌病变

（1）原发性心肌损害　冠状动脉疾病导致缺血性心肌损害如心肌梗死、慢性心肌缺血；炎症和免疫性心肌损害如心肌炎、扩张型心肌病；遗传性心肌病如家族性扩张型心肌病、肥厚型心肌病、右室心肌病、心室肌致密化不全、线粒体肌病。

（2）继发性心肌损害　内分泌代谢性疾病（如糖尿病、甲状腺疾病）、结缔组织病、心脏毒性药物和系统性浸润性疾病（如心肌淀粉样变性）等并发的心肌损害，酒精性心肌病和围产期心肌病也是常见的病因。

2. 心脏负荷过度

（1）压力负荷过度　又称后负荷过度，是心脏收缩时承受的阻力负荷增加。左心室压力负荷过度见于高血压、主动脉流出道受阻（主动脉瓣狭窄、主动脉缩窄）；右心室压力负荷过度见于肺动脉高压、肺动脉瓣狭窄、肺阻塞性疾病和肺栓塞等。

（2）容量负荷过度　又称前负荷过度，是心脏舒张时承受的容量负荷过度。左心室容量负荷过度见于主动脉瓣、二尖瓣关闭不全，先天性心脏病右向左或左向右分流；右心室容量负荷过度见于房间隔缺损、肺动脉瓣或三尖瓣关闭不全等；双心室容量负荷过度见于严重贫血、甲状腺功能亢进症、脚气性心脏病、动静脉瘘等。

（3）心脏舒张受限　常见于心室舒张期顺应性减低（如冠心病心肌缺血、高血压心肌肥厚、肥厚型心肌病）、限制型心肌病和缩窄性心包炎。二尖瓣狭窄和三尖瓣狭窄限制心室充盈，导致心房衰竭。

【心力衰竭常见诱因】

1. 感染

感染是常见诱因，以呼吸道感染占首位，感染后加重肺淤血，使心衰诱发或加重。

2. 心律失常

快速心房颤动时心排出量降低，心动过速增加心肌耗氧，加重心肌缺血，诱发或加重心衰。严重心动过缓降低心排出量，也可诱发心衰。

3. 肺栓塞

心衰患者长期卧床容易产生深部静脉血栓，发生肺栓塞，增加右心室负荷，加重右心衰。

4. 劳力过度

体力活动、情绪激动和气候突变、进食过度或摄盐过多均可以引发血流动力学变化，诱发心衰。

5. 妊娠和分娩

有基础心脏病或围产期心肌病患者，妊娠分娩加重心脏负荷，可以诱发心衰。

6. 贫血和出血

慢性贫血患者表现为高排出量性心衰。大量出血引发低排出量和反射性心率加快，诱发心衰。

7. 其他

输液过多、过快，可以引起急性肺水肿；电解质紊乱诱发和加重心衰，常见于低血钠、低血钾、低血镁。

【临床表现】

心衰的临床表现主要为体循环、肺循环淤血和心排出量降低引起的症状和体征。

（一）左心衰竭

1. 临床症状

左心衰竭主要表现为肺循环淤血和心排出量降低所致的临床综合征，临床上常出现如下表现。

（1）呼吸困难　呼吸困难是左心衰的主要症状，由于肺循环淤血，肺顺应性降低，患者可表现为不同程度的呼吸困难。

心力衰竭患者常有三种不同的呼吸困难形式。

①劳力性呼吸困难：在重体力活动时发生呼吸困难，休息后可自行缓解。不同程度运动量引发的呼吸困难，预示心衰的程度不同。

②夜间阵发性呼吸困难：患者在夜间突然憋醒，感到窒息和恐怖并迅速坐起，需要 30 分钟或更长时间方能缓解。其发生机制与平卧睡眠后回心血量增加、迷走神经张力增高，小支气管痉挛以及膈肌抬高、肺活量减少等因素有关。

③端坐呼吸：平卧几分钟后出现呼吸困难，需要坐位，仍然气喘。其发生机制是左心室舒张末期压力增高，使肺静脉和肺毛细血管压进一步增高，引起间质性肺水肿，

增加气道阻力、降低肺顺应性、加重呼吸困难。

（2）急性肺水肿　气喘伴哮喘，是呼吸困难最严重状态，是急性心衰的表现。

（3）咳嗽、咳痰和咳血　咳嗽是较早发生的症状，是肺淤血时气道受刺激的反应，常发生在夜间，坐位或立位时咳嗽缓解。咳痰可表现为白色泡沫样，痰带血丝或粉红色泡沫样痰。肺毛细血管压很高时，肺泡出现浆液性分泌物，痰带血丝提示肺微血管破损，血浆渗入肺泡时出现粉红色泡沫样痰。

（4）体力下降、乏力和虚弱　左心室排出量降低不能满足外周组织器官灌注，引起乏力等症状；老年人还可以出现意识障碍、记忆力减退、焦虑、失眠等精神症状。

（5）泌尿系统症状　夜尿增多，见于左心衰早期血流再分布。尿量减少、少尿或血肌酐升高，见于严重心衰时心排出量下降、肾血流量减少、甚至发生肾前性肾功能不全。

2. 体征

（1）肺部体征　肺部湿性啰音是左心衰的主要体征。劳力性呼吸困难时可闻及肺底少许湿性啰音，夜间阵发性呼吸困难时两肺有较多湿性啰音，急性肺水肿时两肺满布湿啰音、且常伴哮鸣音。间质性肺水肿时，呼吸音减低，肺部可无干湿性啰音。约1/4左心衰患者发生胸水征。

（2）心脏体征　心尖搏动点左下移位，提示左心室扩大。心率加快，舒张早期奔马律（或病理性 S_3 心音）、P_2 亢进，心功能改善后 P_2 变弱，见于急性心肌损害，如急性重症心肌炎、急性心肌梗死、急性心衰发作时。心尖部可闻及收缩期杂音，见于左心室扩大引起相对性二尖瓣关闭不全、瓣膜或腱索断裂引起二尖瓣关闭不全。交替脉见于左心室射血分数增加引起的心衰，如高血压、主动脉瓣狭窄等。

（3）一般体征　严重心衰患者可出现口唇发绀、黄疸、颧部潮红、脉压减小、动脉收缩压下降、心率加快。交感神经活性增高可造成窦性心动过速及心律失常，同时外周血管收缩，表现为四肢末梢苍白、发冷、指趾发绀。

（二）右心衰竭

1. 临床症状

主要表现为体循环淤血为主的临床综合征。

（1）消化系统症状　由长期胃肠道淤血引起食欲减退、腹胀、恶心、呕吐、便秘、上腹痛等症状。由肝淤血、肿大，肝包膜被牵拉导致右上腹饱胀、肝区疼痛。长期肝淤血可导致心源性肝硬化。

（2）泌尿系统症状　白天少尿、夜间多尿，见于肾脏淤血引起肾功能减退，可出现少量蛋白尿、透明或颗粒管型、红细胞，血尿素氮升高。

（3）呼吸困难　单纯右心衰可表现轻度气喘，主要由于右心室扩大限制左室充盈、肺淤血所致。二尖瓣狭窄发生右心衰时，因存在肺淤血，可出现轻度呼吸困难。

2. 体征

右心衰可表现出体循环淤血的体征。

（1）颈外静脉体征　肝－颈静脉反流征是轻度右心衰时按压右上腹，使回心血量增加，出现颈外静脉充盈。颈外静脉充盈是右心衰时静脉压显著升高的征象，有助于与其他原因引起的肝大相区别。

（2）肝大和压痛　淤血性肝大和压痛常发生在皮下水肿之前，右心衰短时间迅速加重，肝脏急剧增大，肝包膜被牵拉可出现压痛，另可出现黄疸、氨基转移酶升高。

（3）水肿　水肿是右心衰的典型体征，发生于颈外静脉充盈和肝大之后。首先出现足、踝、胫骨前水肿，向上蔓延及全身，发展缓慢。早期白天站立后出现水肿，平卧休息后消失；晚期出现全身性凹陷性水肿，长期卧床患者表现为腰骶部和下肢水肿。伴有血浆白蛋白过低时，出现颜面水肿，提示预后不良。

（4）胸水和腹水　一般双侧胸水多见，常以右侧为甚，也可表现单纯右侧胸水，主要与体静脉和肺静脉压同时升高、胸膜毛细血管通透性增加有关。腹水见于病程晚期，与心源性肝硬化有关。

（5）心脏体征　心率加快，胸骨下部左缘或剑突下可见明显搏动，提示右心室肥厚和右心室扩大。三尖瓣听诊区可闻及右室舒张期奔马律、收缩期杂音，提示心肌损害、相对性三尖瓣关闭不全。右心衰多由左心衰引起，可见全心扩大征象。

（6）其他　发绀多为外周性，严重、持久的右心衰可有心包积液、脉压降低或奇脉等体征。

（三）全心衰竭

全心衰见于心脏病晚期，病情危重。同时具有左、右心衰的临床表现，由左心衰并发右心衰患者，左心衰症状和体征有所减轻。

【实验室和辅助检查】

1. 化验检查

（1）常规化验检查　有助于对心衰的诱因、诊断与鉴别诊断提供依据。一般检查如下。

①血常规：血红蛋白降低、贫血为心衰加重因素，血白细胞增加、中性粒细胞增多提示感染诱因。

②尿常规和肾功能检查：少量蛋白尿、透明或颗粒管型、红细胞，血尿素氮和肌酐升高，有助于与肾脏疾病和肾病性水肿相鉴别；心衰合并肾功能不全时，要注意洋地黄的合理使用。

③电解质和酸碱平衡检查：低钾、低钠血症和代谢性酸中毒是难治性心衰的诱因，电解质要根据检查结果补充。

④肝功能检查：丙氨酸氨基转移酶（ALT）、γ-谷氨酰转肽酶（GGT）和总胆红素轻度升高，有助于与非心源性水肿鉴别，低蛋白血症也见于右心衰晚期。

⑤内分泌功能：心衰晚期可见甲状腺功能减退，皮质醇减低，是心衰诱发加重和难治的原因之一。

（2）脑钠肽检查　检测血浆脑钠肽（BNP）和氨基末端脑钠肽前体（NT-proB-NP）有助于心衰诊断和预后判断。慢性心衰评价标准：NT-proBNP<400pg/ml、BNP<100pg/ml，不支持心衰诊断；NT-proBNP>2000pg/ml、BNP>400pg/ml时，支持心衰诊断；NT-proBNP 400~2000pg/ml、BNP 100~400pg/ml之间考虑其他原因，如肺栓塞、慢性阻塞性肺部疾病、心衰代偿期等。

2. 超声心动图检查

超声心动图是心衰诊断中最有价值的检查方法，简单、价廉，便于床旁检查及重复检查。可用于如下疾病的辅助诊断。

①诊断心包、心肌或瓣膜疾病。

②定量或定性房室内径、心脏几何形状、室壁厚度、室壁运动，以及心包、瓣膜和血管结构；定量瓣膜狭窄、关闭不全程度，测量左心室射血分数（LVEF），左室舒张末期容量（LVEDV）和左室收缩末期容量（LVESV）。

③区别舒张功能不全和收缩功能不全。

④估测肺动脉压。

⑤为评价治疗效果提供客观指标。

3. 心电图检查

心电图提供既往心肌梗死、左室肥厚、广泛心肌损害及心律失常信息。有心律失常时应作24小时动态心电图记录。

4. X线胸片检查

X线胸片可提供心脏增大、肺淤血、肺水肿及原有肺部疾病的信息。

5. 核素心室造影及核素心肌灌注显像检查

前者可准确测定左室容量、LVEF及室壁运动；后者可诊断心肌缺血和心肌梗死，对鉴别扩张型或缺血性心肌病有一定帮助。

6. 其他检查

冠状动脉造影适用于缺血性心肌病的病因诊断；心内膜心肌活检适用于心肌疾病的病因诊断；心导管检查不作为心衰的常规检查。

【诊断标准】

（一）诊断

心衰的主要诊断依据是 ①心衰的典型症状：休息或活动时呼吸困难、劳累、踝部水肿；②心衰的典型体征：心动过速、呼吸急促、肺部啰音、颈静脉充盈、周围性水肿、肝大；③静息时心脏结构和功能的客观证据；④心脏扩大、超声检查心功能异常、血浆脑钠肽升高。诊断慢性收缩性心衰并不困难，心衰的诊断流程见图1-1。临床诊断应包括心脏病的病因、病理、心律及心功能分级等诊断。

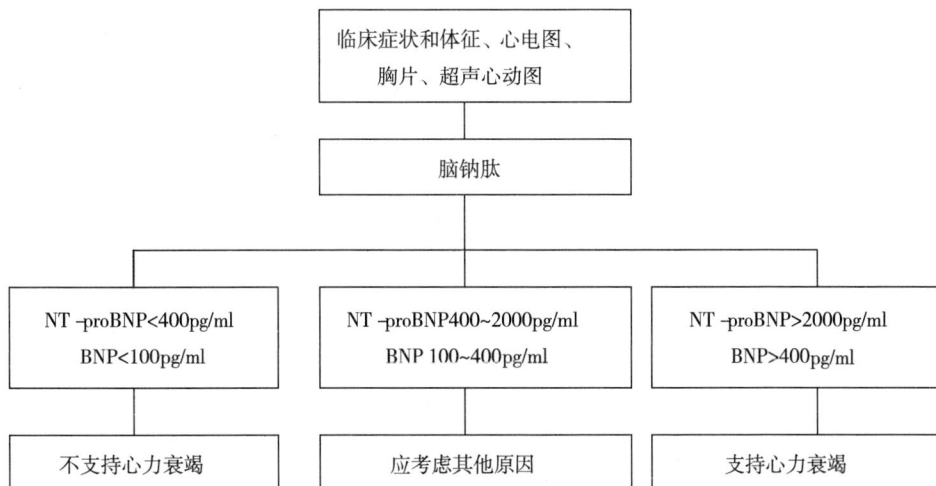

```
┌─────────────────────┐
│  临床症状和体征、心电图、  │
│   胸片、超声心动图        │
└─────────────────────┘
           │
┌─────────────────────┐
│       脑钠肽           │
└─────────────────────┘
           │
   ┌───────┼───────┐
┌──────────┐ ┌──────────┐ ┌──────────┐
│NT-proBNP │ │NT-proBNP │ │NT-proBNP │
│<400pg/ml │ │400~2000  │ │>2000pg/ml│
│          │ │pg/ml     │ │          │
│BNP       │ │BNP 100~  │ │BNP       │
│<100pg/ml │ │400pg/ml  │ │>400pg/ml │
└──────────┘ └──────────┘ └──────────┘
     │            │            │
┌──────────┐ ┌──────────┐ ┌──────────┐
│不支持心力衰竭│ │应考虑其他原因│ │支持心力衰竭│
└──────────┘ └──────────┘ └──────────┘
```

图1-1　应用脑钠肽诊断心力衰竭的流程

（引自2008年ESC急慢性心力衰竭诊断指南）

1. 心功能的评估

（1）美国纽约心脏病协会（NYHA）心功能分级　Ⅰ级：日常生活无心衰症状；Ⅱ级：日常活动出现心衰症状（呼吸困难、乏力）；Ⅲ级：低于日常活动出现心衰症状；Ⅳ级：在休息时亦出现心衰症状。NYHA心功能分级使用最广，但与反映左心室收缩功能的LVEF并非完全一致。

（2）6分钟步行试验　用于评定慢性心衰患者的运动耐力和预测患者预后。要求患者在平直走廊里尽可能快地行走，测定6分钟步行距离。根据US Carvedilol研究设定的标准：6分钟步行距离<150m为重度心衰，150～450m为中重度心衰，>450m为轻度心衰，可作为参考。但是行走距离的变化可能与病情变化并不平行。

（3）液体潴留的判断　液体潴留（隐形水肿）对决定利尿剂治疗十分重要，短时间内体重增加是液体潴留的可靠指标，每次随诊应记录体重。最可靠的容量超载体征是颈静脉怒张，肺部啰音只反映心衰进展迅速而不能说明容量超载的程度。

2. 心衰的临床分类

心衰可分为：新发心衰，即首次出现具有明显病因的心衰，急性或慢性起病；暂时性心衰，指再发的、间断性的心衰发病；慢性心衰，指持续的、稳定的、进行性加重的、失代偿的心衰。

根据心脏功能特征，心衰可分为：收缩性心衰（或射血分数降低的心衰），临床特点源于心排出量不足，收缩末期容积增大、射血分数（ejection fraction，EF）降低和心脏扩张；舒张性心衰（或射血分数正常的心衰），因心室顺应性下降导致左室舒张末期压增高而发生心衰，代表收缩功能的射血分数正常，临床描述为射血分数正常的心衰；收缩性心衰和舒张性心衰可以并存。

（二）鉴别诊断

1. 左心衰的鉴别诊断

左心衰以呼吸困难为主要表现，应与肺部疾病引起的呼吸困难相鉴别。慢性阻塞性肺病发生呼吸困难通常有咳嗽、咳痰症状，肺部湿性啰音部位固定，可伴哮鸣音，咳痰后喘息减轻；急性心源性哮喘患者通常要端坐呼吸、咳粉红色泡沫痰、肺底部布满水泡音，既往有心脏病史也有助于鉴别。支气管哮喘以两肺哮鸣音为主，可有少许湿性啰音；而心源性哮喘出现哮鸣音是由于严重心衰伴发的支气管痉挛，患者同时合并有出汗、面色青灰、濒死等征象，端坐位不能减轻呼吸困难症状。床边检测血浆脑钠肽显著升高有助于鉴别诊断。

2. 右心衰鉴别诊断

右心衰和（或）全心衰引起外周水肿、肝大、腹水和胸水，应与急性心包炎或慢性缩窄性心包炎、肾源性水肿、门脉性肝硬化引起的水肿相鉴别。肾源性水肿和门静脉性肝硬化并非静脉压升高，通常没有颈静脉怒张或肝-颈静脉回流征的表现，既往病史和辅助检查有助于鉴别。急性心包炎或慢性缩窄性心包炎与右心衰的外周水肿鉴别时，前者心影扩大呈烧瓶形，心界范围随体位变化，超声诊断容易鉴别；后者心影通常不大，超声检查心包增厚、右心室不扩大有助于鉴别。甲状腺功能减退可伴有水肿，呈非凹陷性，有水肿者在鉴别诊断时甲状腺功能检查也是必要的。老年人单纯下肢水肿需要注意下肢深静脉瓣疾病，平卧时没有颈静脉怒张，需要超声检查下肢静脉。

【治疗原则】

心衰的治疗目标是降低发病率和死亡率，改善患者的预后。心衰的治疗策略包括：短期应用改善血流动力学药物治疗，改善心衰症状；长期应用延缓心室重构药物治疗，改善衰竭心脏的生物学功能，提高生活质量、减少住院和降低死亡率。

心衰的治疗原则包括：病因治疗，去除心衰的基本病因和诱因；调整代偿机制，降低神经 – 体液 – 细胞因子活性，防止和延缓心室重构；缓解症状，改善患者的心功能状态。

（一）病因治疗

1. 基本病因治疗

冠心病通过经皮冠状动脉介入治疗或冠状动脉旁路移植术改善心肌缺血；心脏瓣膜病行瓣膜置换手术；先天性心血管畸形行矫正手术；治疗心肌炎和心肌病，治疗高血压及其靶器官损伤、控制糖尿病和血脂异常等。

2. 去除心衰诱因

针对常见心衰诱因如感染、心律失常、肺梗死、贫血和电解质紊乱的治疗。

（二）一般治疗

1. 监测体重

在 3 天内体重突然增加 2kg 以上，要考虑患者有液体潴留，应调整利尿剂的应用。

2. 调整生活方式

主要包括：①限钠：轻度心衰患者钠摄入控制在 2～3g/d（钠 1g 相当于氯化钠 2.5g），中、重度心衰患者钠摄入 <2g/d；应用强利尿剂患者限钠不必过严，避免产生低钠血症；②限水：总液体摄入量每天 1.5～2.0L 为宜，重度心衰患者合并低钠血症（血钠 <130mmol/L）应严格限制水摄入量；③营养和饮食：宜低脂饮食，肥胖患者应减轻体重，戒烟戒酒；严重心衰伴明显消瘦（心脏恶病质）者，应给予营养支持，包括给予血清蛋白；④休息和适度运动：失代偿期需卧床休息，多做被动运动，预防深部静脉血栓形成；稳定的慢性心衰患者可每天多次步行，每次 5～10 分钟，并逐步延长步行时间；⑤氧气治疗：慢性心衰无氧疗指征，无肺水肿的心衰患者，给氧可导致血流动力学恶化；氧气用于治疗急性心衰。

（三）药物治疗

1. 改善血流动力学的治疗

（1）利尿剂的应用　利尿剂通过抑制肾小球特定部位的钠或氯的重吸收，遏制心衰时钠潴留，减少静脉回流和降低前负荷，从而减轻肺淤血、腹水、外周水肿和体重，提高运动耐量。利尿剂是控制心衰患者液体潴留的药物，是标准治疗的必要的组成部分。

利尿剂的合理使用如下。

①有液体潴留的心衰患者均应给予利尿剂，且应早期应用；无液体潴留的心衰患者，不需要应用利尿剂。通常轻、中度心衰可选噻嗪类利尿剂；重度心衰选用袢利尿剂；急性心衰或肺水肿，首选袢利尿剂静脉注射，伴发心源性休克时不宜使用。使用方法：通常从小剂量开始，如每天口服氢氯噻嗪 25mg、呋塞米 20mg 或托拉塞米 10mg，逐渐增加剂量直至尿量增加，体重每天减轻 0.5～1.0kg，呋塞米的剂量与效应呈线性关系。

②应用利尿剂过程中应注意纠正水、电解质紊乱，应用利尿剂有效者应同时补钾，尿量过多时不要限制饮食钠盐，特别注意纠正低钾、低镁和低钠血症。利尿剂应间断使用，液体潴留纠正后可短期停用利尿剂，可以避免利尿剂抵抗和电解质紊乱。当心衰症状得到控制，应开始应用 ACEI、β 受体阻滞剂和醛固酮拮抗剂。

③利尿剂抵抗问题，当心衰进展恶化时常需加大利尿剂用量，最终增加剂量也无反应，即出现利尿剂抵抗。此时改变利尿剂使用方法，如呋塞米静脉注射 40mg，继以持续静脉滴注（10～40mg/h）；或两种利尿剂联合使用可能改善利尿效果。

④利尿过程中应注意过度利尿造成电解质丢失，如低钾、低镁及低钠血症，也可造成神经内分泌的激活、低血压和氮质血症。

（2）洋地黄的应用 2010 年中国慢性心衰指南对地高辛的推荐级别从过去的 I 类降为 II a 类推荐，仅适用于已在应用血管紧张素转换酶抑制剂（ACEI）或血管紧张素 II 受体拮抗剂（ARB）、β 受体阻滞剂和利尿剂治疗，但仍持续有症状的心衰患者。不主张早期和常规应用，亦不推荐用于 NYHA 心功能 I 级患者。

洋地黄通过抑制衰竭心肌细胞膜 Na^+，K^+ – ATP 酶，使细胞内 Na^+ 水平升高，促进 Na^+ – Ca^{2+} 交换，提高细胞内 Ca^{2+} 水平。副交感传入神经的 Na^+，K^+ – ATP 酶受抑制，提高了位于左室、左房与右房入口处、主动脉弓和颈动脉窦的敏感性，抑制传入冲动的数量增加，进而使中枢神经系统下达的交感兴奋性减弱。肾脏的 Na^+，K^+ – ATP 酶受抑制，可减少肾小管对钠的重吸收，增加钠向远曲小管的转移、降低肾脏分泌肾素。DIG 试验结果显示，地高辛对死亡率的影响为中性。

洋地黄多用于有症状的慢性收缩性心衰患者及心衰伴有快速心室率的房颤患者，不推荐应用于 NYHA 心功能 I 级的患者。

禁用于窦房传导阻滞、II 度或高度房室传导阻滞患者和急性心肌梗死患者，与抑制窦房结或房室结功能的药物（如胺碘酮、β 受体阻滞剂）合用时必须谨慎。应用方法：地高辛 0.125～0.25mg/d 口服，服用后经小肠吸收，2～3 小时血清浓度达高峰，4～8 小时获最大效应，85% 由肾脏排出，半衰期为 36 个小时，连续口服相同剂量经 5 个半衰期（约 7 天后）血清浓度可达稳态；控制房颤心室率，可与 β 受体阻滞剂联合使用，不推荐地高辛增加剂量。不良反应：主要见于大剂量使用，洋地黄中毒的临床表现包括：心律失常（期前收缩、折返性心律失常和传导阻滞），胃肠道症状（厌食、恶心和呕吐）。神经精神症状（视觉异常、定向力障碍、昏睡及精神错乱）。这些不良反应常出现在血清地高辛浓度 >2.0μg/ml 时，也可见于地高辛水平较低时，特别是在低血钾、低血镁、甲状腺功能低下者。

洋地黄中毒的治疗：早期诊断立即停用洋地黄是关键；有低钾、低镁者需要补充钾盐和镁盐；快速性室性心律失常可用 50～100mg 利多卡因溶于葡萄糖液 40ml 中，缓慢静脉推注，同时纠正低钾低镁症，电复律治疗一般属禁忌；缓慢性心律失常，如果心室率不低于 40 次/分可以观察，心率过缓可用阿托品 0.5～1mg 静脉注射，伴发血流动力学障碍者可安置临时起搏器。胃肠道症状和神经精神症状随着洋地黄排泄可以逐渐消失。

（3）正性肌力药物的静脉应用 经静脉使用的正性肌力药物有两类，即环腺苷酸依赖性正性肌力药 β 肾上腺素如多巴胺、多巴酚丁胺和磷酸二酯酶抑制剂如米力农。

建议慢性心衰进行性加重阶段、难治性终末心衰患者、心脏手术后心肌抑制所致急性心衰患者，可以短期应用正性肌力药物，以缓解心衰危重状态，临床试验证明正性肌力药物长期应用增加心衰死亡率。

常用剂量为：多巴酚丁胺 $100 \sim 250\mu g/min$，多巴胺 $250 \sim 500\mu g/min$，米力农负荷量为 $2.5 \sim 3mg$，继以 $20 \sim 40\mu g/min$，给予静脉滴注，疗程 $3 \sim 5$ 天。

（4）血管扩张剂的应用 硝酸酯类常被合用，以缓解心绞痛或呼吸困难的症状。A - HeFt 试验报道，硝酸酯类和肼屈嗪两者合并对非洲裔美国人有益，但不适用于中国应用。由于 ACEI 类药物具有良好的扩血管作用，单纯应用血管扩张剂治疗心衰临床意义不大。

2. 延缓心室重构的治疗

初始心肌损害之后，室壁应激、神经体液、细胞因子和氧化应激等刺激因子参与心室重构的发生与发展。临床试验证明，神经内分泌拮抗剂能够降低心衰患者的死亡率。这些药物不仅抑制神经内分泌活性，还能够调节细胞因子和氧化应激活性，改善衰竭心脏的生物学功能，从而延缓心室重构。因此，延缓心室重构是慢性心衰长期治疗的基本方法。

（1）血管紧张素转换酶抑制剂（ACEI） ACEI 能够缓解慢性心衰症状，降低患者死亡率。ACEI 已经在 39 个安慰剂对照临床试验的 8308 例心衰患者中评估，使死亡风险下降 24%。亚组分析表明，ACEI 能延缓心室重构、防止心室扩大、降低神经体液和细胞因子水平，从而奠定了 ACEI 作为治疗心衰的基石。主要机制：抑制 RAAS、降低循环和组织的 AngII 水平、阻断 Ang1 - 7 的降低、发挥扩张血管和抗增生作用；作用于激肽酶的降解、提高缓激肽水平，通过缓激肽 - 前列腺素 - 一氧化氮通路而发挥有益作用。

所有慢性收缩性心衰患者，只要没有禁忌证或不能耐受，均需终身应用 ACEI。且治疗应尽早使用，从小剂量开始，逐渐增加至最大耐受量。

ACEI 曾引起血管性水肿导致喉头水肿、无尿性肾衰竭，妊娠妇女绝对禁用；双侧肾动脉狭窄，血肌酐显著升高 [$>265.2\mu mol/L$ （$3mg/dl$）]，高钾血症（$>5.5mmol/L$），有症状性低血压（$<90mmHg$），左室流出道梗阻的患者如主动脉瓣狭窄、梗阻性肥厚型心肌病者应慎用。

不良反应：①与 Ang II 抑制有关的不良反应包括低血压、肾功能恶化和钾潴留；②与缓激肽积聚有关的不良反应，如血管性水肿。

（2）β 受体阻滞剂 人体衰竭心脏去甲肾上腺素已足以产生心肌细胞损伤，慢性肾上腺素能系统激活介导心肌重构，β_1 受体信号转导的致病性明显大于 β_2、α_1 受体，这就是应用 β 受体阻滞剂治疗慢性心衰的理论基础。治疗初期 β 受体阻滞剂具有负性肌力作用，长期应用 β 受体阻滞剂具有改善内源性心肌功能的"生物学效应"。多个安慰剂对照随机试验 2 万例心衰患者应用 β 受体阻滞剂，结果一致显示长期治疗能降低死亡率和心衰住院率，降低猝死率 41% ~ 44%。应用 ACEI 的临床试验死亡风险下降 24%，而 ACEI 联用 β 受体阻滞剂使死亡风险下降 34%。临床应用从小剂量开始缓慢递增剂量，基本避免了 β 受体阻滞剂的负性肌力作用。

所有慢性收缩性心衰 NYHA 心功能 Ⅱ、Ⅲ级且病情稳定患者应尽早应用 β 受体阻滞剂，需终身使用，有禁忌证或不能耐受者除外；NYHA心功能Ⅳ级心衰患者需待病情稳定后，在严密监护下应用。禁忌证：支气管痉挛性疾病、心动过缓（心率 <60 次/分）、Ⅱ度及Ⅱ度以上房室传导阻滞（已安装起搏器者除外）；心衰患者有明显液体

潴留时，应先利尿达到干体重后再开始应用。应用方法：起始治疗前患者需无明显液体潴留；必须从小剂量开始，琥珀酸美托洛尔 12.5mg/d、酒石酸美托洛尔 6.25mg 每天 2 次、比索洛尔 1.25mg/d、卡维地洛 3.125mg 每天 2 次，每 2～4 周剂量加倍，清晨静息心率 55～60 次/分即为 β 受体阻滞剂达到目标剂量或最大耐受量的指征；目标剂量为琥珀酸美托洛尔 200mg 每天 1 次、酒石酸美托洛尔 100mg 每天 2 次、比索洛尔 10mg 每天 1 次、卡维地洛 25mg 每天 2 次（表 1-1）。不良反应的监测：低血压：一般在首剂或加量 24～48 小时内发生，首先停用不必要的扩血管剂；液体潴留：起始治疗前应确认患者已达到干体重状态，3 天体重增加 >2kg 者应加大利尿剂用量；心衰恶化：可将 β 受体阻滞剂暂时减量或逐渐停用，每 2～4 天减一次量，2 周内减完，应避免突然撤药，病情稳定后需继续应用 β 受体阻滞剂，否则将增加死亡率；心动过缓：如心率 <55 次/分或伴有眩晕等症状，应将 β 受体阻滞剂减量；房室传导阻滞：出现 II 度、III 度房室传导阻滞者，应当停用 β 受体阻滞剂。

（3）醛固酮受体拮抗剂　醛固酮受体拮抗剂的作用：醛固酮在心肌细胞外基质重塑中起重要作用，人体衰竭心脏中心室醛固酮生成及活性增加，且与心衰严重程度成正比。心衰患者长期应用 ACEI，常出现"醛固酮逃逸现象"，即循环醛固酮水平不能保持稳定持续的降低。因此，在 ACEI 基础上加用醛固酮受体拮抗剂，进一步抑制醛固酮的有害作用。RALES 和 EPHESUS 试验证明，醛固酮受体拮抗剂螺内酯和依普利酮治疗心衰患者，能够降低全因死亡率、心源性猝死和心衰住院率。

临床应用：适用于中、重度心衰，NYHA III、IV 级患者；急性心肌梗死后并发心衰，且 LVEF <40% 的患者亦可应用。禁忌证和慎用：高钾血症和肾功能异常列为禁忌，有发生这两种状况潜在危险的应慎用。应用方法：螺内酯起始剂量 10mg/d，最大剂量 20mg/d，依普利酮国外推荐起始剂量为 25mg/d，逐渐加量至 50mg/d（表 1-1）。不良反应及注意事项：高钾血症：开始治疗后 3 天和 1 周要监测血钾和肾功能，前 3 个月每月监测 1 次，以后每 3 个月 1 次，如血钾 >5.5mmol/L，即应停用或减量；一般停止使用补钾制剂，除非有明确的低钾血症。男性乳房增生：为可逆性，停药后消失。

（4）血管紧张素受体阻滞剂（ARB）　ARB 阻断经 ACE 和非 ACE 途径产生的 Ang II 与 Ang II 受体 I 型（AT1）结合，临床试验证明 ARB 治疗心衰其效应与 ACEI 作用基本相当。目前，心衰仍以 ACEI 为首选。ARB 用于不能耐受 ACEI 患者，ARB 应用注意事项和 ACEI 相同，小剂量起用，在患者耐受的基础上逐步将剂量增至推荐的最大剂量（表 1-1）。

表 1-1　治疗慢性心衰常用 RAAS 抑制剂和 β 受体阻滞剂参考剂量

	起始剂量	目标剂量
血管紧张素转换酶抑制剂		
卡托普利	6.25mg, tid	50mg, tid
依那普利	2.5mg, bid	10～20mg, bid
培哚普利	2mg/d	4～8mg/d
福辛普利	5～10mg/d	40mg/d

	起始剂量	目标剂量
赖诺普利	2.5～5mg/d	30～35mg/d
喹那普利	5mg，bid	20mg，bid
雷米普利	2.5mg/d	5mg，bid 或10mg/d
西拉普利	0.5mg/d	1～2.5mg/d
贝那普利	2.5mg/d	5～10mg，bid
β 受体阻滞剂		
琥珀酸美托洛尔（缓释片）	12.5mg/d	200mg/d
酒石酸美托洛尔片	6.25mg，bid	100mg，bid
比索洛尔	1.25mg/d	10mg/d
卡维地洛	3.125mg，bid	25mg，bid
醛固酮受体拮抗剂		
螺内酯	10mg/d	20mg/d
依普利酮	25mg/d	50mg/d
血管紧张素受体阻滞剂		
坎地沙坦	4～8mg/d	32mg/d
缬沙坦	20～40mg/d	160mg，bid
氯沙坦	25～50mg/d	50～100mg/d
厄贝沙坦	150mg/d	300mg/d
替米沙坦	40mg/d	80mg/d
奥美沙坦	10～20mg/d	20～40mg/d

3. 抗凝和抗血小板治疗

心衰时由于扩大且低动力的心腔内血液淤滞、局部室壁运动异常，以及促凝因子活性升高，有血栓栓塞事件发生风险，其发生率约为每年 1%～3%。心衰时建议使用抗凝和抗血小板药物治疗：心衰伴有冠心病、糖尿病和脑卒中，有二级预防适应证的患者，必须应用阿司匹林 75～150mg/d；抗凝治疗：心衰伴有房颤患者应长期应用华法林，并调整剂量使国际标准化比率在 2～2.5 之间；窦性心律患者不推荐常规抗凝治疗，但明确有心室腔内血栓患者，应行抗凝治疗。

（四）非药物治疗

1. 心脏再同步化治疗（CRT）

心衰患者的左右心室及左心室内收缩不同步时，可致心室充盈减少、左室收缩力或压力的上升速度降低、时间延长、加重二尖瓣反流及室壁逆向运动，使心室排血效率下降。房室不同步表现为心电图中 P-R 间期延长，使左室充盈减少，左右心室间不同步表现为左束支传导阻滞，使右室收缩早于左室；室内传导阻滞在心电图表现为 QRS 时限延长（＞120ms）。CRT 治疗可恢复正常的左、右心室及心室内的同步激动，减轻二尖瓣反流，从而增加心排出量。临床试验证明：心功能 Ⅰ～Ⅳ级心衰伴心室不同步患者加用 CRT 比单纯采用优化内科治疗能显著改善生活质量和运动耐量、减低住院率和总死亡率。

2010 年欧洲心脏病学会指南指出 CRT 的适应证：NYHAⅢ/Ⅳ级，LVEF≤0.35，QRS≥120ms，正在接受最佳药物治疗的窦性心律患者（Ⅰ/A）；NYHAⅡ级，LVEF≤0.35，QRS≥150ms，正在接受最佳药物治疗的窦性心律患者（Ⅰ/A）；NYHAⅢ/Ⅳ级，LVEF≤0.35，QRS≥120ms，具有传统起搏器植入适应证的心衰患者（Ⅰ/B）；NYHAⅢ/Ⅳ级的永久心房颤动患者 LVEF≤0.35，QRS≥130ms，房室结消融后以保证起搏器夺获（Ⅱa/B）。

2. 心脏移植

心脏移植可作为终末期心衰的一种治疗方法，主要适应于无其他可选择治疗方法的重度心衰患者。除了受供体心脏短缺外，心脏移植的主要问题是移植排斥，这是术后 1 年死亡的主要原因，长期预后主要受免疫抑制剂并发症影响。近年研究结果显示，联合应用 3 种免疫抑制剂治疗，术后患者 5 年存活率显著提高，可达 70%~80%。

（五）心衰伴随疾病的治疗

1. 心衰伴有高血压

在心衰常规药物治疗基础上，血压仍然不能控制者，可加用钙通道阻滞剂如氨氯地平、非洛地平缓释片。

2. 心衰伴有糖尿病和血脂异常

β受体阻滞剂可以使用，尽管认为它对糖脂代谢有一定影响，但它对心衰患者全面保护的临床获益远远大于负面效应，心衰严重患者血胆固醇水平通常偏低，因心衰时肝脏合成能力已经降低。

3. 心衰伴有冠心病

心绞痛患者应选择硝酸盐和β受体阻滞剂，可以加用改善心肌能量代谢药物如曲美他嗪。心肌梗死患者应用 ACEI、β受体阻滞剂和醛固酮拮抗剂可以降低死亡风险。心力衰竭患者进行血运重建术，对于心衰患者预后没有改善的证据。

4. 心衰伴有心律失常

无症状的室性心律失常不主张用抗心律失常药物治疗。心衰伴有室上性心律失常的基本治疗是控制心室率和预防血栓事件。室性心律失常可用β受体阻滞剂长期治疗，可以降低心衰猝死和心衰病死率。反复发作致命性室性心律失常可用胺碘酮，有猝死、心室颤动风险的心衰患者建议植入心脏转复除颤器。

5. 心衰伴有肾功能不全

动脉粥样硬化性疾病伴心衰患者容易合并肾功能损害，肾功能不全患者应慎用 ACEI，血肌酐>5mg/ml（442μmol/L）时应做血液透析。

【预防和预后】

早期控制心衰危险因素，可以预防心衰；积极治疗基础心脏病，可以延缓心室重构发生发展，降低慢性心衰患者的死亡率和住院率。

除药物及介入治疗外，还应注意长期康复治疗、连续监测 BNP 浓度及患者的自我监测与远距监测等，以提高患者运动耐量、改善心功能、降低心衰的再发生率及住院率。无运动康复治疗禁忌且病情较稳定者可进行包括心理辅导及教育在内的运动康复治疗。

常规监测指标包括：

（1）所有慢性心衰患者均需行心功能的临床评估，监测血流动力学、心率、认知及营养状态、药物回顾、血清尿素氮、电解质、肌酐、表皮生长因子受体等。

（2）治疗慢性心衰需根据专家的指导意见，故建议心衰患者住院治疗，患者临床症状稳定、治疗方案优化后出院。

第二节　急性心力衰竭

2010年中国心衰指南定义为心衰的症状和体征急性发作和（或）加重的一种临床综合征。除传统定义的心脏急症，还包括：慢性心衰的急性发作或加重、急性发作与加重的右心衰竭，以及非心脏原因所致的急性心功能障碍。急性心衰通常危及患者生命，必须紧急实施抢救和治疗。对于慢性心功能不全基础上加重的急性心衰，若治疗后症状稳定，不应再称为急性心衰。

目前，我国急性左心衰的发病率、死亡率缺乏大型流行病调查的结果。根据发病原因急性左心衰可分为心源性和非心源性两个类型。

（一）心源性急性心衰

1. 急性左心衰

临床常见的急性左心衰多为慢性心力衰竭急性失代偿，约占70%。另外可见于急性冠脉综合征、高血压急症、急性心瓣膜功能障碍（主动脉瓣或二尖瓣狭窄、急性缺血性乳头肌功能不全、感染性心内膜炎伴发瓣膜腱索损伤）、急性重症心肌炎、围产期心肌病、严重心律失常（快速型心房颤动或心房扑动、室性心动过速）等。

2. 急性右心衰

常见病因包括急性右心室梗死、急性大块肺栓塞及右侧心瓣膜病伴发急性右心衰竭。

（二）非心源性急性心衰

无心脏病患者由于高心排出量状态（甲亢危象、贫血、感染性败血症）、快速大量输液导致容量陡增、急性肺静脉压显著增高（药物治疗缺乏依从性、容量负荷过重、大手术后、急性肾功能减退、吸毒、酗酒、哮喘、急性肺栓塞）等引起急性肺水肿。

【诊断标准】

（一）临床诊断

根据急性呼吸困难的典型症状和体征、NT-proBNP升高，一般诊断并不困难。进一步检查明确病因诊断，有助于进行针对性治疗。

1. 临床常用的急性心衰严重程度分级

（1）Killip分级　用于急性心肌梗死功能损伤的评价。具体分级方法是：I级：无心衰；II级：有心衰，肺部中下野湿性啰音（肺野下1/2），可闻及奔马律，X线肺淤血；III级：严重的心衰，有肺水肿，满布湿啰音（超过肺野下1/2）；IV级：心源性休克、低血压（收缩压≤90mmHg）、发绀、少尿、出汗。

（2）Forrester分级　根据临床表现和血流动力学状态分级，主要用于急性心肌梗死患者，也可用于其他原因急性心衰评价。血流动力学分级根据肺毛细血管楔嵌压（PCWP）或平均肺毛细血管楔嵌压（mPCWP）及心脏指数（CI）：I级 PCWP≤17mmHg，CI>2.2L/（min·m²），无肺淤血及周围灌注不良；II级 PCWP>17mmHg，CI>2.2L/（min·m²），有肺淤血；III级 PCWP<17mmHg，CI≤2.2L/（min·m²），周围组织灌注不

良；Ⅳ级 PCWP >17mmHg，CI≤2.2L/（min·m²），有肺淤血和组织灌注不良。

（3）临床程度分级　根据皮肤的干湿冷暖和肺部是否有湿啰音分为四个等级：皮肤干暖，无肺部啰音（Ⅰ级）；皮肤湿暖伴肺部啰音（Ⅱ级），患者有急性左心衰和肺淤血；皮肤干冷伴肺部啰音（Ⅲ级），患者有肺淤血或肺水肿，并有早期末梢循环障碍和组织脏器灌注不良。皮肤湿冷伴肺部啰音（Ⅳ级），此时患者有急性左心衰还有心源性休克或其前兆。

2. 临床表现

（1）发病急剧，患者突然出现严重呼吸困难、端坐呼吸、烦躁不安、呼吸频率达30～40次/分，频繁咳嗽，严重时咳白色泡沫状痰或粉红色泡沫痰，患者有恐惧和濒死感。

（2）患者面色灰白、发绀、大汗、皮肤湿冷。心率增快、心尖部第一心音减弱、舒张期奔马律（S₃）、P₂亢进。开始肺部可无啰音，继之双肺满布湿啰音和喘鸣音。或有基础心脏病相关体征。心源性休克时血压下降（收缩压 <90mmHg，或平均动脉压下降 >20mmHg）、少尿（尿量 <17ml/h）、神志模糊。

（3）急性右心衰主要表现为低血压综合征，右心循环负荷增加，颈静脉怒张、肝大、低血压。

3. 实验室和辅助检查

（1）心电图　主要了解有无急性心肌缺血、心肌梗死和心律失常，可提供急性心衰病因诊断依据。

（2）X线胸片　急性心衰患者可显示肺门血管影模糊、蝶形肺门，重者弥漫性肺内大片阴影等肺淤血征。

（3）超声心动图　床边超声心动图有助于评价急性心肌梗死的机械并发症、室壁运动失调、心脏的结构与功能、心脏收缩/舒张功能的相关数据，了解心包填塞。

（4）脑钠肽检测　检查血浆 BNP 和 NT - proBNP，有助于急性心衰快速诊断与鉴别，阴性预测值可排除 AHF，诊断急性心衰的参考值：NT - proBNP >300pg/ml；BNP >100pg/ml。

（5）心肌标志物检测　心肌肌钙蛋白（cTnT 或 cTnI）或 CK - MB 异常有助于诊断急性冠状动脉综合征。

（6）有创的导管检查　安置 Swan - Ganz 漂浮导管进行血流动力学监测，有助于急性心衰的治疗（见 Forrester 分级）。急性冠状动脉综合征的患者酌情可行冠状动脉造影及血管重建治疗。

（7）其他实验室检查　动脉血气分析：急性心衰时常有低氧血症；酸中毒与组织灌注不足可有二氧化碳潴留。常规检查：血常规、电解质、肝肾功能、血糖、高敏 C 反应蛋白（hs - CRP）。

（二）鉴别诊断

急性心衰常需要与重度支气管哮喘鉴别，后者表现为反复发作性哮喘，两肺满布高音调哮鸣音，以呼气为主，可伴少许湿啰音。还需要与其他原因的非心源性休克相鉴别。根据临床表现及相关的辅助检查、BNP 或 NT - proBNP 的检测，可以进行鉴别诊断并作出正确的判断。心源性肺水肿与非心源性肺水肿鉴别诊断见表 1 - 2。

表 1-2　心源性肺水肿与非心源性肺水肿的鉴别诊断

参数	心源性肺水肿	非心源性肺水肿
病史	急性心脏病发作	近期没有心脏病史
潜在非心脏病疾病	通常缺乏	存在
体格检查		
S_3 奔马律	存在	无，脉搏有力
心排出量状态	低心排出量；皮肤湿冷	高心排出量；皮肤温暖
肺部啰音	湿性啰音	干性啰音
实验室检查		
心电图	心肌缺血/心肌梗死	正常
NT - proBNP	>300pg/ml	<100pg/ml
心肌标志物	增高	正常
胸片	肺门影扩大，可呈蝴蝶状	肺周围阴影
肺毛细血管楔嵌压（PCWP）	≥18mmHg	<18mmHg

【治疗原则】

急性心衰因发病急，病情重，治疗上应短期内稳定生命体征，纠正血流动力学异常，避免心衰进一步恶化。另外应注意去除诱发急性心衰的诱因、尽早针对急性心衰的病因治疗。

急性心衰救治措施应重点减轻心脏前后负荷，纠正血流动力学异常（附急性心衰的治疗措施流程图（图 1-2）。

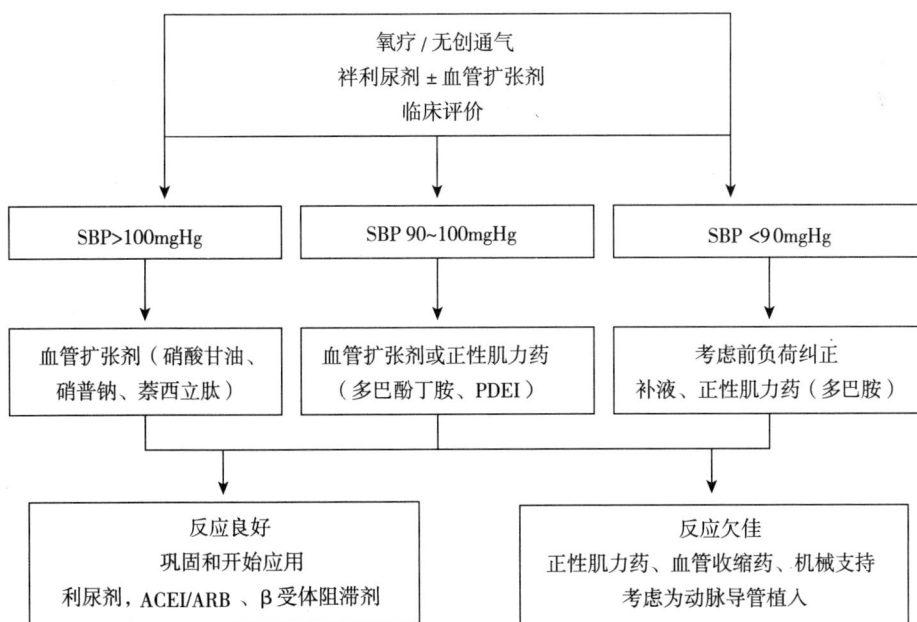

图 1-2　根据收缩压不同制定的治疗措施
（引自 2008 年 ESC 急慢性心力衰竭诊断指南）

（一）初始治疗

1. 体位

取坐位，双脚下垂，减少静脉回心血量，减轻心脏前负荷。

2. 吸氧

开始氧流量为 2～3L/min，也可高流量给氧 6～8L/min，需要时予以面罩加压给氧或正压呼吸。应用酒精吸氧（即氧气流经 50%～70% 酒精湿化瓶），或有机硅消泡剂，使泡沫表面张力降低而破裂，有利于肺泡通气的改善。吸氧后保持血氧饱和度（SaO_2）在 95%～98%。

3. 控制出入量

急性心衰患者应严格控制饮水量和输液量保持每天出入量负平衡约 500ml/d，严重肺水肿者可负平衡至 1000～2000ml/d，甚至达 3000～5000ml/d，但应注意复查电解质并注意有无低血容量。

4. 镇静

吗啡是治疗急性肺水肿极为有效的药物，吗啡通过抑制中枢性交感神经，反射性降低外周静脉和小动脉张力，减轻心脏前负荷。吗啡能降低呼吸中枢和咳嗽中枢兴奋性，减慢呼吸和镇咳，松弛支气管平滑肌，改善通气功能。中枢镇静作用还能减轻或消除焦虑、紧张、恐惧等反应。通常采用吗啡 3～5mg 静脉注射，必要时每隔 15 分钟重复一次，共 2～3 次，或 5～10mg 皮下注射。但应注意低血压或休克、慢性阻塞性肺部疾病、支气管哮喘、神志障碍及伴有呼吸抑制的危重患者禁用吗啡。吗啡的不良反应常见恶心及呕吐，如症状明显，可给予止吐剂。

5. 快速利尿

强效袢利尿剂可大量迅速利尿，降低心脏容量负荷，缓解肺淤血。呋塞米（furosemide）20～40mg 或托塞米（torsemide）10～20mg，或布美他尼（bumetanide）0.5～1mg 静脉注射，根据利尿反应调整剂量。若袢利尿剂疗效不佳，可加用噻嗪类和（或）醛固酮受体拮抗剂。

6. 解除支气管痉挛

地塞米松 10mg 静脉注射和（或）喘定 250mg 静脉注射，持续哮喘时可用氢化可的松或氨茶碱加入 5% 葡萄糖溶液中静脉滴注，但急性心肌梗死时氨茶碱慎用。

（二）血管活性药物的应用

1. 血管扩张剂

降低左、右室充盈压和全身血管阻力，减轻心脏负荷，缓解呼吸困难。但当患者收缩期血压 <90mmHg 或存在严重的主动脉瓣及二尖瓣狭窄、肥厚性梗阻型心肌病时禁用。

硝酸酯类：不减少每搏心输出量和不增加心肌耗氧情况下能减轻肺淤血，常用硝酸甘油加入 5% 葡萄糖液静脉滴注，初始剂量 5～20μg/min，最大剂量 100～200μg/min，密切监测血压，应防止血压过度下降。

硝普钠：对于严重心衰患者和原有后负荷增加者（如高血压心衰或二尖瓣反流），推荐硝普钠从 0.3μg/（kg·min）静脉滴注缓慢加量至 1～5μg/（kg·min）。本药适应短期使用，长期应用可引起硫氰酸盐毒性。

2. 重组人脑钠肽（rhBNP，奈西立肽）

它通过血管环鸟苷一磷酸受体通路介导血管扩张，利钠、利尿，降低肺毛细血管楔嵌压和肺动脉压，能够适度抑制交感神经系统，醛固酮和内皮素等血管收缩神经激素，对于纠正急性心衰时血流动力学异常具有较好作用。通常负荷量 1.5μg/kg 静脉注射，再以维持剂量 0.0075μg/（kg·min）静脉注射 24 小时，最常见不良反应为低血压。

3. 乌拉地尔

具有外周和中枢双重扩血管作用，可降低血管阻力，降低 PCWP，缓解呼吸困难，降低后负荷，增加心输出量。根据患者血压情况给予负荷剂量静脉注射 12.5～25mg，再以维持剂量 25～400μg/（kg·min）维持。

（三）正性肌力药物

适用于低心排综合征（如症状性低血压），或心排出量降低伴有淤血的患者，可减轻低灌注所致的症状，保证重要脏器的血供。

1. 多巴酚丁胺

在急性心衰中短期应用，主要是缓解症状。起始剂量 2～3μg/（kg·min），通常不需要负荷剂量，最大剂量可达 20μg/（kg·min），停药前应逐渐减量至停止。多巴酚丁胺可诱发室性或房性心律失常、心动过速，也可诱发冠心病患者胸痛或加重心肌缺血，使用过程中应注意观察。

2. 多巴胺

小剂量多巴胺［<3μg/（kg·min）］可激活多巴胺受体，降低外周血管阻力，增强肾、冠状动脉和脑血流。中等剂量［3～5μg/（kg·min）］刺激 β 受体，直接或间接增加心肌收缩力及心排出量。大剂量［>5μg/（kg·min）］则作用于 α 受体导致血管收缩和血管阻力增加，用于维持伴有低血压的心衰患者，但可增加心率，诱发心动过速或心律失常，应注意观察。

3. 磷酸二酯酶抑制剂

常用药物为米力农，首剂为 25μg/kg，稀释后 15～20 分钟静脉注射，继之 0.375～0.75μg/（kg·min）维持静脉点滴。临床也可以直接采用缓慢静脉滴注，尤其对低充盈压患者可避免低血压风险。

4. 毛花苷丙

如患者未长期服用地高辛等洋地黄类药物，可首剂给予 0.4mg，以 5% 葡萄糖注射液稀释后缓慢注射，6～8 小时后可根据需要再给予 0.2mg 静脉注射，但目前已不主张快速洋地黄化。洋地黄尤其适合于：①低心排量心衰；②心房颤动快速心室率心衰。使用过程中应注意：急性心肌梗死（发病 24 小时内）、急性心肌炎、低钾血症或 II 度以上房室传导阻滞者禁用，甲状腺功能低下者也应慎用。

5. 其他

钙增敏剂左西孟旦，松弛素，血管加压素 V2 受体拮抗剂，腺苷受体拮抗剂等需要更多临床证据的支持。

（四）非药物方法的应用

1. 主动脉内球囊反搏

是一种有效的改善心肌灌注且同时降低心肌耗氧量，增加心排出量的治疗手段，适用于心源性休克、血流动力学障碍的严重冠心病（急性心肌梗死合并机械并发症）或顽固性肺水肿等。

2. 人工机械通气

急性心衰时由于肺淤血（水肿）、心功能损伤、组织灌注不良，患者会出现不同程度的低氧血症和组织缺氧，人工机械通气维持 SaO_2 在 95%～98%，可以有效防止外周脏器和多器官功能衰竭。

无创通气治疗是一种无需气管插管、自主呼吸触发的机械通气治疗，包括两种方法：持续气道正压通气（CPAP）和双水平气道正压通气（BiPAP），可进一步较少呼吸做功和提高全身代谢需求。

气管插管机械通气治疗，是有创性机械通气，主要用于病情恶化，伴随发生Ⅰ型或Ⅱ型呼吸衰竭者、对无创机械通气无反应的患者，以及继发于 ST 段抬高型急性冠状动脉综合征所致的肺水肿。

3. 血液净化治疗

适于高容量负荷如肺水肿，且对祥利尿剂和噻嗪类利尿剂抵抗者，能够减轻肺水肿和外周水肿，改善血流动力学，且有助于恢复对利尿剂的治疗反应。

4. 病因治疗

首先寻找导致急性心衰的发病原因和诱发因素，从根本上缓解和治疗心衰。

（1）急性冠状动脉综合征并发急性心衰　冠状动脉造影证实为严重左主干及多支血管病变且能够进行介入治疗者，尽早行急诊经皮冠状动脉介入治疗，血运重建可以明显改善心衰。

（2）急性心脏机械并发症并发急性心衰　急性心肌梗死后并发心室游离壁破裂、室间隔穿孔、重度二尖瓣关闭不全；或由于心脏瓣膜疾病并发症，如腱索断裂，或感染性心内膜炎导致的瓣膜穿孔引起的急性心脏瓣膜关闭不全；主动脉瓣或二尖瓣的严重狭窄以及联合瓣膜病的心功能急性失代偿期，外科手术有助于改善病情。

【预防和预后】

急性心衰住院病死率约 3%～4%，严重者达 20%，而且出院后 60 天内因心血管事件导致的再住院率达到 30%～50%。慢性心衰和非心源性急性心衰患者避免诱发因素，可以预防急性心衰的发生。急性心肌损害尽早针对病因治疗，可以减轻急性心衰的发生发展。在急性发作阶段改善患者症状，病情稳定后进行综合治疗措施，可以降低病死率。

第三节　射血分数正常的心力衰竭

近年来 ACC/ESC 以 LVEF 作为划分心衰的依据，进一步将心衰分为射血分数正常的心力衰竭（heart failure with preserved ejection fraction（HFPEF）/heart failure with normal ejection fraction（HFNEF）及射血分数降低的心衰（heart failure with reduced ejection fraction（HFREF）。

HFPEF/HFNEF 也就是既往我们所定义的舒张性心衰，大多数学者认为 HFPEF/HFNEF 是指患者存在心力衰竭症状体征，并除外二尖瓣狭窄、心包炎及非心源性疾病所致的呼吸困难、水肿、乏力等，超声诊断提示左室射血分数正常（EF＞50%）的一类心力衰竭。HFPEF/HFNEF存在心室舒张功能障碍、室壁松弛受损，心室壁顺应性降低，室壁僵硬等特点。

根据超声检查结果，目前由轻至重将HFPEF/HFNEF分为：弛缓受损、假性正常化、可逆性限制性充盈及不可逆性限制性充盈等四个等级。

在临床诊断心衰人群中，HFPEF/HFNEF患病率从20世纪80年代的37%上升到21世纪初超过50%，同时随着时间及检测手段的发展，其发病率存在逐年增高的趋势。其发病与年龄、性别（女性）、超重或肥胖、糖尿病、房颤、贫血、高血压、慢性肾功能衰竭、HIV感染、缺血性心脏病等相关，其临床预后与射血分数降低的心力衰竭HFREF相似，5年死亡率超过65%。心衰NYHA分级（Ⅲ或Ⅳ）、女性、老年是死亡的重要预测因子。

【诊断标准】

1. 主要标准

阵发性夜间呼吸困难、颈静脉怒张、肺部啰音、胸片提示心影扩大、急性肺水肿、S_3奔马律、中心静脉压增高（右心房压力＞16cmH$_2$O）、肝颈静脉回流征、治疗后5天内体重减轻＞4.5kg。

2. 次要标准

双侧踝部浮肿、夜间咳嗽、轻度活动后呼吸困难，胸腔积液、肺活量降低超过1/3，心动过速（HR＞120次/分）。同时存在2个主要诊断标准或是存在1个主要诊断标准＋2个或以上次要标准被认为是存在心衰的症状体征。

HFPEF/HFNEF诊断流程：2007年ESC重新制定了HFNEF的诊断流程，其流程如图1-3所示。

【治疗原则】

当前HFNEF治疗的目标主要集中于：①缓解症状；②治疗原发病；③针对发病原因进行治疗。其治疗要点包括以下几方面。

1. 纠正液体潴留

利尿剂可缓解肺淤血和外周水肿症状，但不宜过度，以免前负荷过度降低而致低血压。

2. 逆转左室重构，改善心脏的舒张功能

（1）ACEI/ARB　肾素-血管紧张素系统（RAS）尤其血管紧张素Ⅱ，通过促进心肌肥厚和心肌纤维化进而影响心室舒张期的松弛调节，抑制左室松弛，增加左室的僵硬。基于上述作用机制，ACEI及ARB抑制RAS系统，调节心室与动脉压力，逆转左室肥厚和改善心肌及动脉弹性，在理论上能够改善心肌舒张功能。然而部分临床试验却未能达到预期的目标。

ACEI：超过50%的HFNEF患者应用ACEI类药物进行治疗。2006年，欧洲53个心脏中心同时进行的PEP-CHF（perindopril for elderly people with chronic heart failure）研究，该试验入组850名患者（年龄≥70岁，EF＞40%）安慰剂组与培哚普利2mg/d，治疗舒张性心衰，随访26.2个月，发现初级终点全因死亡率及意外心衰住院率无显著

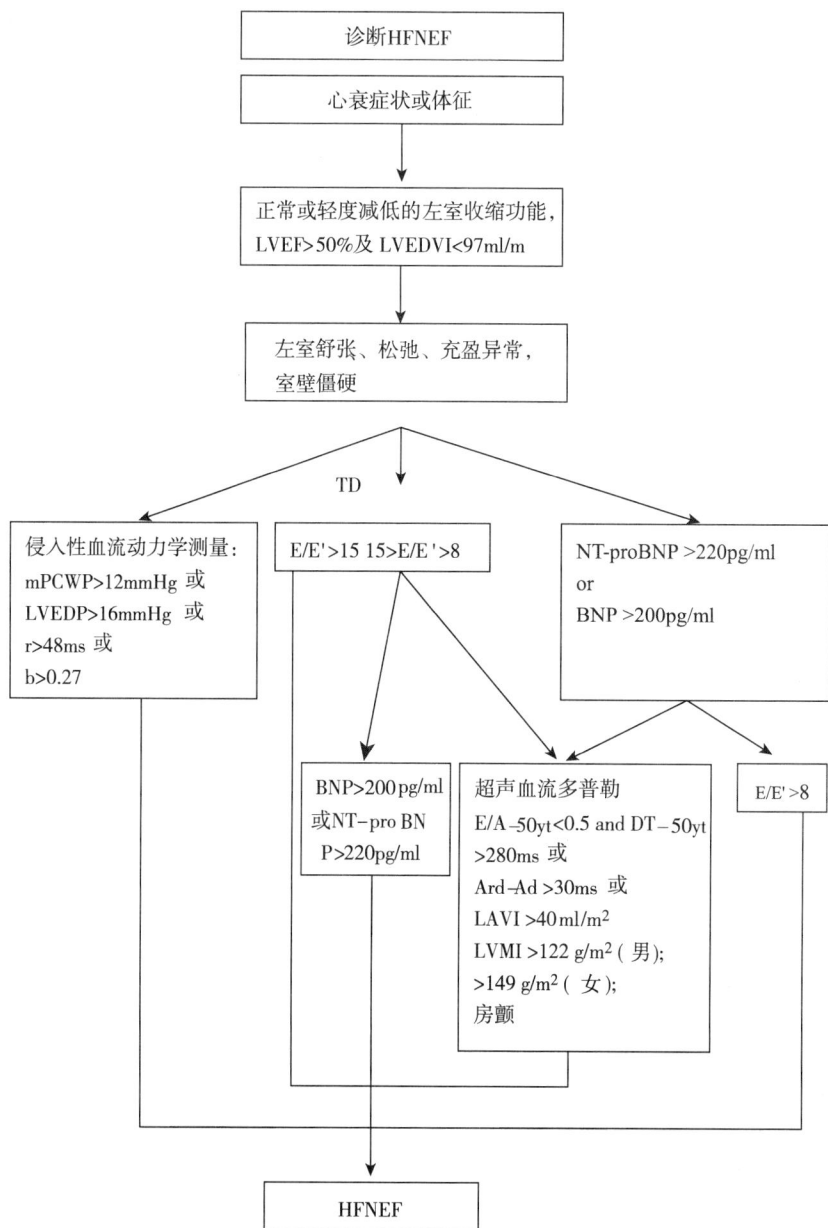

诊断HFNEF

心衰症状或体征

正常或轻度减低的左室收缩功能，LVEF>50%及 LVEDVI<97ml/m

左室舒张、松弛、充盈异常，室壁僵硬

TD

侵入性血流动力学测量：
mPCWP>12mmHg 或
LVEDP>16mmHg 或
r>48ms 或
b>0.27

E/E'>15 15>E/E '>8

NT-proBNP >220pg/ml
or
BNP >200pg/ml

BNP>200pg/ml
或NT-pro BNP>220pg/ml

超声血流多普勒
E/A−50yt<0.5 and DT−50yt>280ms 或
Ard−Ad >30ms 或
LAVI >40ml/m^2
LVMI >122 g/m^2（男）;
>149 g/m^2（女）;
房颤

E/E'>8

HFNEF

图1-3 ESC修定的HFNEF诊断流程

（引自2008年ESC急慢性心力衰竭诊断指南）

LVEDVI：左室舒张末容积指数；LV：左心室；LVEDP：左室舒张末压；TD：组织多普勒；
LAVI：左房容积指数；LVMI：左室重量指数；E/E'：二尖瓣血流频谱E峰/组织多普勒心肌早期
舒张速度E峰比值；E/A：二尖瓣血流E峰/A峰比值；DT：二尖瓣血流E峰减速时间；Ard-Ad：
肺静脉A峰时间与二尖瓣A峰时间差值

差异（培哚普利与安慰剂 23.6% 与 25.1%；HR 0.92；95% CI 0.70 to 1.21；$P=0.545$）。而次级终点：培哚普利能够改善 NYHA 分级（$P<0.03$），降低 1 年心衰住院率（$P=0.033$），增加 52 周 6 分钟步行试验的距离（$P=0.011$）；但是超过 1 年，其降低心衰住院率的效果不再明显。本次因该试验入组人数未达到预定目标，35% 的治疗

组患者及 37% 安慰剂组患者服用知情的 ACEI 类药物，这使得培哚普利治疗 HFNEF 的最终结论具有更多的不确定性。Aronow WS，Kronzon I. 选取 42 名患者（NYHA Ⅲ，既往存在心肌梗死病史，LVEF >50%），应用 20mg 依那普利联合呋塞米，对比单用呋塞米治疗合并缺血性心脏病病史的 HFPEF（总共随访 3 个月），发现依那普利组 NYHA 分级改善，运动耐力提高，但是此试验样本量小，性别不均衡，非盲法研究，同时都存在缺血性心脏病的病史，使得结果推广受到限制。ZiM 等选取 74 名患者（年龄 ≥65 岁，NYHA Ⅱ~Ⅲ，EF >40%），应用 40mg/d 喹那普利与安慰剂治疗 HFNEF，随访 6 个月，发现两组间 6 分钟步行试验，生活质量评分，NYHA 分级改善情况无显著差异。此试验随访时间短，较高的脱落率，同时患者中复杂的合并症影响其最终结果分析，尤其是受到明显升高的血肌酐及血钾的影响使试验结果受到进一步的限制。

ARB：CHARM - Preserved 研究（2003 年），入选 3023 名 NYHA（Ⅱ~Ⅳ），EF >40%，平均年龄 67 岁。患者随机双盲接受 32mg/d 坎地沙坦及安慰剂，随访中位数时间为 36.6 个月，22% 的治疗组患者与 24% 的安慰剂患者经历了一级终点事件（心血管事件相关的死亡或是心衰住院）（HR 0.86；95% CI 0.74 to 1.00）。治疗组 1 次心衰住院率、心衰住院总人数及新发糖尿病患病率明显降低，而其他次级终点（如心血管事件死亡率，非致死性心梗或非致死性卒中的住院率或冠脉血运重建率）无明显差异，但是治疗组不良反应如肌酐升高、高血钾及低血压的发生率增高。坎地沙坦为治疗 HF-NEF 提供了中度有效的证据。

I - PRESERVE 试验是一项入选 4128 名患者治疗 HFNEF 的长期随访、随机对照试验。患者 NYHA 分级 Ⅱ~Ⅳ，EF >45%，平均年龄 60 岁，随访 49.5 个月，随机分为依贝沙坦 300mg 每日 1 次及安慰剂组，治疗组与安慰剂组一级终点全因死亡或住院率无明显差异（36% 与 37%，HR 0.95；95% CI 0.86 to 1.05；$P = 0.35$）。次级终点如 6 个月明尼苏达心衰评分、混杂的血管事件、心血管死亡无明显差异，而治疗组肌酐及血钾增高明显。

对比 ACEI 及 ARB 作用，2008 年香港选取年龄 ≥18 岁，NYHA Ⅱ~Ⅳ具有临床心衰症状超过 2 个月，EF >45% 患者，随机应用雷米普利 10mg/d，依贝沙坦 75mg/d 及安慰剂 3 组，联合利尿剂治疗心衰，随访 52 周。3 组间明尼苏达心衰生活质量评分，6 分钟步行试验无显著差异。雷米普利或依贝沙坦联合标准的利尿剂治疗对比标准的利尿剂治疗在减轻心衰症状、改善运动耐量、降低再住院率间无明显差异。但是单用利尿剂能够改善患者 12、24、52 周的心衰症状，说明 HFNEF 多涉及到液体负荷过重的因素。

总的来说，对于 ACEI、ARB 治疗 HFNEF 的有效性还期待进一步多中心研究评估。

（2）β 受体阻滞剂 随着神经内分泌学说的出现，β 受体阻滞剂在心力衰竭中的治疗作用已引起国内外的重视。机制可能是：①降低心率可使舒张期延长，改善左室充盈和增加舒张终末期容量；②负性肌力作用可降低氧耗量，改善心肌缺血和心肌活动的异常非均一性；③抑制交感神经的血管收缩作用，降低心脏后负荷；④能阻止通过儿茶酚胺引起的心肌损害或灶性坏死。

评估奈比洛尔的全因死亡率及心血管事件的住院率的 SENIORS 研究，入组患者年龄 ≥70 岁，随访 21 个月，在亚组分析中发现奈比洛尔对于 EF >40% 的心衰与安慰剂比较一级终点无差异（HR 0.83；95% CI 0.62 to 1.11；$P=0.203$）。

Aronow WS 等选用平均年龄 82 岁，NYHA Ⅱ～Ⅲ，透壁心梗，EF≥40% 的老年患者，随访 32 个月，普萘洛尔与安慰剂对比，全因死亡率（56% vs 76%；$P=0.007$），全因死亡联合非致死性心梗改善（59% vs 82%；$P=0.002$），1 年死亡率下降，但是 1 年心因性死亡率无差异。此实验由于入选人群存在心肌梗死等缺血性心脏病病史，因此实验结果的推广受到一定局限。

（3）钙通道阻滞剂　钙通道阻滞剂具有一定的负性肌力作用，可降低心肌耗氧量，延缓心肌细胞传导，改善心肌活动的异常非均一性，促进收缩和舒张的协调，通过扩张冠状动脉和外周血管，增加冠状动脉充盈，减轻心肌缺血，故可改善舒张功能和促进舒张期充盈，被认为最适用于治疗 HFNEF。Setaro 等评价维拉帕米治疗 20 例 HFNEF 男性患者（平均年龄 68 岁，EF>45%），研究发现维拉帕米能够使患者运动耐量提高 33%（治疗后与治疗前 13.9 vs 10.7±3.4min），提高峰值心室充盈率 30%（2.29 vs 1.85 EDV/sec）（$P<0.05$），但不影响左室射血分数。因此，维拉帕米有利于 HFNEF 治疗，但需要进一步的大样本多中心研究证实。

（4）地高辛　DIG 试验（2006 年）是一项随机、双盲、安慰-对照试验，入选 6800 名患者，随访 2～5 年，在其亚组实验中 988 名患者（EF>45%），随机分组接受地高辛（地高辛又分为四个剂量组 0.125mg、0.25mg、0.375mg、0.5mg/d）及安慰剂治疗，随访 37 个月，治疗组（102 人）及安慰剂（119 人）一级终点全因死亡或住院率无明显差异（21% 与 24%，HR 0.82；95% CI 0.63～1.07；$P=0.136$）

3. 积极控制血压

舒张性心衰的达标血压低于单纯高血压患者的标准，即收缩压<130mmHg，舒张压<80mmHg。

4. 血运重建治疗

心肌缺血可以损害心室的舒张功能，冠心病患者若有症状性或可证实的心肌缺血，应考虑冠状动脉血运重建。

5. 控制心房颤动心率和心律

心动过速时舒张期充盈时间缩短，心搏量降低。慢性心房颤动应控制心室率，心房颤动转复并维持窦性心律可能有益。

第二章　心律失常

心律失常指心脏激动的起源、频率、节律、传导速度和传导顺序的异常，表现为心动过速、心动过缓或心律不齐。心律失常的种类繁多，轻者对健康无害，重者产生血流动力学影响，出现症状，甚至危及生命，引起猝死。

最常见的病因是心脏疾患，以高血压、冠心病、心脏瓣膜病和心衰尤为多见。非心源性疾病如感染、甲亢、甲减、结缔组织病、电解质及酸碱平衡紊乱，物理因素如中暑、电击，化学因素如蛇毒、杀虫剂等都可以引起心律失常。某些生理情况如运动、饮浓茶及咖啡也可引起心律失常。特别提到一些医源性因素，如抗肿瘤药、强心药、抗心律失常药、介入性心血管操作等可导致心律失常。

心律失常按发作时心率可分为心动过缓和心动过速。常按心律失常的发生部位分类：心房病变导致的心律失常有房性早搏、房性心动过速、心房扑动和心房颤动；心室病变导致的心律失常包括室性早搏、室性心动过速、心室扑动和心室颤动；产生或传导心脏电兴奋的组织病变导致的心律失常包括心脏起搏点功能障碍（如病态窦房结综合征）和房室传导阻滞。

第一节　窦性心律失常

一、窦性心动过速

正常情况下心脏的冲动起源于窦房结，此时所产生的心律称为窦性心律。正常窦性频率为 60 ~ 100 次/分，心电图上 P 波在Ⅰ、Ⅱ、aVF、V_4 ~V_6 导联直立，aVR 导联倒置，P－R间期 0.12 ~ 0.20 秒。窦性频率 >100 次/分称为窦性心动过速，简称窦速。常见原因有：某些生理情况如运动、活动、饮酒、喝茶；病理情况如发热、贫血、甲亢、心力衰竭等；某些药物如 β 受体兴奋剂（异丙肾上腺素）和 M 受体拮抗剂（阿托品）等。

【诊断标准】

1. 临床表现

可有心悸、乏力等不适，严重时可诱发心绞痛及心力衰竭。体检发现心率增快，大于 100 次/分。

2. 辅助检查

心电图为窦性心律，频率 >100 次/分。

3. 鉴别诊断

当心率大于 150 次/分时需要与阵发性室上性心动过速鉴别。

【治疗原则】

（1）以病因治疗和祛除诱因为主。

（2）必要时可应用 β 受体阻滞剂、维拉帕米/地尔硫草或镇静剂。

二、窦性心动过缓

窦性心律，其频率<60次/分称为窦性心动过缓，简称窦缓。常见原因有：某些生理情况如运动员、睡眠时；病理情况如病态窦房结综合征、甲减、高颅压等；药物如β受体阻滞剂、维拉帕米/地尔硫草、洋地黄等。

【诊断标准】

1. 临床表现

生理性窦缓常无症状，病理性者除原发病症状外，尚可有心悸、头晕、乏力，甚至晕厥、心力衰竭、低血压休克。体检心率小于60次/分，但一般大于40次/分。

2. 辅助检查

心电图为窦性心律，频率<60次/分。

3. 鉴别诊断

需要与其他心动过缓如房室传导阻滞鉴别。

【治疗原则】

（1）无症状者无需治疗，以病因治疗和祛除诱因为主。

（2）必要时可临时应用β受体激动剂、M受体阻滞剂，严重者需要行心脏起搏治疗。

三、窦房传导阻滞

指窦房结发出的冲动在传导至心房的过程中发生了延缓或阻滞，简称窦房阻滞。常见原因有：冠心病、心肌炎、窦房结损伤、药物如洋地黄和奎尼丁等。

【诊断标准】

1. 临床表现

可有心悸、头晕、乏力，重者可晕厥。

2. 辅助检查

体表心电图不能显示Ⅰ度和Ⅲ度窦房阻滞。Ⅱ度窦房阻滞：①莫氏Ⅰ型：P-P间期渐短，直至出现一长P-P间期，长P-P间期短于2个基本P-P间期；②莫氏Ⅱ型：长P-P间期为基本P-P间期的整数倍，P-R间期固定。

3. 鉴别诊断

与窦性停搏和Ⅱ度房室传导阻滞鉴别。

【治疗原则】

参见病态窦房结综合征。

四、窦性停搏

指窦房结在一定时间内停止发放冲动，又称窦性静止。常见原因有：冠心病、窦房结病变、洋地黄和β受体阻滞剂等抗快速心律失常药物。

【诊断标准】

1. 临床表现

取决于窦性停搏时限的长短，可有心悸、头晕、乏力，重者可有黑矇、晕厥。

2. 辅助检查

长间期内无 P 波发生，长的 P－P 间期与基本的窦性 P－P 间期无倍数关系。窦性停搏后常出现逸搏或逸搏心律。

3. 鉴别诊断

与 Ⅱ 度窦房阻滞鉴别。

【治疗原则】

参见病态窦房结综合征。

五、病态窦房结综合征

指由于窦房结及周围组织病变和功能减退而引起一系列心律失常综合征，简称病窦综合征。最常见原因为窦房结退行性变，其他原因有心肌病、代谢性疾病、结缔组织病、冠心病等。

【诊断标准】

1. 临床表现

轻者可有心悸、头晕、乏力，重者可有黑矇、晕厥、心功能不全。

2. 辅助检查

（1）常规心电图　①持续而显著的窦性心动过缓（<50 次/分）；②窦性停搏和窦房阻滞；③窦房阻滞与房室传导阻滞并存；④心动过缓－心动过速综合征（慢－快综合征）。

（2）动态心电图　除以上心电图异常外，尚有　①24 小时总窦性心率减少（小于 5 万~8 万次）；②24 小时窦性平均心率减慢（小于 60~62 次/分）；③反复出现大于 2.0~2.5 秒长间歇；④窦性心率不能随运动等生理需要而相应增加。

3. 鉴别诊断

与房室传导阻滞鉴别。

【治疗原则】

（1）无症状者不需治疗。

（2）以下情况应安装心脏起搏器　①慢－快综合征用药有矛盾者；②有与心动过缓相关的严重的症状如心力衰竭、晕厥；③心电图反复出现 >3 秒长间歇。

第二节　房性心律失常

一、房性期前收缩

提前出现的心房激动即为房性期前收缩，又称房性早搏。其发生率随年龄的增加而增加。正常健康人在某些诱因，如疲劳、过度烟酒、喝茶及咖啡等后容易出现，各类器质性心脏病及其他系统疾病如甲状腺功能亢进、缺氧及二氧化碳潴留、电解质紊乱及酸碱平衡失调、洋地黄、抗心律失常药等也是常见原因。

【诊断标准】

1. 临床表现

通常无自觉症状，亦不至于引起严重的循环障碍，频发早搏可有明显心悸。心脏听诊可听到心搏提早出现，早搏的脉搏微弱或者摸不到。

2. 辅助检查

常规心电图：①提前出现异常形态的 P′ 波，与窦性 P 波形态不同；②P′ – R 间期大于 0.12 秒，P′ 波后 QRS 可正常或畸形（室内差传），亦可 P′ 波后无 QRS 波（房早未下传）；③多有不完全代偿间歇（期前收缩前后两个窦性 P 波的间距小于正常 P – P 间距的两倍）。

【治疗原则】

（1）无器质性心脏病且无症状者不必治疗，症状明显者可用镇静药、β 受体阻滞剂等。

（2）伴器质性心脏病者，以病因治疗和去除诱因为主，不主张长期使用抗心律失常药物。

（3）对房早可诱发室上性心动过速或房颤者，可选用 β 受体阻滞剂、普罗帕酮、维拉帕米等，但对有病窦综合征或房室传导阻滞的患者应慎重。

二、房性心动过速

连续出现的 3 个或 3 个以上的房性期前收缩称为房性心动过速，简称房速。房速多见于器质性心肺疾病患者，如慢性阻塞性肺病、急性心梗、心瓣膜病、心肌炎、心肌病、心包疾病及先天性心脏病等；可发生于心、胸外科手术后；也见于无明确器质性心脏病者，称为特发性房速，常见于儿童及青少年。可由心肌缺血、缺氧、洋地黄中毒、代谢紊乱、酗酒等因素诱发。

【诊断标准】

1. 临床表现

短阵房速大多数无明显症状，有时可有心悸。持续性房速患者可有心悸、胸痛、疲乏无力、气短，甚至晕厥等。无休止性房速可引起心动过速性心肌病，可发展为心力衰竭。

2. 辅助检查

（1）心电图　①房性 P′ 波形态与窦性不同；②心房率通常为 100～200 次/分；③发作开始时可有心率逐渐加速（温醒现象）；④P′ 波之间的等电位线存在。ECG 可以用来诊断房速并有助于判断是否需要治疗。也可以用 Holter 记录协助诊断。

（2）特殊检查　心内电生理检查，可以用来明确房速的诊断及其发生机制；确定房速的起源部位、指导导管消融治疗；并可评价房速的预后。

3. 鉴别诊断

与房室交界区相关的折返性心动过速鉴别。

【治疗原则】

分为药物治疗和非药物治疗，抗心律失常药物仍是房速的主要治疗措施。

（1）首先应积极治疗原发心脏病，去除诱发因素。

（2）发作时宜选用静脉制剂以有效控制心室率和转复窦性心律。

①根据不同的病情选用药物，如合并心功能不全时可用洋地黄类药物，对于无明显心力衰竭者可选用β受体阻滞剂、维拉帕米或地尔硫草、普罗帕酮等。以上药物效果欠佳者可用胺碘酮。

②伴低血压、晕厥、心衰等血流动力学障碍者，首选直流电复律。

（3）反复发作的长期药物治疗，目的是减少发作的次数及发作时的心室率。可使用不良反应比较少的β受体阻滞剂、维拉帕米或地尔硫草。如心功能正常，且无明显心肌缺血时可用普罗帕酮。对于冠心病患者，可首先使用β受体阻滞剂，无效时可用胺碘酮或索他洛尔。

（4）非药物治疗，射频消融是房速的主要非药物治疗方式。对临床症状明显、药物治疗效果欠佳的持续性和无休止性房速可考虑采用射频消融治疗。

三、心房扑动

心房扑动简称房扑，是指快速、规则的心房电活动，心房频率常为 250～350 次/分，其发生率约是心房颤动的 1/10。阵发性房扑可发生于无器质性心脏病患者；持续性房扑见于多种疾病，如慢性阻塞性肺源性心脏病（肺心病）、心力衰竭、甲状腺功能亢进、酒精中毒、心包炎等，还可发生于心、胸外科手术后。

【诊断标准】

1. 临床表现

主要取决于发作时心室率的快慢、是否合并器质性心脏病及心功能状态。如无器质性心脏病、心功能良好且心室率不快时，患者可无明显症状；反之则可出现心慌、气短、乏力、头晕甚至晕厥等症状，在器质性心脏病患者可诱发或加重心力衰竭或引起血压下降，在冠心病患者可诱发心绞痛。体检时心室率可规则或不规则。

2. 辅助检查

（1）心电图 ①P 波消失，代之以锯齿状扑动波（F 波），F 波频率一般为 250～350 次/分；②扑动波之间无等电位线；③心室率不规则或规则，取决于房室传导比例是否恒定；④QRS 波形态正常或畸形（差传）。

（2）特殊检查 心内电生理检查，可以用来明确房扑的发生机制；确定房扑的起源部位、指导导管消融治疗。

3. 鉴别诊断

与心房颤动鉴别。

【治疗原则】

1. 药物复律

可用药物有奎尼丁、普罗帕酮、胺碘酮或索他洛尔等，用药原则同房颤。

2. 同步直流电复律

适用于房扑时心室率很快，伴有血流动力学紊乱或伴胸痛、心功能不全等严重症状时。

3. 控制心室率及预防发作

如无复律指征或复律失败，治疗的主要目的是控制心室率。常用的药物有洋地黄类药物、维拉帕米及 β 受体阻滞剂等。对于伴有心功能不全的房扑患者，应口服地高辛控制心室率，有时房扑可能转为房颤，并在房颤时减慢其心室率。对于无心功能不全的房扑患者，可首选维拉帕米静脉给药或口服。

4. 房扑的抗凝治疗

对于持续房扑合并心房增大或心功能不全的患者，应予以华法林抗凝治疗；而对其他持续性房扑者，应作食道超声检查，如有心房内血栓，也应使用华法林抗凝治疗。房扑持续时间超过 48 小时的患者，在采用任何方式的复律之前均应抗凝治疗。

5. 介入性治疗

即房扑的射频消融，尤其是峡部依赖的房扑，应首选射频消融，成功率约 90%。

四、心房颤动

心房颤动简称房颤，是临床最常见的持续性心律失常。常见于器质性心脏病如冠心病、心力衰竭、先心病、肺心病等，尤其左心房明显扩大者；在非器质性心脏病也可发生，如甲状腺功能亢进症、酒精及洋地黄中毒等；另有少数房颤找不到明确病因，称为孤立性（或特发性）房颤。房颤的发生率随年龄增大而增加，40 岁为 0.3%，60 ~ 80 岁 5% ~ 9%，80 岁以上老年人约 10%。房颤对临床的主要危害是增加血栓栓塞的危险，房颤患者与非房颤患者比较，脑卒中的发生率增加 5 倍，病死率增加 2 倍。

【诊断标准】

1. 临床表现

常有心悸、胸闷、乏力或气短等症状。无器质性心脏病患者，如心室率不快可无明显症状。但若房颤发生在有器质性心脏病患者，尤其是心室率快而心功能差者，可使心排量明显降低、冠状动脉及脑部血供减少，导致急性心力衰竭、休克、晕厥或心绞痛发作。重要的是房颤易引起心房内血栓形成，若血栓脱落可引起体循环动脉栓塞，临床上以脑栓塞最常见，常导致死亡及病残。体检时特征性的发现为第一心音强弱不一、心律绝对不整及脉搏短绌。

2. 辅助检查

心电图：①P 波消失，代之以小而不规则的 f 波；②f 波频率 350 ~ 600 次/分；③心室率绝对不规则；④QRS 波形态正常或畸形（差传）。

3. 鉴别诊断

与心房扑动鉴别。

【治疗原则】

1. 去除病因

如风湿性心脏病二尖瓣狭窄行球囊扩张、治疗甲状腺功能亢进等。

2. 转复及维持窦性心律

（1）电复律　当房颤导致血流动力学障碍，如急性心力衰竭、低血压、心绞痛恶化、心室率过快时应立即电复律。

（2）药物复律　常用Ia、Ic及Ⅲ类抗心律失常药物转复并预防复发。①Ia类药物：近年来已很少应用。②Ic类药物：如普罗帕酮，但冠心病，尤其是心肌梗死及心力衰竭患者不适合用此类药物。③Ⅲ类药物：主要有胺碘酮及索他洛尔，胺碘酮对有器质性心脏病者来说是安全的。

3. 控制心室率

对于血流动力学稳定、病程较长的慢性房颤、左心房明显扩大或基础病因难去除者，应首选控制心室率治疗。心室率控制的目标一般认为休息时在60～80次/分，日常中等体力活动在90～115次/分。常用药物包括洋地黄类、β受体阻滞剂及钙拮抗剂。

4. 抗凝治疗

房颤最严重、危害最大的并发症是血栓栓塞并发症，是房颤致死及致残的最主要原因之一，是房颤治疗的主要目标。高龄（大于或等于75岁）、合并高血压、糖尿病、既往有过血栓栓塞或一过性脑缺血史及心衰患者，需要抗凝治疗。目前常用华法林，一般3～6mg/d，口服，3天后抗凝水平达到稳定，根据INR值调整剂量，使INR维持在2.0～3.0之间。对于无上述危险因素的慢性或阵发性房颤者可用阿司匹林325mg/d。有以上危险因素，但不适应抗凝药物或顺应性差或具有一定出血倾向者也可用阿司匹林。华法林与阿司匹林合用并无必要，且可增加出血等副作用。

5. 安装起搏器

对于房颤时或房颤转为窦性心律时出现明显心跳长间歇患者，或结合患者有明显心悸、头晕、乏力、胸闷甚至晕厥等症状时，则应安装永久心脏起搏器治疗。

第三节　房室交界区性心律失常

一、房室交界区性期前收缩

指起源于房室交界区的异位起搏点的期前收缩，又称房室交界区早搏，病因与房性期前收缩类似，其发生频率比室性早搏和房性早搏都低。

【诊断标准】

1. 临床表现

通常不引起自觉症状，偶可感心悸。

2. 心电图

（1）提前出现的QRS-T波，其前面无窦性P波。

（2）逆行P′波（Ⅱ、Ⅲ、aVF导联倒置，aVR导联直立）可位于QRS波之前（P′-R间期<0.12秒）、之中或之后（R-P′间期<0.20秒）。

（3）QRS波形可正常或变形。

（4）多数情况下为完全性代偿间歇。

3. 鉴别诊断

与房性期前收缩鉴别。

【治疗原则】

治疗病因和去除诱因，无需抗心律失常药物。

二、房室交界区性逸搏与心律

室上性激动在一定时间内不能下传到心室时，交界区起搏点便被动的发放 1~2 次激动，形成房室交界区逸搏，交界区逸搏连续出现 3 次或 3 次以上，称为房室交界区逸搏心律。

【诊断标准】

1. 临床表现

取决于原发病的临床表现，如病窦综合征、房室传导阻滞。

2. 心电图

（1）延迟出现的 QRS 波群形态为室上性。

（2）逆行 P' 波（Ⅱ、Ⅲ、aVF 导联倒置，aVR 导联直立）可位于 QRS 波之前（P'－R 间期 <0.12 秒）、之中或之后（R－P' 间期 <0.20 秒）。

（3）逸搏周期 1.0~1.5 秒，交界性逸搏心律的心室率为 40~60 次/分，通常节律整齐。

3. 鉴别诊断

房室交界区性逸搏应与房室交界区期前收缩鉴别，房室交界区性逸搏心律应与窦性心动过缓和室性逸搏鉴别。

【治疗原则】

取决于病因和基本心律。

（1）由于迷走神经张力增高一过性窦性心动过缓引起的交界区逸搏及逸搏心律无重要的临床意义。

（2）药物引起者停用相关药物。

（3）持续的交界区逸搏心律提示有器质性心脏病，如显著心动过缓者应安装起搏器。

三、非阵发性房室交界区性心动过速

非阵发性房室交界区性心动过速又称加速的交界区逸搏心律，是常见的主动性交界区心律失常。加速的交界区逸搏心律几乎总是发生在器质性心脏病患者，常见于洋地黄中毒，也可见于急性心肌梗死、心肌炎、心肌病、慢性肺源性心脏病，尤其合并感染、缺氧、低血钾等情况。

【诊断标准】

1. 临床表现

血流动力学无明显变化，多为暂时性，也不会引起心房颤动或心室颤动，属良性心律失常。

2. 辅助检查

心电图：①QRS 波群形态正常，其前面无窦性 P 波；②逆行 P' 波（Ⅱ、Ⅲ、aVF 导联倒置，aVR 导联直立）可位于 QRS 波之前（P'－R 间期 <0.12 秒）、之中或之后（R－P' 间期 <0.20 秒）；③心室率 60~100 次/分，通常节律整齐；④与窦性心律并存

时可出现干扰性或阻滞性房室脱节。

3. 鉴别诊断

与房室交界区性逸搏心律鉴别。

【治疗原则】

治疗主要针对原发疾病，洋地黄中毒者停用洋地黄，纠正缺氧、低血钾等临床情况。

四、与房室交界区相关的折返性心动过速

当异位兴奋灶自律性进一步增高或连续的折返激动时，突然发生连续 3 个或 3 个以上的期前收缩，称为阵发性心动过速，按激动的起源部位可分为室上性和室性阵发性心动过速。室上性阵发性心动过速 90% 以上为房室结折返性心动过速和房室折返性心动过速，因为此两种心动过速的折返环依赖于房室交界区的参与，故又称房室交界区相关的折返性心动过速。

【诊断标准】

1. 临床表现

多见于无器质性心脏病者，也可见于各种心脏病、甲亢、洋地黄中毒等患者。可因情绪激动、疲劳、突然用力、寒冷等刺激诱发，但亦可无明显诱因而突然发病。本病呈阵发性发作，突发突止。发作时有心悸、焦虑、乏力，但在原有器质性心脏病者可诱发心绞痛、心功能不全、晕厥或休克。

2. 辅助检查

（1）心电图　①突发突止；②发作时心室率 150～250 次/分，节律整齐；③QRS 波形态多正常，少数情况下也可宽大畸形；④无窦性 P 波，可见或不可见到逆行的 P′波。

（2）心内电生理检查　可以用来明确室上性心动过速的发生机制，指导导管消融治疗，并可评价室上性心动过速的预后。

3. 鉴别诊断

与房性心动过速相鉴别；如为房室旁路前传或伴束支传导阻滞时 QRS 波可增宽，此时应与室性心动过速鉴别。

【治疗原则】

1. 发作时护理

发作时立即休息，刺激迷走神经的方法如按摩一侧颈动脉窦、用力屏气等常能迅速终止发作。

2. 抗心律失常药物治疗

Ⅰ～Ⅳ类抗心律失常药物均可选用，常用药物有腺苷或 ATP、异搏定、心律平、β 受体阻滞剂等。

3. 食管起搏

如药物治疗无效或在射频消融术前停用抗心律失常药后发作室上性心动过速，可以用食管起搏的方法来终止。

4. 电复律

对伴有严重血流动力学障碍（如晕厥等）者应立即电复律，对于药物或其他方法治疗无效者也可以使用电复律。

5. 射频消融术

目前是阵发性室上性心动过速的首选治疗方法。绝大部分阵发性室上性心动过速患者可以通过射频消融术得到根治。

五、预激综合征

指室上性激动在下传过程中，通过旁路预先激动部分心室的综合征，又称 W – P – W 综合征。该病多见于无其他心脏异常者，少数人伴有器质性心脏病。

【诊断标准】

1. 临床表现

单纯预激不引起症状和体征。但该病常可伴发多种心律失常，其中以合并房室折返性心动过速最为常见；预激合并房颤或房扑时，房颤或房扑波沿旁路下传可引起极快的心室率，可引起低血压、晕厥甚至室颤。

2. 辅助检查

心电图：①P – R 间期 <0.12 秒；②QRS 波起始部位粗钝波（delta 波），终末部分正常；③继发性 ST – T 改变；④部分旁路无前传功能，仅有逆传功能，此时 P – R 间期正常，QRS 波起始部无 delta 波，但可反复发作室上性心动过速，此类旁路称为隐匿旁路。

【治疗原则】

（1）如不合并其他心律失常无需治疗。

（2）合并房室折返性心动过速时可用药物复律（如维拉帕米、普罗帕酮）。

（3）合并房扑或房颤时常有极快的心室率而导致血流动力学障碍，此时应立即电复律。

（4）经导管射频消融旁路是最佳治疗方法，根治率大于95%。

第四节　室性心律失常

一、室性期前收缩

室性期前收缩又叫室性早搏，是心室提前除极引起的心脏搏动。室性早搏是临床最常见的一种心律失常，既见于器质性心脏病患者，亦可见于无器质性心脏病的健康人，正常人发生室性早搏的机会随年龄的增长而增加。动态心电图监测发现，在大于25 岁的健康人群中，50% 的人可检出室性早搏；大于 60 岁的健康人群中，发生率高达100%。

【诊断标准】

1. 临床表现

患者可感到心悸不适，早搏后有较长的停歇，桡动脉搏动减弱或消失。如患者已有左室功能减退，室性早搏频繁发作可引起晕厥；频发室性早搏发作持续时间过长，可引起心绞痛与低血压。心脏听诊时，室早的第一心音增强，第二心音减弱或消失，其后有一较长间歇。

2. 辅助检查

（1）心电图　①提前出现的 QRS–T 波前无相关 P 波；②提前出现的 QRS 波宽大畸形，时限 >0.12 秒；③T 波方向与 QRS 主波方向相反；④常为完全性代偿间歇。也可以用 Holter 记录协助诊断，并指导治疗。

（2）特殊检查　心内电生理检查，可以用来确定室性早搏起源部位、指导射频消融治疗。

3. 鉴别诊断

与房性期前收缩、交界性期前收缩及室性逸搏鉴别。

【治疗原则】

（1）无器质性心脏病且无明显症状者不必使用抗心律失常药物治疗。如有明显症状应予治疗，首先是去除诱发因素，也可适当给予镇静剂；去除诱因仍然有明显症状者可首选 β 受体阻滞剂，或口服美西律或普罗帕酮。应避免使用胺碘酮等。

（2）有器质性心脏病者首先应重视对原发疾病的治疗，同时要去除诱发因素，如感染、电解质及酸碱平衡失调、紧张、过度疲劳、过度烟酒、浓茶及咖啡等。药物治疗主要有 β 受体阻滞剂（多数情况下可作为起始治疗药物）和胺碘酮，急性心梗后早期使用 β 受体阻滞剂可明显减少致命性心律失常的发生率，但不主张常规预防性使用利多卡因。射频消融可用于治疗室性早搏。

（3）近年来强调根据病史、室性期前收缩的复杂程度、左心室功能，并参考信号平均心电图及心率变异性等进行危险分层，心脏性猝死高危的患者要加强治疗。

二、室性心动过速

连续 3 个或 3 个以上的室性早搏称为室性心动过速，简称室速。如果室速持续时间超过 30 秒或伴血流动力学障碍则称为持续性室速。器质性心脏病是室速发生的最常见原因，尤其是缺血性心脏病、心肌病、心肌炎、二尖瓣脱垂综合征、先天性心脏病等。室速也可见于其他各种原因引起的心脏损害和药物中毒、电解质紊乱，极少数患者可为无明显器质性心脏病的"正常人"，称为特发性室速，约占室速的 10%。

【诊断标准】

1. 临床表现

取决于发作时的心室率快慢、持续时间、心功能及伴随疾病，如室速的心室率较慢，且持续时间较短，可自行终止，则患者的症状较轻，仅感心悸，甚至完全无症状；反之可出现血压下降，头晕或晕厥，甚至可发展为心力衰竭、肺水肿或休克、心室颤动，如不及时治疗有生命危险。

2. 辅助检查

（1）心电图 ①发作时心室率100～250次/分；②QRS波宽大畸形，时限＞0.12秒，形态可一致（单形性室速）或不一致（多形性室速）；③P－R间期无固定关系（房室分离）；④可有室性融合波。Holter可用于捕捉短暂的室速发作。

（2）特殊检查 心内电生理检查，可以用来明确室速的诊断及发生机制、筛选抗心律失常药物及评价治疗效果、确定室速的起源部位并指导射频消融治疗，并可评价室速的预后。

3. 鉴别诊断

与阵发性室上性心动过速伴束支传导阻滞或旁路前传相鉴别，此时心电图QRS波是增宽的。

【治疗原则】

1. 去除诱因，治疗原发病

及时的治疗原发病（如急性心肌梗死、心力衰竭）和去除诱因（如洋地黄中毒、电解质紊乱）是成功终止室速及防止再次发作的关键。

2. 电复律

因持续性室速常伴明显的血流动力学障碍，故应积极处理，患者危重及伴低血压、休克、肺水肿者应首选电转复。洋地黄中毒所致室速不宜用电复律，可用苯妥英钠、利多卡因。

3. 药物治疗

血流动力学稳定的非持续性室速可首先使用药物复律并预防复发。Ⅲ类抗心律失常药物是最强的抗室性心律失常药物，以胺碘酮最为常用，该药在合并器质性心脏病及急性心肌梗死的患者中是安全的。此外β受体阻滞剂对于缺血性心脏病伴发的室性心律失常，不论室性异位性节律是否减少，均可使猝死率明显降低，尤其是对心肌梗死后的二级预防有良好的效果。

4. 导管消融及外科手术治疗

导管消融治疗某些室速，尤其是特发性室速取得了良好的临床疗效，因此对于特发性室速应首选导管消融。而对器质性心脏病合并室速者导管消融成功率较低，复发率较高，目前不主张作为首选。外科治疗主要用于那些由缺血性心脏病引起的，经药物治疗无效及反复发作的持续性室速，这类患者常有心肌梗死史及室壁瘤形成，手术的目的在于切除室壁瘤及其周边组织，打断折返环路而使室速消失。

5. 植入型心脏转复除颤器（ICD）

ICD在室速的治疗中具有极其重要的价值，不仅能在室速发作时立即有效地终止，对于心脏性猝死的高危人群是降低心脏性猝死率最有效的手段。

三、尖端扭转型室性心动过速

尖端扭转型室性心动过速是一种严重的室性心律失常，属于多形性室速的一种类型，发作时的特征性表现为增宽的QRS波群振幅和方向每隔3～10个心搏转至相反方向，似乎是在围绕等电位线扭转。发作持续时间一般不长，常在十几秒内转为窦性心律或恶化为室颤，但较易复发。常见原因为先天性或后天获得性心脏病、电解质紊乱、某些Ia和Ic药物、心动过缓等致QT间期延长。

【诊断标准】

1. 临床表现

常伴严重的血流动力学障碍，表现为反复发作的心源性晕厥或阿-斯综合征。

2. 辅助检查

心电图：①发作时QRS波群的振幅和波峰每隔3~10个心搏围绕着等电位线扭转而呈周期性改变；②常见Q-T间期显著延长>0.5秒，U波显著；③常因R-on-T现象或长-短周期序列而诱发。

【治疗原则】

1. 去除诱因

尽快寻找和消除致QT间期延长的原因，如纠正电解质紊乱、停用有关药物。

2. 电复律

伴明显的血流动力学障碍时应紧急电转复。

3. 药物治疗

静脉使用硫酸镁；对基本心律过缓者可用阿托品及异丙肾上腺素；对先天性长QT综合征应用大剂量β受体阻滞剂；不宜用Ia、Ic及Ⅲ类等延长QT间期的药物。

四、心室扑动与心室颤动

心室扑动（室扑）及心室颤动（室颤）是极为严重的心律失常，室扑是极快而规则的心室收缩；室颤是极快而不规则的、不同步的心室收缩，二者将导致心室完全丧失收缩能力，其血流动力学效应与心室停搏相同，见于多数心脏骤停及心脏性猝死的患者，也可以为各种疾病临终前的心律，极个别见于健康的"正常人"，称为特发性室颤。

【诊断标准】

1. 临床表现

意识丧失、抽搐、呼吸停止、血压测不出、听诊心音消失并不能触及大动脉搏动，如不能及时有效的抢救迅即死亡。

2. 辅助检查

心电图：①室扑发作时QRS-T波不能分辨，代之以连续快速的大幅正弦波图形，频率200~250次/分，常在短时间内蜕变为室颤；②室颤表现为QRS-T波完全消失，代之以波形、振幅与频率极不规则的细小颤动波。

【治疗原则】

（1）非同步直流电复律　一旦发生应立即非同步电复律，能量选择单向波360J，双向波200J。同时准备好心肺复苏相关药物及仪器。电击开始时间越早，成功率越高，因此应争分夺秒。

（2）保持呼吸道通畅及人工心外按压。

（3）肾上腺素　是心肺复苏最重要的药物之一，可使细颤转为粗颤，从而提高电复律的成功率。

（4）抗心律失常药物　利多卡因或胺碘酮静脉注射，有效后予维持量。如是洋地黄中毒引起的室颤，可用苯妥英钠静脉注射。

（5）纠正酸碱平衡失调及电解质紊乱。

（6）复律后应积极治疗原发病及诱发因素，如原发病不能治愈则应考虑安装植入式自动复律除颤器（ICD）。

第五节　心脏传导阻滞

一、房室传导阻滞

指由于房室交界区不应期延长引起的房室间传导减慢或中断的现象，根据严重程度将房室传导阻滞分为Ⅰ、Ⅱ、Ⅲ度。房室传导阻滞大多见于病理情况，如冠心病、心肌炎、心肌病、中毒、电解质紊乱、原发性传导束退化等；Ⅰ度和Ⅱ度Ⅰ型房室传导阻滞偶尔也见于正常人，此时多与迷走神经张力增高有关。

【诊断标准】

1. 临床表现

Ⅰ度房室传导阻滞常无症状；Ⅱ度房室传导阻滞可有心悸与心搏脱漏；高度和Ⅲ度房室传导阻滞的症状取决于心室率的快慢，常有心悸、乏力、心功能不全、心绞痛等，如心室率过慢可有晕厥甚至猝死。查体Ⅰ度房室传导阻滞可有第一心音减弱；Ⅱ度房室传导阻滞可有第一心音减弱及心搏脱漏；Ⅲ度房室传导阻滞患者第一心音强度经常变动，可听到大炮音（响亮的第一心音）及颈静脉巨a波。

2. 心电图

（1）Ⅰ度房室传导阻滞　①窦性P波规律出现；②P-R间期>0.20秒；③每个窦性P波后均有ORS波。

（2）Ⅱ度Ⅰ型房室传导阻滞　①窦性P波规律出现；②P-R间期渐长，直至一个P波后QRS波脱漏；③R-R间期渐短；④长R-R间期小于正常窦性P-P间期的两倍。

Ⅱ度Ⅱ型房室传导阻滞　①窦性P波规律出现；②间歇性P波后QRS波脱漏；③P-R间期保持固定（可以正常或延长）。

（3）Ⅲ度房室传导阻滞　①P波与QRS波各自有自身的节律，互不相关；②P波频率快于QRS波频率，心室率缓慢；③起搏点在阻滞部位下方，QRS可正常或畸形。

【治疗原则】

（1）治疗原发疾病，去除诱因。常见导致房室传导阻滞的药物有β受体阻滞剂、维拉帕米、地尔硫䓬、胺碘酮等。

（2）Ⅰ度房室传导阻滞和Ⅱ度Ⅰ型房室传导阻滞心室率不慢者，不需治疗。

（3）Ⅱ度Ⅱ型房室传导阻滞和Ⅲ度房室传导阻滞可试用β受体兴奋剂、M受体拮抗剂。

（4）Ⅱ度Ⅱ型房室传导阻滞和Ⅲ度房室传导阻滞如药物无效或症状明显、心室率缓慢者，应行心脏起搏治疗。

二、束支传导阻滞

指希氏束分叉以下部位的传导阻滞，如心室内束支、束支分支及心肌广泛病变引起的传导阻滞，包括了右束支、左束支、左前分支和左后分支阻滞。右束支传导阻滞可见于器质性心脏病或正常人，左束支传导阻滞多见于器质性心脏病，有的患者可同时合并多支传导阻滞。

【诊断标准】

1. 临床表现

本身多无明显症状，主要以原发病的临床表现为主，但严重的三分支阻滞和双侧束支阻滞可因心室停搏而出现头晕，甚至晕厥。

2. 心电图是主要诊断依据

（1）右束支传导阻滞 ①V_1 或 V_2 导联呈 rsR′ 或 M 形；②Ⅰ、V_6 导联 S 波宽深；③QRS 时限 ≥0.12 秒（完全性右束支传导阻滞）或 <0.12 秒（不完全性右束支传导阻滞）；④继发 ST – T 改变。

（2）左束支传导阻滞 ①Ⅰ、V_6 导联 R 波宽大，顶部有切迹或粗钝；②V_1、V_2 导联呈 QS 或 rS 波型，$S_{V_2} > S_{V_1}$；③QRS 时限 ≥0.12 秒（完全性左束支传导阻滞）或 <0.12 秒（不完全性左束支传导阻滞）；④继发 ST – T 改变。

【治疗原则】

（1）慢性束支传导阻滞如无症状，不需治疗。

（2）双分支与不完全性三分支阻滞有可能进展为完全性房室传导阻滞而需要安装起搏器。

三、室内传导阻滞

指心室内传导阻滞的部位弥漫，心电图上 QRS 时间延长，但又不完全符合左束支或右束支传导阻滞的特点。见于扩张性心肌病、心力衰竭全心扩大等。

【诊断标准】

1. 临床表现

取决于原发病。

2. 心电图

①QRS 时限延长 ≥0.12 秒；②既不符合左束支传导阻滞又不符合右束支传导阻滞。

【治疗原则】

以治疗原发病为主。

第六节 长 Q – T 间期综合征

长 Q – T 间期综合征是以心电图上 QT 间期延长、临床上以室性心律失常、晕厥和猝死为主要表现的一组临床综合征。特发性长 Q – T 间期综合征属遗传性离子通道疾病，是由于编码心肌细胞膜上的钠离子或钾离子通道蛋白基因突变所致，比较常见的为LQTS1、LQTS2 和 LQTS3 型。而获得性者常有心肌缺血、电解质紊乱或药物等诱因。

【诊断标准】

1. 临床表现

主要表现为恶性室性心律失常引起的反复晕厥和猝死，特发性长 Q - T 间期综合征常于 40 岁前出现症状，90% 以上的发作由交感神经兴奋诱发，患者家族中常有早发心脏性猝死者。

2. 辅助检查

（1）心电图主要表现为 Q - T 间期延长，Q - Tc 男性超过 440ms，女性超过 460ms 应考虑诊断。

（2）基因分型诊断可明确突变基因及所累及的离子通道。

【治疗原则】

（1）对于获得性长 Q - T 间期综合征应去除引起 Q - T 间期延长的因素。

（2）对于特发性长 Q - T 间期综合征，ICD 治疗是目前防止猝死发生的最有效方法。对于 LQTS1 和 LQTS2 可口服 β 受体阻滞剂，如诊断 LQTS3 则不用 β 受体阻滞剂。

第七节　Brugada 综合征

Brugada 综合征是一种与心脏性猝死密切相关的离子通道疾病，常染色体显性遗传，患者常无明显诱因反复发作恶性心律失常（如多形性室速）而导致晕厥，甚至因室颤而猝死，而这些患者的心脏结构和功能是正常的。

【诊断标准】

1. 临床表现

男性多见，多在 30 ~ 40 岁之间发病，以反复发作的恶性心律失常、晕厥为主要表现，部分患者以猝死为首发症状。

2. 辅助检查

心电图：①间歇性或持续性右束支传导阻滞；②胸前导联 V_1 ~ V_3 导联 ST 段下斜形或马鞍形抬高。

【治疗原则】

（1）ICD 是惟一能够预防 Brugada 综合征猝死的方法。

（2）药物治疗能够减少室速和室颤的诱发，从而减少 ICD 的放电次数。

第三章　冠状动脉粥样硬化性心脏病

冠状动脉粥样硬化性心脏病简称冠心病，最常见的病因是粥样硬化斑块阻塞冠状动脉。其他原因有：冠状动脉痉挛、栓塞、动脉夹层、冠状动脉炎、冠状动脉畸形和外伤等。冠心病临床表现为不同的综合征：稳定型心绞痛、不稳定型心绞痛、急性心肌梗死、变异型心绞痛、微血管性心绞痛、无症状性心肌缺血、冠心病猝死以及缺血性心肌病等。其中不稳定型心绞痛、急性心肌梗死（ST 段抬高和非 ST 段抬高心肌梗死）和冠心病猝死由于具有非常相似的病理生理改变，临床上统称为急性冠脉综合征（ACS）。由于病变类型、环境条件不同，选择治疗的方法各异。

第一节　稳定型心绞痛

稳定型心绞痛是在冠状动脉严重狭窄的基础上，由于心肌负荷的增加引起心肌急剧的、暂时的缺血与缺氧的临床综合征，但无心肌坏死。本症患者男性多于女性，劳累、饱食、受寒、情绪激动、急性循环衰竭等为常见诱因。

【诊断标准】

1. 临床表现

（1）症状　本症典型发作为胸骨中上段之后或心前区压迫性疼痛，界限不很清楚，有时可放射到上肢（左上肢多见）、肩、背、颈、咽、下颌、牙齿，甚至下肢或腹部，持续几分钟或十几分钟。症状发作时患者往往被迫停止活动，休息及去除诱因后能迅速缓解，或舌下含服硝酸甘油也能在数分钟内缓解。除了典型心前区压迫感和疼痛外，还可表现为胸闷、憋气、气短、乏力，尤其多见于老年人。严重心绞痛发作时，常可出现面色苍白、表情焦虑、出冷汗，偶伴有濒死感。

（2）体征　心绞痛发作时，轻者可无明显阳性体征，程度严重者可出现心率加快，血压升高，听诊可闻及第四或第三心音，有时可有暂时性心尖部收缩期杂音。部分老年患者或原有心肌梗死患者可出现心功能不全的体征。

2. 辅助检查

（1）静息心电图　非发作时心电图多为正常，心绞痛发作时少部分患者心电图仍可正常，但绝大多数发作时心电图除了 aVR 导联外，各肢体导联或心前区导联可出现特征性缺血型 ST－T 改变。心绞痛发作严重者可出现一过性异常 Q 波、心律失常。心绞痛发作缓解后数分钟内上述 ST－T 改变消失，并恢复至发作前状态。

（2）心电图运动负荷试验　常用的方法有亚极量踏车运动试验和活动平板运动试验，阳性标准为在 R 波为主的导联中，ST 段水平型或下斜型压低 $\geq 0.1mV$（J 点后 $60 \sim 80ms$），并持续 2 分钟，或伴有胸痛发作，或收缩压下降 $>10mmHg$。运动耐力低，运动时 ST 压低显著，同时伴血压下降者提示冠状动脉病变严重或预示存在多支病变。抗心绞痛治疗，尤其是 β 受体阻滞剂，影响运动试验的敏感性，因此如有可能应停服抗心绞痛药物（尤其是β阻滞剂）后再进行运动试验，但具体患者是否停服药物应由医生作出判定。本试验有一定比例的假阳性或假阴性，单纯运动试验阳性或阴性不能作为诊断或排除冠心病的依据。

（3）超声心动图　超声心动图对评价冠心病的患者是有用的，不论是否缺血发作，均可评估左室整体和局部功能。心脏超声心动图激发试验，即在运动后或药物负荷时（双嘧达莫，多巴酚丁胺），立即进行超声显像，可通过探测室壁运动异常来明确心肌缺血部位。

（4）放射性核素检查　①^{201}TI–心肌灌注显像对检出冠心病，估测心肌缺血部位，以及心室壁运动异常部位的心肌活力均优于单独做运动负荷心电图。对于不能运动患者，可采用药物负荷心肌灌注显像。②^{99m}Tc放射性核素心腔造影可测定左心室射血分数，并显示心肌缺血区域室壁运动障碍。③正电子发射断层心肌显像除可判断心肌血流灌注情况，尚可了解心肌代谢情况，通过对心肌血流灌注和代谢显像匹配分析可准确评估心肌活力。

（5）冠状动脉造影　冠状动脉造影是确诊冠心病最可靠的方法，能显示冠状动脉病变的狭窄程度、范围、病变支数，以及病变特点。冠状动脉造影时发现至少有一支主支或主要分支管腔狭窄 > 50% 即可诊断冠心病。冠状动脉造影的目的首先是明确诊断，其次是确定治疗方案。

3. 胸痛的鉴别诊断

许多疾病伴有的胸痛和不适需与冠心病心绞痛鉴别，需鉴别的疾病有：急性心肌梗死、胃食管反流、食管动力性疾病、胆绞痛、颈椎病、肋间神经炎、肋软骨炎、心脏神经官能症、严重肺动脉高压、急性心包炎等。上述疾病通过仔细询问病史和辅助检查后均能除外。一般来讲，非冠心病心绞痛的胸痛有如下特点：①短暂（几秒钟）的刺痛，或持续（几小时或几天）的隐痛、闷痛；②胸痛部位不呈片状，而是固定于某一点，可明确指出位置；③胸痛多于劳累后出现，而不是劳累当时；④胸痛与呼吸或其他影响胸廓的运动有关，可存在明确的局部压痛；⑤含服硝酸甘油无效或在10分钟以上才能缓解。

【治疗原则】

1. 去除诱因

许多常见的因素能增加心肌耗氧量，减少供氧量。例如，精神紧张、劳累、工作压力负荷重、贫血、甲亢、发热、心动过速、心功能不全等。这些因素可诱发心绞痛或使原有的心绞痛加重。

2. 冠心病易患因素的干预

包括戒烟，控制体重，适当体育运动，合理膳食，控制高血压、高脂血症和糖尿病。

3. 抗心肌缺血药物治疗

药物治疗应根据每个患者的年龄、性别，心绞痛发作程度和特点、心脏功能及治疗反应选择不同药物剂型和剂量，并随时调整。

（1）心绞痛发作时治疗

①休息。

②舌下含服硝酸甘油或硝酸异山梨酯，也可采用喷雾制剂。

③心绞痛发作严重时，可用吗啡等药物镇静止痛。

（2）缓解期治疗

①抗血小板聚集药物：可选用下列药物中任何一种：阿司匹林、噻氯匹定、氯吡格雷，服用期间观察有无出血，并监测白细胞、血小板计数。

②硝酸酯类：可选用以下制剂：硝酸异山梨酯、硝酸异山梨酯缓释片、5-单硝酸异山梨酯、5-单硝酸异山梨酯缓释片。

③β受体阻滞剂：常用制剂有阿替洛尔、美托洛尔、比索洛尔。

④钙拮抗剂：常用药物有地尔硫䓬、地尔硫䓬缓释剂、硝苯地平、硝苯地平缓释剂、维拉帕米、非洛地平、氨氯地平等。

4. 冠状动脉血运重建

根据冠脉造影结果和特点，可选择经皮冠状动脉介入治疗（PCI）、冠状动脉旁路移植术（CABG）。

（1）PCI 对于药物治疗后仍有心绞痛发作，且狭窄的血管供应中到大面积存活心肌的患者或介入治疗后症状再发、管腔再狭窄的患者，可考虑行 PCI 治疗，包括经皮冠状动脉腔内成形术（PTCA）、冠状动脉内支架植入术、冠状动脉内旋切术、旋磨术等。目前 PTCA 加支架植入术已成为治疗本症的重要方法，其中支架包括裸支架和药物洗脱支架，药物洗脱支架再狭窄率较低，但由于血管内皮化延迟造成支架内血栓发生率较裸支架增高，需根据患者的病变特点选择合适的治疗方法。

（2）CABG 手术适应证。

①左主干狭窄病变。

②左前降支和回旋支近端严重狭窄病变。

③冠状动脉三支病变伴左室功能下降。

④药物治疗效果不佳，影响生活。

⑤有严重室性心律失常伴左主干病变或三支病变。

⑥介入治疗失败，仍有心绞痛发作或血流动力学不稳定。

第二节　不稳定型心绞痛和非 ST 段抬高心肌梗死

不稳定型心绞痛（UA）和非 ST 段抬高急性心肌梗死（NSTEMI）属于急性冠脉综合征（ACS）疾病谱，统称为非 ST 段抬高急性冠脉综合征，是介于稳定型心绞痛和急性 ST 段抬高心肌梗死之间的一组临床心绞痛综合征。通常由冠状动脉粥样硬化斑块破裂发生冠脉内非阻塞性血栓导致冠状动脉狭窄所致，可以增加心性死亡和心肌梗死的危险，对这类患者应尽早作出正确的诊断和处理。

不稳定型心绞痛（unstable angina，UA）冠心病中除上述典型的稳定型劳力性心绞痛之外，心肌缺血所引起的缺血性胸痛尚有各种不同的表现类型，有关心绞痛的分型命名不下十余种，但其中除变异型心绞痛（variant angina）具有短暂 ST 段抬高的特异的心电图变化而仍为临床所保留外，其他如恶化型心绞痛、卧位型心绞痛、静息心绞痛、梗死后心绞痛、混合性心绞痛等，目前已趋向于统称之为不稳定型心绞痛。包括以下亚型。

①初发劳力型心绞痛：新出现的心绞痛，病程在 1 个月以内。

②恶化劳力型心绞痛：在相对稳定的劳累相关性心绞痛基础上，病情突然加重，出现逐渐增强的心绞痛（更重、持续时间更长或发作更频繁）。

③静息心绞痛：发生在休息或安静状态，发作持续时间较长，含硝酸甘油效果欠佳，病程在 1 个月内。

④梗死后心绞痛：指急性心肌梗死发病 24 小时后至 1 个月内发生的心绞痛。

非 ST 段抬高急性心肌梗死（NSTEMI）与 UA 同属非 ST 段抬高性急性冠脉综合征（ACS），两者的区别主要是根据血中心肌坏死标记物的测定，因此对非 ST 段抬高性 ACS 必须检测心肌坏死标记物并确定未超过正常范围时方能诊断 UA，否则诊断为 NSTEMI。

与稳定型劳力性心绞痛的差别主要在于冠脉内不稳定的粥样斑块继发病理改变，使局部心肌血流量明显下降，如斑块内出血、斑块纤维帽出现裂隙、表面上有血小板聚集及（或）刺激冠状动脉痉挛，导致缺血加重。虽然也可因劳力负荷诱发但劳力负荷中止后胸痛并不能缓解。

【诊断标准】

（一）**症状**

胸痛的部位、性质与稳定型心绞痛相似，但具有以下特点之一。

（1）原为稳定型心绞痛，在 1 个月内疼痛发作的频率增加、程度加重、时限延长、诱发因素变化、硝酸酯类药物缓解作用减弱。

（2）1 个月之内新发生的心绞痛，并因较轻的负荷所诱发。

（3）休息状态下发作心绞痛或较轻微活动即可诱发。

此外，由于贫血、感染、甲亢、心律失常等原因诱发的心绞痛称之为继发性不稳定型心绞痛。

（二）**体格检查**

心绞痛发作时可发现血压升高，短暂的第三或第四心音，严重者可出现由二尖瓣反流引起的短暂收缩期杂音，这些均提示心肌严重缺血所致的左室功能障碍，但这些体征都是非特异的。

（三）**心电图**

心绞痛发作时心电图 ST 段可以偏移，下降或抬高和（或）T 波倒置，部分患者心电图可有短暂的 U 波倒置，症状减轻或缓解时 ST－T 改变可以恢复到原来状态。若心电图改变持续超过 12 小时，可提示已发生了非 ST 段抬高心肌梗死。非 ST 段抬高性 ACS 患者急性期应避免任何形式的负荷试验。

（四）**连续心电监测**

在非 ST 段抬高性 ACS 患者中，部分患者的心电图改变可发生于疼痛或不适症状出现时，通过连续心电监测可发现不伴胸痛的心肌缺血。

（五）**血清心肌标志物评估心肌坏死面积和预后**

1. 肌酸激酶（CK）和肌酸激酶同工酶 MB（CK－MB）

临床上常用于急性心肌梗死的早期诊断，但对心肌梗死的特异性有限，尤其是微灶性心肌损害时敏感性更低。

2. 心脏肌钙蛋白

在健康人群血液中不能检测到心脏特异性的肌钙蛋白 T（Tn T）和肌钙蛋白 I（Tn I），其敏感性和特异性均比 CK – MB 高，有助于早期发现心肌梗死，尤其是微灶性心肌损伤。临床上有助于危险分层和选择治疗方案。肌钙蛋白测定一般要在发作 6 小时内测定，若为阴性 6 ~ 12 小时再重复测定。

（六）冠状动脉造影

非 ST 段抬高性 ACS 冠脉造影复杂性病变和血栓检出率较高。因此，冠脉造影有助于不稳定型心绞痛患者了解冠状动脉病变程度及选择治疗方案。

（七）危险分层

由于非 ST 段抬高性 ACS 患者的严重程度不同，其处理和预后也有很大的差别，在临床分为低危组、中危组和高危组。低危组指新发的或是原有劳力性心绞痛恶化加重，达 CCS Ⅲ级或Ⅳ级，发作时 ST 段下移≤1mm，持续时间 <20 分钟，胸痛间期心电图正常或无变化；中危组就诊前一个月内（但 48 小时内未发）发作 1 次或数次，静息心绞痛及梗死后心绞痛，持续时间 <20 分钟，心电图可见 T 波倒置 >0.2mV，或有病理性 Q 波；高危组就诊前 48 小时内反复发作，静息心绞痛伴一过性 ST 段改变（ >0.05mV），新出现束支传导阻滞或持续性室速，持续时间 >20 分钟。

【治疗原则】

非 ST 段抬高性 ACS 病情发展常难以预料，应使患者处于医生的监控之下，疼痛发作频繁或持续不缓解及高危组的患者应立即住院。

（一）一般处理

卧床休息 1 ~ 3 天，床边 24 小时心电监测。有呼吸困难、发绀者应给氧吸入，维持血氧饱和度达到 90% 以上，烦躁不安、剧烈疼痛者可给以吗啡 5 ~ 10mg，皮下注射。如有必要应重复检测心肌坏死标记物。如患者未使用他汀类药物，无论血脂是否增高均应及早使用他汀类药物。

（二）缓解疼痛

非 ST 段抬高性 ACS 单次含化或喷雾吸入硝酸酯类制剂往往不能缓解症状，一般建议每隔 5 分钟一次，共用 3 次，后再用硝酸甘油或硝酸异山梨酯持续静脉滴注或微泵输注，以 10μg/min 开始，每 3 ~ 5 分钟增加 10μg/min，直至症状缓解或出现血压下降。

硝酸酯类制剂静脉滴注疗效不佳，而无低血压等禁忌证者，应及早开始用 β 受体阻滞剂，口服 β 受体阻滞剂的剂量应个体化。少数情况下，如伴血压明显升高，心率增快者可静脉滴注艾司洛尔 250μg/（kg·min），停药后 20 分钟内作用消失。也可用非二氢吡啶类钙拮抗剂，如硫氮草酮 1 ~ 5μg/（kg·min）持续静脉滴注，常可控制发作。本类药也可与硝酸酯同服，其中硝苯地平尚可与 β 受体阻滞剂同服。停用这些药时宜逐渐减量然后停服，以免诱发冠状动脉痉挛。

（三）抗凝及抗血小板治疗

阿司匹林、氯吡格雷和肝素（包括低分子量肝素）是非 ST 段抬高性 ACS 中的重要治疗措施，其目的在于防止血栓形成，阻止病情向心肌梗死方向发展，溶栓药物有促发心肌梗死的危险，不推荐应用。静脉应用肝素对不稳定型心绞痛有效，与阿司匹林合用优于分别单用。普通肝素起始静脉推注5000U，随后静脉滴注1000U/h，并根据APTT值随时调节剂量。低分子肝素不需监测APTT，且可皮下注射，已成为不稳定型心绞痛患者首选药物。血小板膜糖蛋白（GP）Ⅱb/Ⅲa受体拮抗剂这些抑制剂特异性地抑制血小板表面的GP受体，该受体是血小板聚集的共同通道，可根据情况适时选用。

（四）血管重建治疗

非ST段抬高性ACS患者进行冠脉PCI治疗或CABG的适应证大体上与稳定型心绞痛患者相似，主要目的是迅速开通"罪犯"病变血管。非ST段抬高性ACS患者中如果存在以下情况则应考虑紧急血管重建。①虽经内科加强治疗，心绞痛仍反复发作；②心绞痛发作时间超过1小时，药物治疗不能有效缓解；③心绞痛发作时伴有血流动力学不稳定，如血压下降、左心功能不全、严重心律失常。因此对于非ST段抬高性ACS患者中的高危患者，如左心功能障碍、糖尿病患者、二支血管病变伴左前降支病变、三支血管严重狭窄、左主干病变等，有条件者应积极考虑血管重建。而低危患者中如果强化药物治疗效果不好，或对生活质量及功能状态存在严重影响，愿意承担血管重建治疗风险，可以考虑积极血管重建治疗。总之，非ST段抬高性ACS患者的紧急血管重建的风险一般高于择期实施血管重建，在决定之前应仔细权衡。

（五）调脂治疗

非ST段抬高性ACS经治疗病情稳定，出院后应继续强调抗凝和调脂治疗，特别是他汀类药物的应用以促使斑块稳定。缓解期的进一步检查及长期治疗方案与稳定型劳力性心绞痛相同。

第三节　ST段抬高性急性心肌梗死

ST段抬高急性心肌梗死（acute ST elevation myocardial infarction）系指冠状动脉突然完全性闭塞，心肌发生缺血、损伤和坏死，出现以剧烈胸痛、心电图和心肌酶学的动态变化为临床特征的一种急性缺血性心脏病。其基础病变大多数为冠状动脉粥样硬化，少数为其他病变如急性冠状动脉栓塞等。

【诊断标准】

（一）临床表现

与梗死的大小、部位、侧支循环情况密切有关。

1. 先兆症状

半数以上患者在发病前数日有乏力，胸部不适，活动时心悸，气急，烦躁，心绞痛等前驱症状，其中以新发生心绞痛和原有心绞痛加重最为突出，心绞痛发作较以前频繁，硝酸甘油疗效差。

2. 临床症状

以持续性胸痛、胸闷为最常见（超过20分钟），休息或含服硝酸甘油不缓解，剧烈的压榨性疼痛或烧灼感，通常伴有呼吸困难、恶心、呕吐、大汗和濒死感，胸痛多位于胸骨后、心前区，不典型可位于颈部、牙齿，少数人胸痛不明显，而以胃肠道症状、晕厥、急性心衰、休克或猝死为起始症状，尤其多见于老年人。

3. 体征

（1）与梗死面积大小和有无并发症而差异很大。梗死范围不大且无并发症者无明显异常体征。病情严重者呈急性重病容，出汗，烦躁不安，可有心界扩大，心率快，心尖部第一心音减弱，并可出现第四心音奔马律，多在 2~3 天有心包摩擦音。心尖区可出现粗糙的收缩期杂音或收缩中晚期咯喇音，为二尖瓣乳头肌功能失调或断裂所致，可有各种心律失常。

（2）血压降低　除极早期血压可增高外，几乎所有患者都有血压降低。

（3）其他　可有与心律失常、休克或心力衰竭相关的其他体征。

（二）辅助检查

1. 心电图

（1）心电图的特征性改变

①ST 段抬高呈弓背向上型，在面向坏死区周围心肌损伤区的导联上出现。

②宽而深的 Q 波（病理性 Q 波），在面向透壁心肌坏死区的导联上出现。

③T 波倒置，在面向损伤区周围心肌缺血区的导联上出现。

④背向心梗区 R 波增高，ST 段压低和 T 波直立并增高。

（2）心电图动态性改变

①起病数小时内，可尚无异常或出现异常高大两肢不对称的 T 波，为超急性期改变。

②数小时后，ST 段明显抬高，弓背向上，与直立的 T 波连接，形成单相曲线。数小时至 2 日内出现病理性 Q 波，同时 R 波减低，是为急性期改变。Q 波在 3~4 天内稳定不变，以后 70%~80% 永久存在。

③在早期如不进行治疗干预，ST 段抬高持续数日至两周左右，逐渐回到基线水平，T 波则变为平坦或倒置，是为亚急性期改变。

④数周至数月后，T 波呈 V 形倒置，两肢对称，波谷尖锐，是为慢性期改变。T 波倒置可永久存在，也可在数月至数年内逐渐恢复。

2. 超声心动图

可了解心室壁的运动和左心室功能，诊断室壁瘤和乳头肌功能失调等。

3. 放射性核素检查

可静脉注射 ^{99m}Tc – 焦磷酸盐或 ^{111}In – 抗肌凝蛋白单克隆抗体，进行"热点"扫描或照相；也可使用 ^{201}Tl 或 ^{99m}Tc – MIBI 静脉注射进行"冷点"扫描或照相；也可用门电路 γ 闪烁照相法进行放射性核素心腔造影（常用 ^{99m}Tc – 标记的红细胞或白蛋白），诊断梗死后造成的室壁运动失调和心室壁瘤。目前多用单光子发射计算机体层显像（SPECT）来检查，新的方法正电子发射体层显像（PET）可观察心肌的代谢变化，判断心肌的死活可能效果更好。

4. 实验室检查

（1）起病 24~48 小时后白细胞可增至（10~20）×10⁹/L；红细胞沉降率增快；C反应蛋白（CRP）增高。起病数小时至 2 日内血中游离脂肪酸增高。

（2）血心肌坏死标记物增高　①肌红蛋白起病后 2 小时内升高，12 小时内达高峰；

24~48 小时内恢复正常；②肌钙蛋白 I（cTnI）或 T（cTnT）起病 3~4 小时后升高，cTnI 于 11~24 小时达高峰，7~10 天降至正常，cTnT 于 24~48 小时达高峰，10~14 天降至正常。这些心肌结构蛋白含量的增高是诊断心肌梗死的敏感指标；③肌酸激酶同工酶 CK－MB 升高。在起病后 4 小时内增高，16~24 小时达高峰，3~4 天恢复正常，其高峰出现时间是否提前有助于判断溶栓治疗是否成功。

（三）诊断标准和鉴别诊断

1. 急性心肌梗死的诊断标准必须至少具备下列标准中的两条

（1）缺血性胸痛的临床表现。

（2）心电图的动态变化。

（3）心肌梗死的血清标志物的动态改变。

2. 鉴别诊断要考虑以下一些疾病

（1）心绞痛。

（2）主动脉夹层。

（3）急性肺动脉栓塞。

（4）急腹症　包括急性胰腺炎、消化性溃疡穿孔、急性胆囊炎、胆石症等。

（5）急性心包炎。

（四）急性心肌梗死的并发症

1. 乳头肌功能失调或断裂

二尖瓣乳头肌因缺血、坏死等使收缩功能发生障碍，造成二尖瓣脱垂并关闭不全。

2. 心脏破裂

多为心室游离壁破裂，偶为心室间隔破裂造成穿孔。

3. 栓塞

可为左心室附壁血栓脱落，也可因下肢静脉血栓形成脱落所致。

4. 心室壁瘤

或称室壁瘤，心电图 ST 段持续抬高。X 线透视、摄影、超声心动图、放射性核素心脏血池显像以及左心室造影可见局部心缘突出，搏动减弱或有反常搏动。

5. 心肌梗死后综合征

可于 MI 后数周至数月内出现，可反复发生，表现为心包炎、胸膜炎或肺炎，有发热、胸痛等症状。

【治疗原则】

对 ST 段抬高的 AMI，强调及早发现，及早住院，并加强住院前的就地处理。治疗原则是尽快恢复心肌的血液灌注（到达医院后 30 分钟内开始溶栓或 90 分钟内开始介入治疗）以挽救濒死的心肌、防止梗死扩大或缩小心肌缺血范围，保护和维持心脏功能，及时处理严重心律失常、泵衰竭和各种并发症，防止猝死，使患者不但能度过急性期，且康复后还能保持尽可能多的有功能的心肌。主要措施如下。

（一）院前急救

急性心肌梗死死亡的患者中 50% 发病后 1 小时内在院外猝死，死因主要是可救治的致命性心律失常。因此救护人员必须掌握除颤和心肺复苏技术，应能根据病史、查体、心电图作出初步诊断和急救处理，包括舌下含服硝酸甘油、吸氧、建立静脉通道。

同时积极安排和帮助患者安全迅速地转运到医院，并尽早开始再灌注治疗，或直接送至有条件进行冠脉血管重建术的医院。

（二）监护和一般治疗

（1）卧床休息，消除紧张恐惧心理，心电血压监护。

（2）吸氧和建立静脉通道。

（3）解除疼痛 吗啡首选，也可用哌替啶，疼痛较轻者可选用罂粟碱、可待因等药物。非甾体类抗炎药禁忌使用。

（4）口服阿司匹林 0.1~0.3g，每日1次。同时给予氯吡格雷300mg，其后75mg，每日1次。

（三）再灌注治疗

为ST段抬高心肌梗死治疗的首要措施，包括急诊介入治疗，溶栓治疗以及急诊主动脉-冠状动脉旁路移植术。

1. 介入治疗

具备施行介入治疗条件的医院，对需施行直接PCI者应边给予常规治疗和作术前准备，边将患者送到心导管室。其适应证如下。

①ST段抬高和新出现左束支传导阻滞（影响ST段的分析）的MI。

②ST段抬高性MI并发心源性休克。

③适合再灌注治疗而有溶栓治疗禁忌证者。

④非ST段抬高性MI，但梗死相关动脉严重狭窄，血流≤TIMI Ⅱ级。

应注意：发病12小时以上胸痛已缓解者不宜施行PCI；不宜对非梗死相关的动脉施行PCI；要由有经验者施术，以避免延误时机。有心源性休克者宜先行主动脉内球囊反搏术，待血压稳定后再施术。

另外，对溶栓治疗后仍有明显胸痛，抬高的ST段无明显降低者，应尽快进行冠状动脉造影，如显示TIMI 0~2级血流，说明相关动脉未再通，宜立即施行补救性PCI。对于溶栓治疗成功的患者，如无缺血复发表现，可在7~10天后行冠状动脉造影，如残留的狭窄病变适宜于PCI可行PCI治疗。

2. 溶栓疗法

无条件施行介入治疗或因患者就诊延误、转送患者到可施行介入治疗的单位将会错过再灌注时机，如无禁忌证应立即（接诊患者后30分钟内）行本法治疗。

（1）适应证 ①两个或两个以上相邻导联ST段抬高（胸导联≥0.2mV，肢导联≥0.1mV），或病史提示AMI伴左束支传导阻滞，起病时间<12小时，患者年龄<75岁；②ST段显著抬高的MI患者年龄>75岁，经慎重权衡利弊仍可考虑；③ST段抬高性MI：发病时间已达12~24小时，但如仍有进行性缺血性胸痛，广泛ST段抬高者也可考虑。

（2）禁忌证 ①既往发生过出血性脑卒中，1年内发生过缺血性脑卒中或脑血管事件；②颅内肿瘤；③近期（2~4周）有活动性内脏出血；④未排除主动脉夹层；⑤入院时严重且未控制的高血压（>180/110mmHg）或慢性严重高血压病史；⑥目前正在使用治疗剂量的抗凝药或已知有出血倾向；⑦近期（2~4周）创伤史，包括头部外伤、创伤性心肺复苏或较长时间（>10分钟）的心肺复苏；⑧近期（<3周）外科

大手术；⑨近期（＜2 周）曾有在不能压迫部位的大血管行穿刺术。

（3）溶栓药物的应用　以纤维蛋白溶酶原激活剂激活血栓中纤维蛋白溶酶原，使转变为纤维蛋白溶酶而溶解冠状动脉内的血栓。国内常用：

①尿激酶：30 分钟内静脉滴注 150 万～200 万 U。

②链激酶（Streptokinase，SK）或重组链激酶（rSK）以 150 万 U 静脉滴注，在 60 分钟内滴完。

③重组组织型纤维蛋白溶酶原激活剂（rt－PA）100mg 在 90 分钟内静脉给予。先静脉注入 15mg，继而 30 分钟内静脉滴注 50mg，其后 60 分钟内再滴注 35mg（国内有报告用上述剂量的一半也能奏效）。用 rt－PA 前先用肝素 60～70U/kg（最大 5000U）静脉注射，用药后继续以肝素每小时 700～1000U（12U/kg）持续静脉滴注共 24～48 小时（维持 APTT 至正常值 1.5～2 倍），以后改为皮下注射 7500U 每 12 小时 1 次，连用 3～5 天（也可用低分子量肝素）。

（4）溶栓成功的判断　可根据冠状动脉造影直接判断，或根据：①心电图抬高的 ST 段于 2 小时内回降 ＞50%；②胸痛 2 小时内基本消失；③2 小时内出现再灌注性心律失常；④血清 CK－MB 酶峰值提前出现（14 小时内）等间接判断血栓是否溶解。

3. 紧急主动脉－冠状动脉旁路移植术

介入治疗失败或溶栓治疗无效有手术指征者，宜争取 6～8 小时内施行主动脉－冠状动脉旁路移植术。

（四）并发症的治疗

1. 心律失常

心律失常须及时消除，以免演变为严重心律失常甚至猝死。

（1）发生心室颤动或持续多形性室性心动过速时，尽快采用非同步直流电除颤或同步直流电复律。胺碘酮为治疗首选药物。

（2）发现室性期前收缩或室性心动过速，密切监测，注意电解质平衡情况，必要时可用胺碘酮治疗。

（3）对缓慢性心律失常可用阿托品 0.5～1mg 静脉注射。

（4）房室阻滞发展到第二度或第三度，伴有血流动力学障碍者宜用人工心脏起搏器做临时的经静脉心内膜右心室起搏治疗，待传导阻滞消失后撤除。

（5）室上性快速心律失常可选用 β 受体阻滞剂、胺碘酮等药物，如药物治疗不能控制时，可考虑用同步直流电复律治疗。

2. 控制休克

根据休克纯属心源性，抑或尚有周围血管舒缩障碍或血容量不足等因素存在，而分别处理。

（1）补充血容量　估计有血容量不足，或中心静脉压和肺动脉楔压低者，用右旋糖酐 40 或 5%～10% 葡萄糖液静脉滴注，输液后如中心静脉压上升 ＞18cmH_2O，肺小动脉楔压 ＞15～18mmHg，则应停止。右心室梗死时，中心静脉压的升高则未必是补充血容量的禁忌。

（2）应用升压药　补充血容量后血压仍不升，而肺小动脉楔压和心排血量正常时，提示周围血管张力不足，可用多巴胺〔起始剂量 3～5μg/（kg·min）〕，或去甲肾上腺素 2~8μg/min，亦可选用多巴酚丁胺［起始剂量 3~10μg/（kg·min）］静脉滴注。

（3）应用血管扩张剂　经上述处理血压仍不升，而肺动脉楔压（PCWP）增高，心排血量低或周围血管显著收缩以致四肢厥冷并有发绀时，硝酸甘油 10~20μg/min 开始静脉滴注，每 5 分钟增加 5~10μg/min，逐渐增量直至左室充盈压下降。

（4）其他措施　包括纠正酸中毒、避免脑缺血、保护肾功能，主动脉内球囊反搏术进行辅助循环，积极施行介入治疗或主动脉－冠状动脉旁路移植手术等。

（五）常用药物

包括硝酸酯类、抗血小板药物、抗凝药物、β 受体阻滞剂、血管紧张素转换酶抑制剂和血管紧张素受体阻滞剂、他汀类药物等。

1. 硝酸酯类药物

静脉滴注硝酸甘油常用于紧急处置和维持治疗，其剂量应根据症状、治疗反应、血压、心率等血流动力学指标调整。常规 10~20μg/min，使用 24~48 小时。

2. 抗血小板治疗

抗血小板药物包括阿司匹林，ADP 受体拮抗剂及血小板糖蛋白Ⅱb/Ⅲa 受体拮抗剂。

3. 抗凝治疗

主要包括普通肝素，低分子肝素，X 因子抑制剂，凝血酶抑制剂等。

4. β 受体阻滞剂

如无禁忌证可尽早使用美托洛尔、阿替洛尔或卡维地洛等 β 受体阻滞剂，尤其是前壁 MI 伴有交感神经功能亢进者，可能防止梗死范围的扩大，改善急、慢性期的预后，但应注意其对心脏收缩功能的抑制。

5. 血管紧张素转换酶抑制剂和血管紧张素受体阻滞剂

在起病早期应用，从低剂量开始，有助于改善恢复期心肌的重塑，降低心力衰竭的发生率，从而降低病死率。如不能耐受血管紧张素转换酶抑制剂者可选用血管紧张素Ⅱ受体阻滞剂治疗。

6. 他汀类药物

为急性心肌梗死改善预后的重要治疗措施。

7. 其他

如醛固酮受体拮抗剂、改善心肌代谢等药物。

（六）预防措施

需全面综合考虑，可归纳为以 A、B、C、D、E 为符号的 5 个方面。

1. 阿司匹林

抗血小板聚集（或氯吡格雷，噻氯匹定），抗心绞痛治疗，硝酸酯类制剂。

2. β 受体阻滞剂

预防心律失常，减轻心脏负荷等，控制好血压。

3. 降胆固醇

控制血脂水平，戒烟。

4. 控制饮食

治疗糖尿病。

5. 教育和普及冠心病教育

包括患者及其家属鼓励有计划的、适当的运动锻炼。

第四节　变异型心绞痛

变异型心绞痛是一种特殊类型的心绞痛，最早由 Prinzmetal 描述，主要特征为心绞痛发作时心电图表现为一过性 ST 段抬高。变异型心绞痛也称血管痉挛性心绞痛，其本质是冠脉痉挛，它可使心外膜冠状动脉直径发生突然的一过性显著减小，从而引起心肌缺血。严重发作时可引起急性心肌梗死、严重心律失常甚至猝死。冠状动脉痉挛确切的发病机制尚不清楚，它是多种因素相互作用的结果。自主神经张力的异常改变和冠脉内皮细胞功能异常是两个重要原因。

【诊断标准】

（一）临床表现

静息时出现心绞痛，常见于后半夜至凌晨，多为周期性发作；清晨起床后轻微活动（如穿衣、洗漱和大小便）易诱发，但同等活动量于下午则不易诱发；疼痛程度较重，持续时间长短不一，约 5 ～ 30 分钟，舌下含化硝酸甘油或硝苯地平心绞痛可很快缓解；有时可伴发严重心律失常甚至晕厥。

（二）辅助检查

1. 心电图

发作时相应导联 ST 段抬高，对应导联 ST 段压低，胸痛缓解后 ST 段迅速恢复等电位线；通常会伴有 T 波高尖；发作前 ST 段压低或 T 波倒置者，发作时可表现为伪正常化；有时可见 U 波倒置。变异型心绞痛发作期间可伴随出现严重窦性心动过缓、窦房阻滞、窦性停搏、房室传导阻滞、室性期前收缩、室速甚至室颤。发作时间较长者可出现病理性 Q 波。

2. 24 小时动态心电图

因为变异型心绞痛多见于夜间至凌晨，而且可出现无痛性心肌缺血发作。因此 24 小时动态心电图非常重要，它可捕捉到 ST 段改变，以协助诊断。

3. 冠状动脉造影

变异型心绞痛患者冠状动脉造影正常者约占 10% ～ 25%，存在严重固定性狭窄者约占 50% ～ 70%，临界狭窄约占 10% ～ 15%。右冠状动脉痉挛更常见。

4. 化验

心肌酶和肌钙蛋白大多正常，个别患者冠脉痉挛时间过长导致心肌梗死，可出现心肌酶及肌钙蛋白升高。

5. 激发试验

变异型心绞痛可根据自发型心绞痛发作时 ST 段暂时性抬高而诊断，如临床怀疑，而心电图未捕捉到 ST 段变化，亦可作激发试验来协助诊断。激发试验引起典型胸痛发作伴心电图 ST 段抬高或冠状动脉造影显示冠脉痉挛即可诊断。

（1）麦角新碱激发试验

静脉法：一般静脉使用的初始剂量为 0.05mg，以后每隔 3 ～ 5 分钟增加 0.05 ～

0.15mg，总剂量不超过 0.4mg。

选择性冠状动脉内注射：将 0.2mg 麦角新碱溶于 20ml 的生理盐水中，即浓度为 10μg/ml，以 1ml/min（10μg/min）缓慢推注 5 分钟，总剂量为 50μg。

本试验敏感性、特异性较高，但有一定的危险性，临床应用应谨慎，并做好药物抢救及心肺复苏准备。

（2）过度换气　嘱患者用力呼吸 3 分钟，每分钟 30 次。由于此方法为非创伤性，较麦角新碱激发试验更安全、简单，但敏感性较低。

（3）运动试验　于早晨做运动试验，诱发冠状动脉痉挛的阳性率为 40%～50%，也可作为较实用的激发试验方法。

（4）冷加压试验　将双手腕以下置于 0℃～4℃ 的冰水中持续 1～2 分钟。由于此试验诱发的敏感性和特异性均较差，现已不主张采用。

（5）乙酰胆碱激发试验　近年来冠状动脉内注射乙酰胆碱诱发冠状动脉痉挛已引起重视。有研究报道，右冠状动脉的乙酰胆碱用量依次为 20μg 和 50μg，左冠状动脉为 20μg、50μg 和 100μg 时，其诱发冠状动脉痉挛的敏感性为 90%，特异性为 99%，因该药半衰期短，并发症少，有人建议将该法作为变异型心绞痛的主要激发试验。

【鉴别诊断】

变异型心绞痛主要应与急性心肌梗死鉴别。二者胸痛发作时均表现为 ST 段抬高，但变异型心绞痛持续时间较短，ST 段很快回落，不伴心肌酶及肌钙蛋白升高，发作有周期性特点。

【治疗原则】

（一）**预防措施**

受凉、吸烟、饮酒最易诱发血管痉挛，应注意避免。同时应规律服用下述药物，避免任意停药。干预冠心病易患因素：控制血压、血糖、血脂。

（二）**药物治疗原则**

对变异型心绞痛初发期，必须强化药物治疗，预防冠脉痉挛反复发作、减低心肌梗死及猝死的发生率。

（1）急性发作时应迅速舌下含化硝酸甘油或硝苯地平片，首次以 1 片为宜，如 5 分钟仍不缓解，应立即追加 1 片。严密监测血压、心律变化。同时吸氧、静脉点滴硝酸酯类药物，胸痛严重者可给予吗啡静脉注射。

（2）预防发作可应用以下药物。

①硝酸酯类药物：硝酸异山梨酯（消心痛），每 6 小时用药一次，每次 10～30mg。

②钙离子拮抗剂：可口服硝苯地平或地尔硫草，如仍有发作可二者联合应用。

变异型心绞痛最初发作 6 个月内最易发生心脏事件，因此应强化上述药物治疗。待病情稳定后再逐步更换为长效钙离子拮抗剂和 5-单硝酸异山梨酯缓释剂睡前服用。

③β 受体阻滞剂：冠状动脉造影正常者应避免使用。如冠状动脉存在严重固定性狭窄可酌情适量给予 β 受体阻滞剂。

④抗血小板聚集类药物：肠溶阿司匹林应常规服用。频繁发作者可联合应用肠溶阿司匹林和氯吡格雷。

⑤低分子肝素：频繁发作者应给予低分子肝素皮下注射每 12 小时 1 次。

⑥他汀类药物：他汀类药物可以改善内皮功能、稳定斑块，因此变异型心绞痛患者应长期服用。

变异型心绞痛一般不需紧急介入或外科手术治疗，待病情稳定后，根据冠状动脉造影结果再决定是药物治疗还是介入或外科治疗。如冠状动脉无严重固定狭窄，药物治疗即可。

第五节　无症状性心肌缺血

无症状性心肌缺血（silent myocardial ischemia SMI）是无临床症状，但客观检查有心肌缺血表现的冠心病，亦称隐匿型冠心病。SMI 是冠心病的一种常见的临床表现形式，据统计，冠心病患者 70% 的缺血发作是无症状的，30% 急性心肌梗死（AMI）是无症状的。80% ~ 100% 的心梗后患者存在 SMI，猝死（SD）患者几乎都能发现 SMI。慢性肾功能不全患者和糖尿病患者更易发生 SMI。

SMI 的发生机制尚不明确，可能与以下因素有关：①缺血程度轻或有较好的侧支循环：缺血时间短、缺血范围小可能会无症状；②β 内啡肽产生增多，使疼痛阈值提高；③痛觉神经传导异常：糖尿病患者的自主神经病变；④心肌顿抑：心肌缺血后一种保护或代偿机制。

无症状性心肌缺血增加了冠心病的漏诊率，同时 SMI 是稳定型心绞痛患者死亡率的一个独立预测因子。心肌梗死后 SMI 明显增加心梗后 2 年内心肌再梗与心源性死亡的危险性。因此，能够正确识别 SMI 并做出相应处理，对改善患者预后至关重要，特别是对于那些以 AMI 甚至 SD 为首发症状的冠心病患者。

【诊断标准】

1. 临床表现

患者多属中年以上，无心肌缺血的症状，在体格检查时发现心电图（静息、动态或负荷试验）有 ST 段压低、T 波倒置等，或放射性核素心肌显像（静息或负荷试验）示心肌缺血表现。此类患者与其他类型的冠心病患者的不同在于并无临床症状，但已有心肌缺血的客观表现。可以认为是早期的冠心病（但不一定是早期的冠状动脉粥样硬化），它可能突然转为心绞痛或 AMI，亦可能逐渐演变为缺血性心肌病，发生心力衰竭或心律失常，个别患者亦可能 SD。

2. 辅助检查

诊断 SMI 的主要检查手段如下。

（1）心电图及 Holter　检测缺血的特异性高达 95%。诊断标准：①ST 段下移至少 0.5mm；②ST 段下移 >60 秒；③可逆性 ST 段压低。

（2）心脏负荷检查　通过运动平板、负荷心肌核素、负荷超声心动图检查有助于发现心肌缺血：①心电图运动负荷试验常用的方法有次极量踏车运动试验和活动平板运动试验，阳性标准为在 R 波为主的导联中，ST 段水平或下垂型压低大于 0.1mV 并持续 2 分钟，或伴有胸痛发作，或收缩压下降 >20mmHg；②放射性核素检查心肌灌注显像对检出冠心病，估计心肌缺血部位，以及心室壁运动异常部位的心肌活力均优于单独做运动负荷心电图。对于不能运动的怀疑冠心病的患者，尤其老年人，可采用药物负荷心肌灌注显像；③心脏超声心动图激发试验，即在运动后或药物负荷时（双嘧达莫，多巴酚丁胺），立即进行超声显像，可通过明确新的室壁运动异常部位来检出心肌缺血部位。

3. 鉴别诊断

（1）自主神经功能失调　本病有肾上腺素能受体兴奋性增高的类型，患者心肌耗氧量增加，心电图可出现 ST 段压低和 T 波倒置等改变，患者多表现为精神紧张和心率增快。服普萘洛尔 10~20mg 后 2 小时，心率减慢后再作心电图检查，可见 ST 段和 T 波恢复正常，有助于鉴别。

（2）其他　心肌炎、心肌病、心包疾病、其他心脏病、电解质紊乱、内分泌和药物作用等情况都可引起 ST 段和 T 波改变，诊断时要注意排除，但根据其各自的临床表现不难作出鉴别。

【治疗原则】

1. 西医治则

SMI 与心绞痛在病理生理机制上无本质区别，治疗策略基本相同。联合用药效果更好，治疗目标是消除缺血总负荷。

（1）β受体阻滞剂　阻断拟交感胺类对心率和心收缩力受体的刺激作用，减慢心率，降低血压，减低心肌收缩力和氧耗量，从而减少心肌缺血的发作。在减少 SMI 发作上β受体阻滞剂可能要优于钙离子拮抗剂。

（2）钙离子拮抗剂　抑制钙离子进入细胞内，也抑制心肌细胞兴奋－收缩偶联中钙离子的利用。从而抑制心肌收缩，减少心肌氧耗；扩张冠状动脉，解除冠状动脉痉挛，改善心内膜下心肌的供血；扩张周围血管，降低动脉压，减轻心脏负荷；还降低血黏度，抗血小板聚集，改善心肌的微循环。

（3）硝酸酯　扩张冠状动脉，降低阻力，增加冠状循环的血流量，同时扩张周围血管，减少静脉回心血量，降低心室容量、心腔内压、心排血量和血压，减低心脏前后负荷和心肌的需氧，从而缓解心绞痛。

（4）PCI　对于冠脉造影证实冠脉有严重狭窄的患者进行 PCI 治疗可解除狭窄，从根本上消除心肌缺血，可改善预后。

2. 预防措施

采用防治动脉粥样硬化的各种措施，以防止粥样斑块病变及其不稳定性加重，争取粥样斑块消退和促进冠状动脉侧支循环的建立。

3. 其他

SMI 是冠心病的常见形式，但因无临床症状，容易被忽视。TIBET、TIBBS 及 ACIP 等多项研究均证实有效治疗 SMI，可改善冠心病患者的预后。2011 年更新的 NSTEACS 指南提出对 SMI 需加强识别和治疗。

4. 常用药物

见表 3-1。

表 3 - 1 SMI 治疗常用药物

药物种类	适应证	禁忌证	不良反应	药物名称	剂量
β受体阻滞剂	冠心病	支气管哮喘、心动过缓、高度房室传导阻滞、低血压	心动过缓、体位性低血压、支气管痉挛等	美托洛尔	25～100mg，2 次/日
				美托洛尔缓释片	95～190mg，1 次/日
				阿替洛尔	12.5～25mg，1～2 次/日
				比索洛尔	2.5～10mg，1 次/日
				卡维地洛	25mg，2 次/日
				阿尔马尔	10mg，2 次/日
钙离子拮抗剂	冠心病	低血压、严重心功能不全	有头痛、头晕、乏力、血压下降、心率增快、水肿等	硝苯地平缓释片	20～40mg，2 次/日
				硝苯地平控释片	30mg，1 次/日
				氨氯地平	5～10mg，1 次/日
			头痛、头晕、失眠、心动过缓等	地尔硫草	30～60mg，3 次/日
				地尔硫草缓释片	45～90mg，1～2 次/日
硝酸酯	冠心病	严重低血压	头晕、头胀痛、心悸，偶有血压下降	硝酸异山梨酯	5～20mg，3 次/日
				5 - 单硝酸异山梨酯	20～50mg，1～2 次/日

第六节　X 综合征（微血管性心绞痛）

有心绞痛或类似心绞痛的胸痛伴冠状动脉造影正常的综合征被称为 X 综合征，与冠状动脉粥样硬化所致的心绞痛患者的转归相比，X 综合征预后很好，该病病因尚不明确，其中一部分患者有真正的心肌缺血，表现为运动或快速起搏时心肌乳酸产生过多。

研究显示 X 综合征患者发病原因主要是由于小冠状动脉扩张储备减低或收缩而导致的心肌缺血。患者冠状动脉扩张储备减低的原因可能是由于血管内皮依赖性舒张功能障碍、异常的神经刺激或者代谢障碍等多种作用的结果。X 综合征主要是由于小冠状动脉的舒、缩功能障碍所致，也有相当一部分患者存在原发或继发性小冠状动脉狭窄使血流受限，诱发心肌缺血。

【诊断标准】

1. 临床表现

发作性胸痛：其疼痛特点常为较典型的劳力型心绞痛，为劳力诱发的胸骨后或心前区疼痛或紧迫感，可向左肩、臂、颈或咽部放射，休息并含服硝酸甘油后数分钟可缓解。部分患者胸痛可持续达半小时以上，部分患者胸痛不典型，表现为长时间闷痛。也有相当一部分患者由于胸痛而过分关心自己的健康，出现焦虑、恐惧等精神症状。

2. 辅助检查

（1）心电图改变　休息时心电图大多在正常范围，胸痛发作时心电图可出现缺血型 ST - T 改变。运动试验阳性，有时 Holter 监测可发现无症状性心肌缺血。也有些患者胸痛发作时无心电图缺血的改变，可能是由于缺血较轻或心肌受累比较弥漫，致使心电图改变相互抵消的结果。

（2）超声心动图改变　静息状态下超声心动图检查一般正常，部分患者运动或心房调搏诱发心绞痛时可发现左心室节段性运功异常。

（3）运动核素心肌灌注扫描　当运动诱发心绞痛时，心肌灌注扫描可发现节段性心肌灌注减低和再分布征象；核素心室造影在部分患者可显示运动时左心室节段性运动功能异常，左心室射血分数（EF）与静息时比较无明显增加或降低。

（4）冠状动脉血流量及心肌代谢指标的变化　当心房调搏诱发心绞痛时，心大静脉（约引流90%的前降支血流）血流量的增加较正常人少，静注麦角新碱后血流量的增加更为减少。当心房调搏诱发心绞痛时，冠状静脉窦内乳酸含量相对增高，乳酸摄取率降低，表明心肌摄取或消耗的乳酸减少甚至产生乳酸，这是心肌缺血可靠的代谢指标。

（5）冠状动脉和左心室造影　X综合征患者冠状动脉造影无有意义的狭窄，但常可见到血流缓慢的征象，麦角新碱激发试验阴性（排除冠状动脉及其大分支的痉挛）。左心室造影基本正常。

应该指出，不是所有的X综合征患者都有心肌缺血的表现，相当一部分患者有典型心绞痛却不能检出心肌缺血的客观证据，然而，这些患者心房调搏诱发心绞痛时，也可发现冠脉循环血流量的增加较正常人少，这是X综合征最基本的特征。

【诊断与鉴别诊断】

目前通常采用的诊断标准为：有典型劳力型心绞痛、运动试验阳性（ST段缺血型压低 >0.1mV）、左心室功能及冠状动脉造影正常，麦角新碱激发试验阴性（排除大冠状动脉痉挛），当具备上述各项时，临床上X综合征诊断可成立。

X综合征需与心脏神经官能症的胸痛相鉴别，后者常表现为持续性心前区钝痛或不适，症状与体力活动无关，而与精神因素有明显关系，休息时常有窦性心动过速，心电图改变常与心率有关并可随体位而变化，运动时无心肌缺血的征象。此外，诊断X综合征时需除外骨骼肌、胸膜、心包、食管及二尖瓣脱垂等引起的不典型胸痛。

【治疗】

X综合征无特殊治疗，常用的抗心绞痛药物如β受体阻滞剂、硝酸酯以及钙拮抗剂等都可用于X综合征的治疗。但疗效不确定，对一些患者可使症状减轻或缓解，但对另一些患者则可能效果不明显。β受体阻滞剂作为一线用药，在这几类药物中效果最好，但疗效不如用于冠心病劳力型心绞痛时明显。钙拮抗剂如地尔硫䓬、维拉帕米，对由于小血管收缩而引起的冠状动脉扩张储备功能受限者可能有效。由于对胸痛常产生的焦虑、恐惧，经耐心解释后有助于缓解症状。

预后：X综合征一般预后良好，尽管胸痛可能会持续很多年，但远期预后良好，冠状动脉的致死、致残率以及冠状动脉事件增加的风险与整个人群相似。

第七节　缺血性心肌病

缺血性心肌病（ischemic cardiomyopathy）是心肌长期血供不足，心肌组织发生营养障碍和萎缩或大面积心肌梗死（MI）后，心肌纤维组织增生所致。其病理上以心脏增大者，主要以心力衰竭者尤为明显。心肌弥漫性纤维化，患者冠状动脉广泛而严重的粥样硬化，管腔明显狭窄，但可以无闭塞。纤维组织在心肌也呈灶性、散在性、或不规则分布，此种情况常由于大片 MI，或多次小灶性 MI 后的瘢痕形成。其临床特点是心脏逐渐扩大，发生心力衰竭和心律失常。因此与扩张型心肌病颇为相似，故被称为缺血性心肌病。

【诊断标准】

1. 临床表现

（1）心脏增大　患者有心绞痛或 MI 的病史，心脏逐渐增大，以左心室扩大为主，后期则两侧心脏均扩大。部分患者可以无明显的心绞痛或 MI 病史。

（2）心力衰竭　心力衰竭多逐渐发生，大多先呈左心衰竭，继以右心衰竭，出现相应的症状。

（3）心律失常　可出现各种心律失常，这些心律失常一旦出现可持续存在，其中以室性或房性期前收缩、心房颤动、病态窦房结综合征、房室传导阻滞和束支传导阻滞为多见，阵发性心动过速也时有发现，有些患者在心脏还未明显增大之前已发生心律失常，也有发生猝死者。

2. 辅助检查

（1）心电图　可见心律失常、冠状动脉供血不足的表现，包括 ST 段压低，T 波低平、倒置、QT 间期延长、QRS 波群低电压等。

（2）超声心动图　可显示室壁运动异常，EF≤40%。

（3）放射性核素检查　可见心肌缺血、室壁运动异常。

（4）冠状动脉造影或冠状动脉内超声显像　可见明确的冠状动脉狭窄、闭塞。

3. 鉴别诊断

需要与原发扩张型心肌病、心肌炎、高血压心脏病、内分泌性心脏病等相鉴别。

【治疗原则】

治疗在于改善冠状动脉供血和心肌的营养，控制心力衰竭和心律失常。

（1）对心力衰竭患者，按慢性收缩性心力衰竭的治疗原则，主要改善左心室重构，可以应用 ACEI 和 β 受体阻滞剂、利尿剂或加用地高辛。

（2）对于心律失常患者，如有病态窦房结综合征和房室传导阻滞而有 Adams - Stoke 综合征发作者应尽早安装永久起搏器。有严重室性心律失常者，除药物治疗外应考虑安装埋藏式自动复律除颤器治疗。

（3）终末期缺血性心肌病患者是心脏移植的主要适应证。

第八节　冠心病猝死

猝死（sudden death）指自然发生、出乎意料的突然死亡。世界卫生组织规定发病后 6 小时内死亡者为猝死，多数作者主张定为 1 小时，但也有人将发病后 24 小时内死亡者也归入猝死之列。各种心脏病都可导致猝死，但心脏病的猝死中一半以上为冠心病所引起。猝死作为冠心病的一种类型，极受医学界的重视。

【诊断标准】

心脏性猝死的临床经过可分为四个时期，即前驱期、终末事件期、心脏骤停与生物学死亡。

猝死型冠心病以隆冬为好发季节，患者年龄多不太大，在家、工作或公共场所中突然发病，心脏骤停而迅速死亡；半数患者生前无症状。死亡患者发病前短时间内有无先兆症状难以了解。存活患者有先兆症状常是非特异性而且是较轻的，如疲劳、胸痛或情绪改变等，因而未引起患者的警惕和医师的注意。实际上有些患者平素"健康"，夜间死于睡眠之中。部分患者则有心肌梗死的先兆症状。

【治疗原则】

1. 急救措施

由于猝死可以随时随地发生，因此普及心脏复苏抢救知识，使基层医务人员和群众都能掌握这一抢救措施，一旦发现立即就地抢救，对挽救本型患者的生命有重大意义。

2. 预防措施

冠心病猝死的预防，很关键的一步是识别出高危人群。注意减轻心肌缺血、预防心肌梗死或缩小梗死范围等措施应能减少心脏性猝死的发生率。β受体阻滞剂能明显减少急性心肌梗死、心梗后及充血性心力衰竭患者心脏性猝死的发生。血管紧张素转换酶抑制剂对减少心力衰竭猝死的发生也有作用。

3. 埋藏式心脏复律除颤器

近年的研究已证明，埋藏式心脏复律除颤器（ICD）能改善一些有高度猝死危险患者的预后。伴无症状性非持续性室速的陈旧性心肌梗死患者，及非一过性或可逆性原因引起的室颤或室速所致心脏骤停的存活者，ICD 较其他方法能更好地预防冠心病猝死的发生。

ICD 的明确适应证如下。

（1）非一过性或可逆性原因引起的室性心动过速（简称室速）或心室颤动（简称室颤）所致的心脏骤停，自发的持续性室速。

（2）原因不明的晕厥，在电生理检查时能诱发有血流动力学显著临床表现的持续性室速或室颤，药物治疗无效、不能耐受、或不可取。

（3）伴发于冠心病、陈旧性心肌梗死和左心室功能不良的非持续性室速，在电生理检查时可诱发持续性室速或室颤，不能被 I 类抗心律失常药物所抑制。

ICD 的随访：植入 ICD 后必须经常随诊，术后第一年每 2~3 个月随诊一次，此后可半年随诊一次。

4. 常用药物

（1）肾上腺素　是抢救冠心病猝死的首选药物。可用于电击无效的室颤及无脉室速、心脏停搏或无脉性电生理活动。常规给药方法是静脉推注 1mg，每 3~5 分钟重复 1 次，可逐渐增加剂量至 5mg。血管升压素与肾上腺素作用相同，也可以作为一线药物，只推荐使用一次 40U 静脉注射。严重低血压可以给予去甲肾上腺素、多巴胺、多巴酚丁胺。

复苏过程中产生的代谢性酸中毒通过改善通气常可得到改善，不应过分积极补充碳酸氢盐纠正。心脏骤停或复苏时间过长者，或早已存在代谢性酸中毒、高钾血症患者可适当补充碳酸氢钠，初始剂量1mmol/kg，在持续心肺复苏过程中每15分钟重复1/2量，最好根据动脉血气分析结果调整补给量，防止产生碱中毒。

（2）胺碘酮　给予2~3次除颤加CPR及肾上腺素之后仍然是室颤/无脉室速，考虑给予抗心律失常药。常用药物胺碘酮，胺碘酮首次150mg缓慢静脉注射（大于10分钟），如无效，可重复给药总量达500mg，随后10mg/（kg·d）维持静脉滴注；或者先按1mg/min持续静滴6小时，然后可0.5mg/min持续静滴，每日总量可达2.2g，根据需要可维持数天。也可考虑用利多卡因，给予1~1.5mg/kg静脉注射，如无效可每3~5分钟重复一次，总剂量可达3mg/kg。

（3）β受体阻滞剂　对于一些难治性多形性室速、尖端扭转型室速、快速单形性室速或室扑（频率>260次/分）及难治性心室颤动，可试用静脉β受体阻滞剂。美托洛尔每隔5分钟，每次5mg静脉注射，直至总剂量15mg；艾司洛尔0.5mg/kg静脉注射（1分钟），继以50~300μg/min静脉维持。

（4）其他　由急性高钾血症触发的难治性室颤的患者可给予10%的葡萄糖酸钙5~20ml，注射速率为2~4ml/min。异丙肾上腺素或心室起搏可能有效终止心动过缓和药物诱导的TDP。当VF/无脉VT心脏骤停与长QT间期的尖端扭转型室速（TDP）相关时，可以1~2g硫酸镁，稀释推注5~20分钟，或1~2g硫酸镁加入50~100ml液体中滴注。对缓慢性心律失常、心室停顿在给予基础生命支持后，应稳定自主心律，或设法起搏心脏。

第四章 心脏骤停与心脏性猝死

心脏骤停（cardiac arrest）：是指心脏射血功能的突然终止，以突发意识丧失为特征，若能及时救治可逆转免于死亡。心脏性猝死（sudden cardiac death，SCD）：是指由心脏原因引起的突发的不可预测的自然死亡，患者可伴或无心脏病史，常在急性症状发作后 1 小时内发生生物学死亡。心脏骤停是心脏性猝死的最主要原因，导致心脏骤停的病理生理机制最常见的为快速型室性心律失常（心室颤动和室性心动过速）、其次为缓慢性心律失常或心室停顿，较少见的为无脉性电活动。

心脏骤停与 SCD 的区别在于前者通过及时救治有逆转的可能性，后者是生物学功能的不可逆转的终止。

流行病学资料显示，我国 SCD 的发生率为 41.84/10 万，男性多于女性，发生率分别为 44.6/10 万和 39.0/10 万。25 岁以上成年人的发生率更高，男性和女性分别为 61.7/10 万和 53.3/10 万。

绝大多数心脏骤停和 SCD 发生在有器质性心脏病患者。冠心病是最常见的 SCD 原因（约占 80%），其中约 75% 的患者有心肌梗死病史。心肌梗死后 SCD 的预测因素主要为左室射血分数 <40%，其次为频发性与复杂性室性心律失常。其他心肌病引起的 SCD 约占 5% ~ 15%，是 <35 岁 SCD 的主要原因，如扩张型心肌病、肥厚性梗阻型心肌病及致心律失常型右室心肌病。此外还有离子通道病，如长 Q - T 间期综合征及 Brugada 综合征等。急性重症心肌炎也是 SCD 的原因之一。

急性冠脉综合征、急性心肌炎症性损伤、心肌代谢异常、电解质紊乱和自主神经异常等可诱发心室颤动等致命性快速型心律失常，或严重缓慢型心律失常甚或心室停顿，心脏射血骤降或停止，导致大脑供血供氧急剧减少或中断，发生突然意识丧失或生物学死亡。心脏破裂、流入或流出道梗阻（如急性大面积肺栓塞和肥厚性梗阻型心肌病等）和急性心脏压塞由于心脏充盈受限和有效射血不足，导致循环衰竭或心律失常，也可导致 SCD。无脉性电活动，即电 - 机械性分离常见于急性心脏破裂，由于心电活动不能激发心脏射血，继而导致 SCD。

【诊断标准】

SCD 的临床过程可分为 4 期：前驱期、终末事件期、心脏骤停和生物学死亡。

1. 前驱期

患者在猝死前数天至数月，可出现胸痛、气促、疲乏及心悸等非特异性症状。但亦可无前驱表现。

2. 终末事件期

指心血管状态出现急剧变化到心脏骤停发生前的一段时间，多不超过 1 小时。典型表现包括：严重胸痛、急性呼吸困难、突发心悸或眩晕等。心脏骤停瞬间发生者可无预兆，绝大多数为心源性。猝死前数小时或数分钟内常有心电活动的改变，以心率加快及室性心律失常最为常见。因心室颤动猝死者，常先有室性心动过速。少部分患者以循环衰竭发病。

3. 心脏骤停

该期的特征是突然意识丧失。表现为：①意识突然丧失或伴短阵抽搐；②呼吸断续，呈叹气样或短促痉挛性，以至停止；③皮肤苍白或发绀；④瞳孔散大；⑤大小便失禁。

4. 生物学死亡

若心脏骤停未能逆转将过渡到生物学死亡，心脏骤停至生物学死亡的时间间隔取决于原发病的性质和救治的启动时间和效果。心脏骤停救治的最佳时间窗应在骤停发生后的 4~6 分钟内，否则生物学死亡将不可避免。

【治疗原则】

心脏骤停的救治应立即启动心血管急救生存链，包括 5 个环节：①立即识别心脏骤停并启动急救系统（EMS）；②尽早进行心肺复苏，着重于胸外按压；③快速电除颤（复律）；④有效的高级生命支持；⑤综合的心脏骤停后治疗。

1. 基础生命支持

基础生命支持（basic life support，BLS）包括三方面：早期识别心脏骤停并启动 EMS、及时实施高质量心肺复苏（CPR）和尽早电除颤。

（1）早期识别心脏骤停

①通过拍打、摇动或大声呼叫评价患者反应性，同时观察呼吸有无或正常与否（如叹气样呼吸）。一旦确定心脏骤停应立即启动 CPR。

②既往要求由医务人员进行 10 秒的脉搏触摸以帮助确定心脏骤停，现已不再强调。

（2）呼救　实施心肺复苏的同时，设法通知 EMS。

（3）基础心肺复苏　包括胸外按压、开通气道和人工呼吸，简称为 C - A - B（circulation，airway，breathing）。顺序由原来的 A - B - C 更新为 C - A - B。

①胸外按压：为复苏的第一步骤，是建立人工循环的主要方法。原理主要基于胸泵机制和心泵机制，胸外按压使胸内压力升高和直接按压心脏而维持一定的血液流动。患者应仰卧于硬质平面。按压部位为胸骨下半部，双乳头之间。一只手掌根部放在胸部正中双乳头之间的胸骨上，另一手平行重叠压在手背上，保证手掌根部横轴与胸骨长轴方向一致。按压时肘关节伸直，依靠肩部和背部的力量垂直向下按压。按压幅度至少 5cm，速率至少 100 次/分。注意事项包括：按压部位要准确，不应过高或过低，或左右偏倚，切勿按压胸骨下剑突处；按压和放松时间大致相等，放松时双手不要离开胸壁，以免移位；保证每次按压后胸廓回弹；按压需均匀，有节奏进行，切忌突然急促猛击；尽可能减少有效按压中断（控制在 10 秒内），直至恢复自主循环（ROSC）[脉搏和血压恢复；呼出二氧化碳分压（PET - CO$_2$）突然持续增加，常 ≥40mmHg]或终止心肺复苏；每 2 分钟交换一次按压职责。对于院外心脏骤停，未经过培训的施救者可进行单纯胸外按压的心肺复苏，最好在调度员的电话指导下进行。胸外按压的并发症：肋骨骨折、心包积血或心脏压塞、气胸、血胸、肺挫伤、肝脾撕裂伤和脂肪栓塞等。

②开通气道：可采用仰头抬颏法或推举下颌法开通气道。清除患者口中的异物和

呕吐物，取下松动义齿。

③人工呼吸：开放气道后，不需要以"看、听和感觉"判断是否存在呼吸。应立即以按压与人工呼吸 30∶2 的比率进行复苏，人工呼吸每 6~8 秒进行 1 次（8~10 次/分），每次呼吸约 1 秒时间，避免过度通气。按压与通气不必同步。直至自动体外除颤器（AED）到达，或急救人员接管患者。

（4）除颤　对无目击者的院外心脏骤停不推荐捶击复律，对有目击者、监护下的无脉性室性心动过速，若不能立即电除颤，可给予胸前捶击（从 20~25cm 高度向胸骨中下 1/3 段交接处捶击）1 次，但不应因此延误电除颤。如果具备 AED，尽快联合使用 CPR 和 AED，进行 5 个周期（约 2 分钟）的 CPR 后，除颤一次，尽量缩短从最后一次按压至电除颤之间的时间及给予电除颤至除颤后立即恢复按压之间的时间。

2. 高级生命支持

高级生命支持（advanced life support，ALS）是在基础生命支持的基础上，应用辅助设备、特殊技术等建立更为有效的通气和血运循环。具体措施包括：①建立静脉通路；②高级气道；③电除颤、复律与起搏；④药物。

（1）尽早建立静脉通路　废弃气管内给药；给予心电、血压及氧饱和度监测。

（2）高级气道　自主呼吸未恢复患者尽早使用高级气道（包括：①声门高级气道或气管插管；②二氧化碳波形图，用于确认和监测气管插管的位置；③呼吸速率 8~10 次/分，伴以持续的胸外按压），充分通气以纠正低氧血症。院外常用面罩或简易球囊，院内常用呼吸机，潮气量为 6~7ml/kg 或 500~600ml。

（3）电除颤、复律与起搏　终止心室颤动最有效的方法是电除颤，电除颤应用越早越好，不要受复苏阶段的限制。心室停顿与无脉电活动电除颤无益。除颤电极常用位置：右侧电极板放在患者右锁骨下方，左电极板放在与左乳头平齐的左胸下外侧部。电击能量选择：①心室颤动：双相波 120~200J，单相波 360J。一次电击无效应继续胸外按压和人工通气，2 分钟 CPR 后，再次分析心律，必要时再次除颤。②室性心动过速：双相波和单相波均为 100J。

起搏治疗主要用于症状性心动过缓患者，对心室停顿和无脉电活动不推荐使用。经皮起搏及给予变时性药物无效，应进行经静脉右心室起搏。

（4）抢救流程　心脏骤停后，在基础心肺复苏的基础上，按心电活动形式，抢救流程分述如下。

①心室颤动与无脉搏性室性心动过速：心电显示室颤或无脉搏室速，应紧急给予电除颤和 2 分钟 CPR 交替，并开通静脉通路；恢复 ROSC，开始心脏骤停后立即处理流程（见后述）；若为无脉电活动，开始心室停顿/无脉电活动流程；如持续或复发室颤/室速时，2 分钟 CPR；给予高级气道，监测二氧化碳波形图；肾上腺素 1mg 静脉推注，每 3~5 分钟重复一次，可逐渐增加剂量 5mg；或血管升压素 40U 一次性静脉推注，替代首剂或第二次肾上腺素；再次电除颤；仍无效，2 分钟 CPR，给予胺碘酮，首剂 300mg 缓慢注射（>10 分钟），第二次剂量 150mg，随后 1mg/kg 持续输注 6 小时，0.5mg/kg 维持，每日总量可达 2g；同时积极治疗原发病和纠正代谢紊乱。对一些难治性多形性室速、尖端扭转性室速、快速单形性室速或室扑及难治性室颤，可使用β受体阻滞剂。对电风暴患者首选β受体阻滞剂。美托洛尔每隔 5 分钟，每次 5mg 静脉注射，

至总量 15mg。艾司洛尔 0.5mg/kg 快速静脉注射 1 分钟，继以 50～300 μg/min 静脉输注。

②快速性心律失常（有脉搏）流程：通常心率≥150 次/分。

第一，认识治疗潜在病因；维持气道，必要时人工呼吸；吸氧（低氧）；心电、血压、氧饱和度监测。

第二，判断是否存在低血压，急性神志改变，休克体征，缺血性胸部不适，急性心力衰竭。

第三，若存在上述情况，应紧急电复律；镇静；对规律窄 QRS 波者可快速静注腺苷，首剂 6mg 静脉注射，无效第二剂量 12mg 静脉注射。

第四，若无上述情况，对宽 QRS 波（≥0.09 秒）者，应开放静脉通路，描记 12 导联心电图；如为规则的单形性宽 QRS 波心动过速，给予腺苷快速静脉推注，有助于鉴别室性或室上性；对不规则的宽 QRS 波心动过速腺苷可引起室颤，故应禁用；可给予抗心律失常药物，普鲁卡因胺 20～50mg/min 静脉输注，直到心律失常纠正，或出现低血压、QRS 时限增加＞50%、总量达 17mg/kg。维持量 1～4mg/min 静脉输注。Q－T 间期延长或心力衰竭患者禁用普鲁卡因胺；胺碘酮首剂 150mg 缓慢注射（＞10 分钟），必要时可重复，维持量同前；及早请电生理医师会诊；对于 QRS 波不宽者，采用刺激迷走神经方法，或给予抗心律失常药物，如腺苷（规则）、β受体阻滞剂、钙拮抗剂。

③缓慢性心律失常（有脉搏）流程：心率＜50 次/分。第一和第二步骤和处理原则同前；第三，若存在血液动力学或心电不稳定，阿托品 0.5mg 静注，3～5 分钟重复一次，总量不超过 3mg；无效，给予经皮心脏起搏，或给予变时性药物多巴胺 2～10 μg/（min·kg）或肾上腺素 2～10 μg/min 静脉输注替代经皮心脏起搏治疗；仍无效，请电生理医师会诊，经静脉临时心脏起搏；第四，若不存在血液动力学或心电不稳定，只需监护、观察。

④心室停顿/无脉电活动流程：心电显示心室自主节律、室性逸搏心律、缓慢心率伴停顿，或判断为无脉电活动。a 2 分钟 CPR；肾上腺素 1mg 静脉推注，每 3～5 分钟重复一次；阿托品常规使用无益；钙剂仅适用于明确的低钙血症、钙拮抗剂过量、高镁血症或高钾血症；监测二氧化碳波形图；判断心脏节律；若为室颤或无脉性室速，进入相关流程；b 仍为心室停顿/无脉电活动，2 分钟 CPR；治疗可逆病因（见前述）；再次判断心脏节律；若为室颤或无脉性室速，进入相关流程；c 仍为心室停顿/无脉电活动，未恢复 ROSC，重复 a 和 b；恢复 ROSC，开始心脏骤停后立即处理流程。

复苏过程中产生的代谢性酸中毒通过改善通气常可得到改善，不应过分积极补充碳酸氢盐纠正。心脏骤停或复苏时间过长者，或早已存在代谢性酸中毒、高钾血症患者可适当补充碳酸氢钠。最好根据血气分析结果调整用量，pH 值在 7.25 较为理想。

3. 复苏后的处理

强调有组织的多学科合作治疗。主要目的是使血流动力学、神经系统和代谢功能（包括治疗性低体温）达到最优化。原则①维持有效的循环和呼吸功能，尤其是脑灌注；②预防再次心脏骤停；③维持水、电解质和酸碱平衡；④预防脑水肿、急性肾功能衰竭和继发感染等，降低多器官衰竭风险。

（1）维持有效循环和呼吸 ①维持氧饱和度≥94%，避免组织内氧过多并确保输送足够的氧,在氧饱和度为100%时,逐渐调吸氧浓度(FiO$_2$)至最低,但应确保氧饱和度≥94%;考虑高级气道和二氧化碳波形图;避免过度通气;②维持有效循环:静脉补液;使用血管活性药物[肾上腺素0.1~0.5 μg/(min·kg),或多巴胺5~10 μg/(min·kg),或去甲肾上腺素0.1~0.5 μg/(min·kg)静脉输注,或苯肾上腺素、多巴酚丁胺、米力农];考虑病因治疗(见前述);描记12导联心电图;③明确ST段抬高心肌梗死或疑诊ACS:经皮冠脉介入治疗(PCI);④存在脑损伤患者:降温;⑤高级重症监护(CCU或ICU)。

(2)防治脑缺氧和脑水肿 脑复苏是心肺复苏最后成功的关键。①诱导性低体温:可预防脑水肿,宜尽早实施,体温以32℃~34℃为宜,持续12~24小时;主要用于脑损伤患者(昏迷、癫痫发作、肌阵挛、不同程度的神经认知功能不全和脑死亡);②脱水:应用渗透性利尿剂,减轻脑组织水肿和降低颅内压,有助于大脑功能恢复。通常选用甘露醇、山梨醇,亦可联用呋塞米、25%白蛋白或地塞米松,有助于避免或减轻渗透性利尿剂导致的"反跳现象"。应防止过度脱水,以免血容量不足导致血压不稳定;③防治抽搐:通过应用冬眠药物控制缺氧性脑损害引起的四肢抽搐以及降温导致的寒战。亦可应用地西泮静脉注射;④高压氧治疗:通过增加血氧含量及弥散,提高脑组织氧分压,改善脑缺氧,降低颅内压;⑤促进早期脑血流灌注:抗凝以疏通微循环,用钙拮抗剂解除脑血管痉挛。

(3)防治急性肾功能衰竭 避免使用对肾脏有损害的药物,监测记录尿量和及时检测肾功能。若注射呋塞米后仍然无尿或少尿,则提示急性肾功能衰竭。及早血液超滤或透析治疗可能有益。

(4)其他 纠正代谢紊乱,维持酸碱平衡;预防和治疗感染,防止胃肠损伤和增加营养等。

4. 心脏骤停的预后评估

心脏骤停的预后取决于原发病、抢救是否及时、心功能状态和心电活动异常类型。急性心肌梗死早期的原发性室颤,并非血流动力学异常引起,经及时除颤易获复律成功。急性下壁心肌梗死并发的缓慢性心律失常或心室停顿所致的心脏骤停,预后良好。相反急性广泛前壁心肌梗死并房室或室内阻滞引起的心脏骤停,预后不良。

继发于大面积心肌梗死及血流动力学异常的心脏骤停,复苏成功率低,即使复苏成功,亦难以维持稳定的血流动力学状态。

严重非心脏病变引起的心脏骤停,如恶性肿瘤、败血症、器官衰竭、终末期肺部疾病和严重中枢神经系统的疾病等致命性或晚期疾病,复苏成功率极低,预后差。而急性中毒、电解质紊乱、酸中毒或低氧血症等,由暂时性的代谢紊乱所引起的心脏骤停,如能消除促发因素,则预后较佳。

5. 心脏性猝死的预防

关键是识别出高危人群。对所有心脏骤停复苏成功的患者,应明确病因、功能受损情况及电生理的稳定性。大多数SCD发生在冠心病患者,减轻心肌缺血、预防心肌梗死或缩小梗死范围等措施能够减少SCD的发生率。

(1)药物

①β受体阻滞剂:明显减少急性心肌梗死、心梗后及心力衰竭患者的SCD发生,对

扩张型心肌病、长Q – T综合征、儿茶酚胺依赖性多形性室速及心肌桥患者亦有预防SCD的作用。

②血管紧张素转换酶抑制剂 亦可减少心力衰竭患者SCD的发生。对于心律失常胺碘酮在SCD的二级预防优于传统的Ⅰ类抗心律失常药物。

（2）抗心律失常外科手术 预防SCD作用有限，包括电生理标测下室壁瘤切除术、心室心内膜切除术及冷冻消融术。

（3）导管射频消融术 对有器质性心脏病的SCD高危患者或心脏骤停存活者，其预防SCD的作用有待进一步研究。

（4）埋藏式心脏复律除颤器（ICD） 能改善一些高危患者的预后。

第五章　常见先天性心血管病

先天性心血管病是由于胎儿的心脏在母体内发育有缺陷或部分发育停顿所造成的畸形。患儿出生后可发现有心血管病变，为儿科常见病。先天性心血管畸形种类很多，所造成的血流动力学影响差别悬殊。有些出生后即不能成活，或短时间内不经过手术治疗也不能存活，这类患儿均在儿科就诊，另有一些先天性心血管畸形其血流动力学障碍可自我调节和代偿而可自然存活至成年。这一部分患者在成人心血管疾病中也占一定的比例。

第一节　房间隔缺损

房间隔缺损（atrial septal defect，ASD）是最常见的成人先天性心脏病，女性多于男性，男女之比为 1：2，且有家族遗传倾向。

房间隔缺损一般分为原发孔缺损和继发孔缺损，前者实际上属于部分心内膜垫缺损，常同时合并二尖瓣和三尖瓣发育不良。后者为单纯房间隔缺损（包括卵圆窝型、卵圆窝上型、卵圆窝后下型以及单心房）。房间隔缺损的大小有很大的差别，很小的缺损可以无症状不影响患者的寿命，但缺损很大者如单心房患者往往很早出现症状，如不及时手术难以活到成年。房间隔缺损对血流动力学的影响主要取决于分流量的多少，由于左房压力高于右房，所以形成左向右的分流，分流量的多少除缺损口大小之外，还取决于左，右心室的顺应性。如果左室顺应性降低，其充盈阻力增大而使左房压力增高，而导致左向右分流量增加。持续的肺血流量增加导致肺充血，使右心容量负荷增加，肺血管顺应性下降，从功能性肺动脉高压发展为器质性肺动脉高压，右心系统压力随之持续增高直至超过左心系统的压力，使原来的左向右分流逆转为右向左分流而出现青紫。

【诊断标准】

1. 临床表现

单纯房间隔缺损的临床表现与缺损大小有关。较小的缺损在儿童期大多无症状，随年龄增长症状逐渐显现，劳力性呼吸困难为主要表现，继之可发生室上性心律失常，特别是房扑、房颤而使症状加重。有些患者可因右室慢性容量负荷过重而发生右心衰竭。大的缺损出现症状更早，晚期约有 15% 患者因重度肺动脉高压出现右向左分流而有青紫，形成艾森曼格综合征。

2. 体格检查

最典型的体征为胸骨左缘第二肋间可闻及 II～III 级收缩期喷射性杂音，肺动脉瓣区第二心音增强、亢进或伴固定性分裂。

3. 辅助检查

（1）心电图　典型病例所见为右心前导联 QRS 波呈 rSr′ 或 rSR′ 或 R 波伴 T 波倒置，

电轴右偏，有时可有 P－R 延长、右室肥厚。

（2）X 线检查　可见右房、右室增大、肺动脉段突出及肺血增多的表现。

（3）超声心动图　除可见肺动脉增宽，右房、右室增大外，主动脉短轴、心尖、剑突下心脏四腔位以及剑突下心房切面可显示房间隔缺损的部位及大小。彩色多普勒可显示分流方向，并可测定左、右心室排血量。

（4）心导管检查　当有其他合并畸形或重度肺动脉高压时，应进行右心导管检查，根据房、室水平压力及血氧含量的测定计算分流量，测定肺血管阻力以判断手术治疗的可能性，评估预后。

4. 鉴别诊断

应与肺静脉畸形引流、肺动脉瓣狭窄及小型室间隔缺损等鉴别。

【治疗原则】

1. 介入治疗

可以对大部分患者，结合超声心动图检查结果，在超声心动图和 X 线血管造影机器的引导下进行封堵治疗。

2. 外科治疗

在开展非手术介入治疗以前，对所有单纯房间隔缺损已引起血流动力学改变，即已有肺血增多征象、房室增大及心电图相应表现者均应手术治疗。患者年龄太大已有严重肺动脉高压者手术治疗应慎重。

【预后】

一般随年龄增长而病情逐渐恶化，死亡原因常为心力衰竭，其次为肺部感染，肺动脉血栓形成或栓塞。

第二节　室间隔缺损

室间隔缺损（ventricular septal defect，VSD），是在左、右心室之间存在一直接通道。按国内统计，在成人先天性心脏病中，本病仅次于房间隔缺损占第二位。室间隔由流入道、肌小梁部、流出道三部分构成，三者均与位于主动脉瓣下的一小片膜状间隔相连接。室间隔缺损必然导致心室水平的左向右分流，其血流动力学效应为：①肺循环血量增多；②右室容量负荷增大；③体循环血量下降。由于肺循环血量增加，肺动脉压力增高，早期肺血管阻力呈功能性增高，随着时间推移，肺血管发生组织学改变，形成肺血管梗阻性病变，可使右心压力逐步升高超过左心压力，而转变为右向左分流，形成艾森曼格综合征。成人室间隔缺损自然闭合者为数极少，存活至成人的室间隔缺损一般为两种情况，一种是缺损面积较小，对血流动力学影响不大，属于较小室间隔缺损，预后较好；另一种为较大的缺损儿童期未做手术至成人已发展为严重肺动脉高压导致右向左分流，预后极差。

根据室间隔缺损的边界构成分为三型：

Ⅰ型：肌型缺损，指缺损周边均为肌肉结构，可位于以上三个部分中的任何一部分。

Ⅱ型：膜周部缺损，指缺损周边除肌肉结构外，有一部分由房室瓣或动脉瓣间延伸的纤维组织构成，亦可见于以上三部分中的任何一部分，此类型最多见。

Ⅲ型：为肺动脉瓣下缺损，亦称为干下型，缺损周边主要由主、肺动脉瓣延伸的结缔组织构成，仅见于流出道，此型在亚洲人群中多见。

【诊断标准】

（一）临床表现

一般根据血流动力学受影响的程度，症状轻重等，临床上分为大、中、小型室间隔缺损。

1. 小型室间隔缺损

在收缩期左右心室之间存在明显压力阶差，但左向右分流量不大，$Qp/Qs < 1.5$，右心室压及肺动脉压力正常。缺损面积一般 $< 0.5 cm^2/m^2$，有称之为 Roger 病。此类患者通常无症状，沿胸骨左缘第 3～4 肋间可闻及Ⅳ～Ⅵ级全收缩期杂音伴震颤，P_2 可有轻度分裂无明显亢进。

2. 中型室间隔缺损

左、右心室之间分流量较大，Qp/Qs 为 1.5～2.0，但右心室收缩期压力仍低于左心室。缺损面积一般为 0.5～1.0cm^2/m^2。听诊除在胸骨左缘可闻及全收缩期杂音伴震颤外，并可在心尖区闻及舒张中期反流性杂音，P_2 可轻度亢进。部分患者有劳力性呼吸困难。

3. 大型室间隔缺损

左、右心室之间收缩期已不存在压力差，左向右分流量大，$Qp/Qs > 2.0$。由于血流动力学影响严重，存活至成人期者较少见，且常已有继发性肺血管阻塞性病变，导致右向左分流而呈现青紫；并有呼吸困难及活动能力下降；胸骨左缘收缩期杂音常减弱至Ⅲ级左右，P_2 亢进；有时可闻及因继发性肺动脉瓣关闭不全而致的舒张期杂音。

（二）辅助检查

1. 心电图

成人小室间隔缺损心电图可以正常或在 V_1 导联出现 rSr 图形；中等大室间隔缺损可有左室肥厚，V_5 导联 R 波增高、q 波深而窄、T 波高尖等左室容量负荷过重的表现，也可同时在 V_1 导联呈现右室肥厚图形；大室间隔缺损时常以右室肥厚图形为主。

2. X 线检查

成人小室间隔缺损 X 线片上可无异常征象；中等大室间隔缺损可见肺血增加，心影略向左增大；大室间隔缺损主要表现为肺动脉及其主要分支明显扩张，但在肺野外 1/3 血管影突然减少，心影大小不一，表现为左房、左室大，或左房、左室、右室增大或以右室增大为主，心尖向上抬举提示右心室肥厚。

3. 超声心动图

用以确定诊断同时可以测定缺损大小及部位，判断心室肥厚及心腔大小。运用 Doppler 技术还可测算跨隔及跨（肺动脉）瓣压差，并可推算 Qp/Qs 值，是最重要的检查手段。

4. 心导管检查

如疑有多孔缺损（室间隔上不止一个缺损口）或合并有其他先天畸形时应进行导

管介入检查，对大的缺损伴有重度肺动脉病变，决定是否可行手术治疗时应行心导管检查，并进行吸氧试验。

（三）鉴别诊断

轻度肺动脉瓣狭窄、肥厚型心肌病等心前区亦可闻及收缩期杂音应注意鉴别；大室间隔缺损合并肺动脉高压者应与原发性肺动脉高压及法洛四联症鉴别。

【治疗原则】

1. 介入治疗

部分肌部室间隔缺损和膜周部室间隔缺损可以行介入封堵治疗。

2. 外科手术治疗

在开展非手术介入治疗以前，成人小室间隔缺损 Qp/Qs < 1.3 者一般不考虑手术，但应随访观察；中度室间隔缺损者应考虑手术，此类患者在成人中少见；介于以上两者之间 Qp/Qs 为 1.3 ~ 1.5 者可根据患者总体情况决定是否手术，除非年龄过大有其他疾患不能耐受手术者仍应考虑手术治疗；大室间隔缺损伴重度肺动脉压增高，肺血管阻力 > 7wood 单位者不宜手术治疗。

第三节　动脉导管未闭

动脉导管未闭（patent ductus arteriosus，PDA）在国外的病例统计中成年人此种畸形已罕见，因大多数儿童期已经手术治疗，国内安贞医院 1993 年统计成人先天性心脏病中此症仍占第 3 位，多见于女性，男：女为 1：3。

动脉导管连接左肺动脉近端与降主动脉，是胎儿期血液循环的主要渠道。出生后一般在数月内因废用而闭塞，如 1 岁后仍未闭塞，即为动脉导管未闭。未闭动脉导管的长度、直径、形态不同，对血流动力学影响不同，预后亦各异。由于在整个心动周期主动脉压总是明显高于肺动脉压，所以通过未闭动脉导管持续有血流从主动脉进入肺动脉，即左向右分流，使肺循环血流量增多，肺动脉及其分支扩张，回流至左心系统的血流量也相应增加，致使左心负荷加重，左心随之增大。由于舒张期主动脉血分流至肺动脉故使周围动脉舒张压下降、脉压增大。除少数病例已发展至晚期失去手术介入治疗机会外，总体预后良好。本病容易合并感染性心内膜炎。

【诊断标准】

1. 临床表现

成人动脉导管未闭者可因分流量大小，有以下几种临床表现形式。

（1）分流量甚小即未闭动脉导管内径较小，临床上可无主观症状，突出的体征为胸骨左缘第二肋间及左锁骨下方可闻及连续性机械样杂音，可伴有震颤，脉压可轻度增大。

（2）中等分流量者患者常有乏力、劳累后心悸、气喘胸闷等症状，心脏听诊杂音性质同上，更为响亮伴有震颤，传导范围广泛，有时可在心尖部闻及由于左室扩大二尖瓣相对关闭不全及（或）狭窄所致的轻度收缩期及（或）舒张期杂音，周围血管征阳性。

（3）分流量大的未闭动脉导管，常伴有继发性重度肺动脉高压者可导致右向左分流，上述典型杂音的舒张期成分减轻或消失，继之收缩期杂音亦可消失而仅可闻及因肺动脉瓣关闭不全的舒张期杂音，此时患者多伴有青紫，且临床症状严重。

2. 辅助检查

（1）心电图　常见的有左室大、左房大的改变，有肺动脉高压时，可出现右房大，右室肥大。

（2）X 线检查　透视下所见肺门舞蹈征是本病的特征性变化。胸片上可见肺动脉凸出，肺血增多，左房及左室增大。严重病例晚期出现右向左分流时，左向右分流量减少，心影反可较前减小，并出现右室肥大的表现，肺野外带肺血减少。

（3）超声心动图　二维超声心动图可显示未闭动脉导管，并可见左室内径增大。彩色多普勒可测得存在于主动脉与肺动脉之间收缩期与舒张期的左向右分流。

（4）心导管检查　为了了解肺血管阻力、分流情况及除外其他复杂畸形，有时需要作右心导管检查及升主动脉造影。

3. 鉴别诊断

临床上成人期诊断本病需与主动脉瓣关闭不全合并室间隔缺损、主动脉窦瘤（Val-salva 氏窦瘤）破裂等可引起双期或连续性杂音的病变鉴别。

【治疗原则】

因本病易并发感染性心内膜炎，故即使分流量不大亦应及早争取介入或手术治疗。手术安全成功率高，任何年龄均可进行手术治疗，但对已有明显重度肺动脉高压，出现右向左分流者则禁忌手术。

第四节　二叶主动脉瓣畸形

先天性二叶主动脉瓣畸形是成人先天性心脏病中最常见的类型之一，由于超声心动图的发展，其检出率增加。单纯的二叶主动脉瓣出生时瓣膜功能正常，患者无任何症状体征。主动脉缩窄是本病常见的并发畸形。

主动脉瓣及其上、下邻近结构的先天性发育异常有较多类型，但在成年人中以二叶主动脉瓣畸形最为常见。由于二叶主动脉瓣畸形在出生时瓣膜功能一般均与正常三叶瓣无差别，因而可无任何症状体征，可健康存活至成年。随着年龄增长二叶瓣常有渐进性钙化增厚而导致主动脉瓣狭窄，另一方面二叶瓣也可由于瓣叶和瓣环发育不匹配而出现主动脉瓣关闭不全。二叶主动脉瓣畸形与主动脉根部病变——中层囊性坏死有着内在的联系，可合并存在。后者可表现为主动脉根部动脉瘤，或突发主动脉夹层。前者多见于老年人，后者常发生于较年轻的患者。

当二叶瓣功能正常时无血流动力学异常，一旦出现瓣膜狭窄或关闭不全则可出现相应的血流动力学变化。前者以左心室压力负荷增加及心排血量减少为特征；后者以主动脉瓣反流及左心室容量负荷增加为主要病理生理改变。

单纯二叶主动脉瓣畸形的预后取决于并发的功能障碍的程度。此外，本病易患感染性心内膜炎，病情可因此急剧恶化。

【诊断标准】

1. 临床表现

瓣膜功能正常时可无任何症状体征。瓣膜功能障碍出现狭窄或关闭不全时表现相应的症状体征。

2. 辅助检查

（1）超声心动图 是诊断二叶主动脉瓣最直接、最可靠的检查方法，对伴有的瓣膜狭窄或关闭不全的状况，亦可作出明确判断。

（2）心电图及X线检查 对二叶主动脉瓣本身并无诊断价值。伴发主动脉瓣狭窄后继发左心室肥厚，或伴发主动脉瓣关闭不全继发左心室扩大，可在心电图及X线上表现出相应的变化。

（3）心导管检查 仅用于拟行介入或手术治疗的患者，测定跨瓣压差、计算瓣口面积、判断反流程度等。

3. 鉴别诊断

鉴别诊断主要应与风湿性瓣膜病及肥厚型梗阻性心肌病相鉴别。对于已确定为主动脉二叶瓣畸形的患者无论有无瓣膜功能不全，突发剧烈胸痛症状时，应考虑主动脉夹层的可能。

【治疗原则】

1. 非手术介入治疗

部分患者可以考虑行经皮主动脉瓣置换术，目前这一技术正在完善和推广中。

2. 外科手术治疗

对于有瓣膜狭窄且有相应症状，跨瓣压力阶差≥50mmHg时，宜行瓣膜成形或换瓣手术；对于瓣膜关闭不全，心脏进行性增大者，应考虑换瓣手术治疗。

第五节 主动脉缩窄

先天性主动脉缩窄为局限性主动脉管腔狭窄，因常伴有明显症状及体征，多于婴幼儿期即被发现，但大多可存活至成年。在成人先天性心脏病中所占比例较小，为1%左右。

根据缩窄部位与动脉导管部位的关系，可分为导管前型及导管后型。导管前型缩窄常位于左锁骨下动脉与导管之间，此型多合并其他先天性复杂畸形，而难以长期存活。导管后型缩窄位于左锁骨下动脉开口的远端，不常合并复杂的严重畸形，但有50%以上合并无明显血流动力学障碍的二叶主动脉瓣畸形，活至成人者较多。为此成人主动脉缩窄常为导管后型。本病主要病理生理为体循环近端缩窄以上供血范围高血压，包括上肢血压升高，而以下肢为代表的缩窄以下的血压降低，腹腔器官及下肢供血减少，肾脏供血减少而刺激肾素活性增高也是使血压升高的原因之一。缩窄上下血管分支之间的大量侧支循环形成可部分缓解缩窄以下的器官的血液供应。如不手术大多死于50岁以内，其中半数以上死于30岁以内，成年后手术死亡率高于儿童期手术。

【诊断标准】

1. 临床表现

主动脉缩窄以上供血增多，血压增高，可导致头痛、头晕、面部潮红、鼻出血等；缩窄以下供血不足而有下肢无力、麻木、发凉甚至有间歇性跛行。上肢血压有不同程度的增高，下肢血压下降。肱动脉血压高于腘动脉血压 20mmHg 以上，致颈动脉、锁骨上动脉等搏动增强，而股动脉搏动微弱，足背动脉甚至无搏动。心室搏动增强，心界常向左下扩大，沿胸骨左缘到中上腹可闻及收缩中后期喷射性杂音，有时可在左侧背部闻及。根据侧支循环形成的部位不同可在胸骨上、锁骨上、腋下及（或）上腹部闻及连续性血管杂音。

2. 辅助检查

（1）心电图 常有左室肥厚劳损表现。

（2）X 线检查 可见左室增大、升主动脉增宽，缩窄上下血管扩张而使主动脉弓呈 3 字征。后肋下缘近心端可见肋间动脉侵蚀所形成的"切迹"改变，是侧支循环形成的间接征象。

（3）超声心动图 示左心内径增大；左室壁肥厚；胸骨上窝主动脉长轴可见缩窄环所在部位及其上下扩张。超声多普勒可测定缩窄上下压力阶差。

（4）磁共振检查可更满意地显示整个主动脉的解剖构形及侧支循环情况。

（5）逆行主动脉造影在介入治疗或手术治疗前进行，可确切显示缩窄部位、程度，测定压力阶差及显示侧支循环状况。

3. 鉴别诊断

应考虑与主动脉瓣狭窄，动脉导管未闭及多发性大动脉炎等鉴别。

【治疗原则】

1. 介入治疗

部分患者可以进行球囊扩张和（或）支架置入。

2. 外科手术治疗

效果较好。一般采用缩窄部位切除端端吻合或补片吻合，术后有时可有动脉瘤形成。

第六节 肺动脉瓣狭窄

先天性肺动脉瓣狭窄指肺动脉瓣、瓣上或瓣下有狭窄。此种先天性畸形常单独出现，发病率较高，在成人先天性心脏病中可达 25%。

本病主要病理变化在肺动脉瓣及其上下，可分为三型。瓣膜型表现为瓣膜肥厚，瓣口狭窄，重者瓣叶可融合成圆锥状；瓣下型为右心室流出道漏斗部肌肉肥厚造成梗阻；瓣上型指肺动脉主干或主要分支有单发或多发性狭窄，此型较少见。主要的病理生理为右心室的排血受阻，右室压力增高，右室代偿性肥厚，最终右室扩大以致衰竭。一般根据右室压力高低来判断病情轻重，如右室收缩压 < 50mmHg 为轻型；> 50mmHg 但未超过左室收缩压者为中型；超过左室收缩压者为重型。右室压力越高表明肺动脉瓣狭窄越重，而狭窄上下压力阶差也必然越大。

轻度狭窄一般可不予治疗，随访观察即可。如患者有症状跨瓣压力阶差 >30mmHg 者，介入或手术治疗效果均良好。重症狭窄如不予处理，可致右心衰而死亡。

【诊断标准】

1. 临床表现

轻度肺动脉瓣狭窄可无症状，重者在活动时有呼吸困难及疲倦，严重狭窄者可因剧烈活动而导致晕厥甚至猝死。典型的体征为胸骨左缘第二肋间有一响亮的收缩期喷射性杂音，传导广泛可传及颈部，整个心前区甚至背部，常伴有震颤；肺动脉瓣区第二心音减弱。

2. 辅助检查

（1）心电图　轻度狭窄时可正常；中度以上狭窄可出现电轴右偏，右室肥大、右房增大。也可见不完全右束支传导阻滞。

（2）X 线检查　可见肺动脉段突出，此为狭窄后扩张所致，肺血管影细小，肺野异常清晰，心尖左移上翘为右室肥大表现。如已有右心衰竭则心影可明显增大。

（3）超声心动图　可见肺动脉瓣增厚，可定量测定瓣口面积；瓣下型漏斗状狭窄也可清楚判定其范围；应用多普勒技术可计算出跨瓣或狭窄上下的压力阶差。

（4）介入或手术治疗前应行右心导管检查及右心室造影以确定狭窄部位及程度。

3. 鉴别诊断

应考虑原发性肺动脉扩张，房、室间隔缺损，法洛四联症及 Ebstein 畸形等。

【治疗原则】

1. 介入治疗

绝大多数这类患者可以进行介入治疗，包括肺动脉瓣球囊扩张、经皮肺动脉瓣置入以及肺动脉分支狭窄的支架置入。

2. 外科手术治疗

球囊扩张不成功或不宜行球囊扩张者，如狭窄上下压力阶差 >40mmHg 应采取手术治疗。

第七节　三尖瓣下移畸形

先天性三尖瓣下移畸形多称之为埃勃斯坦畸形（Ebstein anomaly），虽在先天性心脏病中属少见，但因大多可活至成年故在成人先心病中并不太少见。

本病的主要病变为三尖瓣瓣叶及其附着部位的异常，前瓣叶大多附着于瓣环的正常部位，但增大延长，而隔瓣叶和后瓣叶发育不良且附着部位不在瓣环位置而下移至右心室心尖部，伴有三尖瓣关闭不全，且右心室被下移的三尖瓣分隔为较小的功能性右室（肌部及流出道）及房化的右室，与原有的右房共同构成一大心腔。这类畸形几乎均合并卵圆孔未闭或房间隔缺损。部分患者存在右侧房室旁路。病理生理主要为三尖瓣关闭不全的病理生理变化，右房压增高。如同时有房间隔缺损，可能导致右向左分流而有紫绀。

【诊断标准】

1. 临床表现

患者自觉症状轻重不一，根据三尖瓣反流程度不一，右心室负荷能力的差别及有无右至左分流等，可有心悸、气喘、乏力、头晕和右心衰竭等。约80%患者有紫绀，有20%患者有阵发性房室折返性心动过速病史。最突出的体征是心界明显增大，心前区搏动微弱。心脏听诊可闻及四音心律，系各瓣膜关闭不同步形成心音分裂及心房附加音构成。胸骨左缘下端可闻及三尖瓣关闭不全的全收缩期杂音，颈动脉扩张性搏动及肝脏肿大伴扩张性搏动均可出现。

2. 辅助检查

（1）心电图 常有Ⅰ度房室传导阻滞、P波高尖、右束支传导阻滞。约25%有预激综合征（右侧房室旁路）图形。

（2）X线检查 球形巨大心影为其特征，以右心房增大为主，有紫绀的患者肺血管影减少。

（3）超声心动图 具有重大诊断价值，可见到下移的瓣膜、巨大右房、房化右室及相对甚小的功能性右室、缺损的房间隔亦可显现。

（4）拟行手术治疗者宜行右心导管检查以查明分流情况及有无其他合并畸形，检查过程中易发生心律失常应特别慎重。

3. 鉴别诊断

有紫绀者应与其他紫绀型先天性心脏病及三尖瓣闭锁鉴别；无紫绀者应与扩张型心肌病和心包积液鉴别。

【治疗原则】

症状轻微者可暂不手术随访观察，心脏明显增大，症状较重者应行手术治疗，包括三尖瓣成形或置换、房化的心室折叠、关闭房间隔缺损及切断房室旁路。

第八节 主动脉窦动脉瘤

先天性主动脉窦动脉瘤是一种少见的先天性心脏病变。在瘤体未破裂时可无任何症状，而瘤体大多在20岁以后破裂而出现严重症状，故此类病变大多在成年时被发现，男性多于女性。

本病主要在主动脉窦部，包括左、右冠状动脉开口的窦及无冠状动脉窦形成动脉瘤，其大小部位因人而异。随着年龄增长瘤体常逐渐增大并突入心腔中，当瘤体增大至一定程度，瘤壁变薄而导致破裂。可破入右心房、右心室、肺动脉、左心室或心包腔。部分患者合并有室间隔缺损。根据窦瘤的部位及破入不同的腔室而有不同的病理生理变化，如破入心包则可因急骤发生的心脏压塞而迅速死亡。临床上以右冠状窦瘤破入右心室更为常见，并具有典型的类似心室水平急性左向右分流的病理生理特征。窦瘤一旦破裂预后不佳，如不能手术治疗，多在数周或数月内死于心力衰竭。

【诊断标准】

1. 临床表现

（1）在瘤体未破裂前一般无临床症状或体征。

（2）破裂多发生在 20 岁以后，多在运动或负荷大时发生。当窦瘤破入右室时，患者突感心悸、胸痛、呼吸困难、咳嗽等急性心功能不全症状，随后逐渐出现右心衰竭的表现。

（3）体征以胸骨左缘第 3、4 肋间闻及连续性响亮的机器样杂音，伴有震颤为特征。肺动脉瓣第二心音亢进，心界增大。周围动脉收缩压增高、舒张压降低，脉压增大，有水冲脉及毛细血管搏动征等周围血管征。继之可出现肝脏肿大、下肢水肿等右心衰竭表现。

2. 辅助检查

（1）心电图　可正常，窦瘤破裂后可出现左室增大或左、右室增大表现。

（2）X 线检查　窦瘤破裂后，可见肺血多或肺淤血表现，左、右心室可以增大。

（3）超声心动图　窦瘤未破裂前即可见到相应的窦体增大有囊状物膨出。瘤体破裂后可见裂口；超声多普勒可显示经裂口的分流。

（4）磁共振显像　可更清晰显示窦瘤部位大小及与周围心血管腔室的关系。

（5）心导管检查　未破裂的窦瘤在升主动脉造影时可清楚显示与窦瘤相关的解剖学变化；破裂后，根据造影剂的流向，结合心导管检查，可准确判断破入的部位及分流量。

3. 鉴别诊断

事先未发现主动脉窦瘤者，出现急性症状、体征时应与急性心肌梗死、动脉导管未闭、室间隔缺损伴有主动脉瓣关闭不全等相鉴别。

【治疗原则】

（1）窦瘤未破裂者一般不处理，临床随访观察。

（2）一旦破裂可在体外循环条件下，施行手术修补效果较好，少数患者可以行介入治疗。

第九节　法洛四联症

先天性法洛四联症（congenital tetralogy of Fallot）是联合的先天性心血管畸形，包括肺动脉狭窄、心室间隔缺损、主动脉骑跨于缺损的室间隔上、右室肥大四种异常，是最常见的发绀型先天性心脏病，在成人先天性心脏病中所占比例接近 10%。

本症主要畸形为室间隔缺损，均为大缺损，多为膜周部，左、右心室压力相等；肺动脉狭窄可为瓣膜型或瓣上、瓣下型，以右室流出道漏斗部狭窄为最多，主动脉骑跨右心室所占比例可自 15%～95% 不等；右室肥厚为血流动力学影响的继发改变，本症常可伴发其他畸形，如同时有房间隔缺损则称之为法洛五联症。由于室间隔大缺损，左、右心室压力相等，相当于一个心室向体循环及肺循环排血，右室压力增高，但由于肺动脉狭窄，肺动脉压力不高甚至降低，右室血流大量经骑跨的主动脉进入体循环，使动脉血氧饱和度明显降低，出现发绀并继发红细胞增多症。儿童期未经手术治疗者预后不佳，多于 20 岁以前死于心功能不全或脑血管意外、感染性心内膜炎等并发症。

【诊断标准】

1. 临床表现

主要是自幼出现的进行性发绀和呼吸困难，易疲乏，劳累后常取蹲踞位休息。严重缺氧时可引起晕厥外，常伴有杵状指（趾），心脏听诊肺动脉瓣第二心音减弱以致消失，胸骨左缘常可闻及收缩期喷射性杂音。脑血管意外（如脑梗死）、感染性心内膜炎、肺部感染为本病常见并发症。

2. 辅助检查

（1）血常规检查　可显示红细胞、血红蛋白及血细胞比容均显著增高。

（2）心电图　可见电轴右偏、右室肥厚。

（3）X 线检查　主要为右室肥厚表现，肺动脉段凹陷，形成木靴状外形，肺血管纹理减少。

（4）超声心动图　可显示右室肥厚、室间隔缺损及主动脉骑跨。右室流出道狭窄及肺动脉瓣的情况也可以显示。

（5）磁共振检查　对于各种解剖结构异常可进一步清晰显示。

（6）心导管检查　对拟行手术治疗的患者应行心导管和心血管造影检查，根据血流动力学改变，血氧饱和度变化及分流情况进一步确定畸形的性质和程度，以及有无其他合并畸形，为制定手术方案提供依据。

3. 鉴别诊断

应考虑与大动脉错位合并肺动脉瓣狭窄、右室双出口及艾森曼格综合征相鉴别。

【治疗原则】

未经姑息手术而存活至成年的本症患者，惟一可选择的治疗方法为手术纠正畸形，手术危险性较儿童期手术为大，但仍应争取手术治疗。

第十节　艾森曼格综合征

艾森曼格综合征（Eisenmenger syndrome）严格的意义上并不能称为先天性心脏病，而是一组先天性心脏病发展的后果。如先天性室间隔缺损持续存在，可由原来的左向右分流，由于进行性肺动脉高压发展至器质性肺动脉阻塞性病变，出现右向左分流，从无紫绀发展至有紫绀时，即称之为艾森曼格综合征。其他如房间隔缺损、动脉导管未闭等也可有类似的情况。因此本征也可称之为肺动脉高压性右向左分流综合征。在先天性心脏病手术尚未普及时临床上本征较多见，近年来已逐渐减少。

除原发的室间隔缺损、房间隔缺损或动脉导管未闭等原有畸形外，可见右心房，右心室均明显增大；肺动脉总干和主要分支扩大，而肺小动脉壁增厚，内腔狭小甚至闭塞。本征原有的左向右分流流量一般均较大，导致肺动脉压增高，开始为功能性肺血管收缩，持续存在的血流动力学变化，使右心室和右心房压力增高；肺动脉也逐渐发生器质性狭窄或闭塞病变，使原来的左向右分流逆转为右向左分流而出现紫绀，均有继发性相对性肺动脉瓣及三尖瓣关闭不全，此种情况多见于室间隔缺损者，发生时间多在 20 岁以后。为先天性心脏病后期，已失去手术治疗机会，预后不良。

【诊断标准】

1. 临床表现

轻至中度紫绀，于劳累后加重，逐渐出现杵状指（趾），常伴有气急，乏力，头晕等症状，以后可出现右心衰竭的相关症状。体征示心浊音界明显增大，心前区胸骨左缘 3 ~ 4 肋间有明显搏动，原有的左向右分流的杂音减弱或消失（动脉导管未闭的连续性杂音中，舒张期部分可消失），肺动脉瓣第二心音亢进、分裂，以后可出现舒张期杂音，胸骨下段偏左部位可闻及收缩期反流性杂音。

2. 辅助检查

（1）心电图　右室肥大劳损、右房肥大。

（2）X 线检查　右室、右房增大，肺动脉干及左、右肺动脉均扩大，肺野轻度淤血或不淤血，血管纹理变细，左心情况因原发性畸形而定。

（3）超声心动图　除原有畸形表现外，肺动脉扩张及相对性肺动脉瓣及三尖瓣关闭不全支持本征诊断。

（4）心导管检查　除可见原有畸形外，可确定双向分流或右向左分流。导管检查对本综合征有一定危险，因已无手术指征，一般不行此项检查。

3. 鉴别诊断

主要与先天性紫绀型心脏畸形鉴别。

【治疗原则】

本征已无手术矫治可能，有条件者可行心肺联合移植。

第六章 高 血 压

高血压是我国乃至全世界的多发病和常见病，据最新资料预计我国高血压患者可能高达 2 亿以上。而且随着年龄的老化，高血压发生率还会进一步增高。由于高血压常伴有脂肪和糖代谢紊乱，以及心、脑、肾和视网膜等器官功能性或器质性病变。因此，高血压已成为威胁人类生命健康的重要疾病之一。

第一节 原发性高血压

原发性高血压是遗传基因与许多致病性因素相互作用而引起的多因素疾病。在高血压的形成过程中，交感神经兴奋导致心率增快，心肌收缩力增强和心输出量增加，周围小动脉收缩，外周血管阻力增大可使血压升高；肾素 - 血管紧张素 - 醛固酮系统（RAAS）通过调节水、电解质平衡以及血容量、血管张力而影响血压；另外，肾脏功能异常、内分泌功能失调、电解质紊乱及某些微量元素的缺乏也是高血压的重要影响因素。

【诊断标准】

根据《2009 年中国高血压治疗指南》对高血压的诊断标准，在未服用抗高血压药物的情况下，18 岁以上成人收缩压≥140mmHg（18.7kPa）和（或）舒张压≥90mmHg（12.0kPa）即可诊断为高血压，并根据血压水平将血压分为以下几种类型（附表 6 - 1）：

表 6 - 1　血压水平的定义和分类

分类	收缩压（mmHg）	舒张压（mmHg）
正常	120～129	<84
正常高限	130～139	85～89
1 级高血压	140～159	90～99
2 级高血压	160～179	100～109
3 级高血压	≥180	≥110
单纯收缩期高血压	≥140	<90

注：当收缩压和舒张压分属于不同级别时，采用较高的级别。单纯收缩期高血压则根据收缩压进行分级。

成人自测血压 135/85 mmHg（18.0/11.3kPa）为正常值，24 小时血压监测白天 <135/85mmHg（18.0/11.3kPa），夜间睡眠时 <120/75mmHg（16.0/10.0kPa）为正常值，超过上述数据即为血压异常。

1. 临床表现

（1）原发性高血压起病隐匿，进展缓慢，病程长。初期较少症状，患者多诉头晕、头胀、失眠、健忘、耳鸣、乏力、多梦、易激动等。部分患者出现了高血压所致的严重并发症和靶器官功能性或器质性损害的相应症状和临床表现时才就医。

（2）并发症　长期的高血压可导致左心室肥厚，心脏扩大及心功能不全。高血压也是动脉硬化及冠心病的主要危险因素，可合并闭塞性周围血管病及冠心病；血压突然显著升高可产生高血压脑病，表现为患者剧烈头痛、呕吐、视力减退、甚至抽搐、昏迷。老年高血压患者常合并脑动脉硬化，可出现短暂性脑缺血发作或脑卒中。高血压致肾损害，最终可导致慢性肾功能衰竭。

（3）高血压预后危险分层　高血压患者的治疗方案，不但要依据其血压水平，还应根据其危险因素（附表6-2）或同时存在的其他疾病等因素综合考虑（附表6-3）。

表6-2　用于高血压预后危险分层评估的危险因素

常见危险因素

收缩压和舒张压水平

年龄（男性＞55岁，女性＞65岁）

吸烟

脂质异常：总胆固醇＞6.5mmol/L，或LDL胆固醇＞4.0mmol/L，或HDL胆固醇男性＜1.0mmol/L，女性＜1.2mmol/L

早发心血管疾病家族史（男性＜55岁，女性＜65岁）

腹型肥胖（腹围：男性≥102cm，女性≥89cm）

C-反应蛋白≥1mg/dl

糖尿病：空腹血糖≥7.0mmol/L，餐后血糖≥11.0mmol/L

靶器官损害（并发症）

左心室肥厚：超声心动图：LVMI男性＞125g/m²，女性＞110g/m²

动脉壁增厚及周围血管病：超声颈动脉IMT≥0.9mm或有动脉粥样硬化斑块

肾脏损害：血清肌酐轻度升高（男性115～133umol/L，女性107～124umol/L）

微量白蛋白尿（30～300mg/24h；白蛋白/肌酐比值男性≥22mg/g，女性≥31mg/g）

脑血管疾病：缺血性卒中、脑出血及短暂性缺血发作。

心脏疾病：心肌梗死、心绞痛、冠状动脉血运重建及充血性心力衰竭。

严重的视网膜病变：出血或渗出，视乳头水肿。

表6-3　高血压预后危险分层*

危险因素	血压（mmHg）				
	正常（收缩压120～129或舒张压80～84）	正常高限（收缩压130～139或舒张压85～89）	高血压1级（收缩压140～159或舒张压90～99）	高血压2级（收缩压160～179或舒张压100～109）	高血压3级（收缩压≥180或舒张压≥110）
无危险因素	低危	低危	10年内风险＜15%	10年内风险15%～20%	10年内风险20%～30%
1～2个危险因素	10年内风险＜15%	10年内风险＜15%	10年内风险15%～20%	10年内风险15%～20%	10年内风险＞30%
≥3个危险因素或靶器官损害或糖尿病	10年内风险15%～20%	10年内风险20%～30%	10年内风险20%～30%	10年内风险20%～30%	10年内风险＞30%
临床并发症	10年内风险20%～30%	10年内风险＞30%	10年内风险＞30%	10年内风险＞30%	10年内风险＞30%

*：10年心血管疾病的风险采用Framingham标准（摘自欧洲ESC指南），致死性心血管疾病的绝对危险性，低危、中危、高危和极高危组分别为＜4%、4%～5%、5%～8%和＞8%。

2. 实验室检查

（1）血压测量　如为初诊高血压，应每天测量 2 次（早晚各测 1 次），连续监测 7 天。

（2）动态血压监测　动态血压是诊断和观察高血压治疗效果的最佳方法，并可用以指导治疗。

（3）心电图　主要表现为左胸前导联高电压并可合并 T 波深倒置和 ST 段改变。此外，还可出现各种心律失常、左右束支传导阻滞的图形。

（4）超声心动图　主要表现为左室向心性肥厚，早期常有舒张功能异常，后期心脏呈离心性肥大，心室收缩与舒张功能均有异常。

（5）X 线检查　左室扩大，主动脉增宽、延长、扭曲，心影呈主动脉型心改变，左心功能不全时可出现肺淤血征象。

【治疗原则】

高血压治疗的总体原则是采取对患者影响最小的治疗方式而最大限度的保护靶器官功能。

1. 非药物治疗

减肥、控制体重，超体重是高血压独立危险因素。减肥和控制体重不仅有助于减低血压和减少降压药用量，也能降低冠心病和其他心脑血管疾病及糖尿病的患病率；低盐饮食，高血压患者应将每日钠摄入量控制在 70～120mmol（即食盐 1.5～3.0g）；体育运动，适当体育锻炼和体力劳动，能缓解精神紧张，也有利于减轻体重控制肥胖；戒烟酒，吸烟和饮酒与高血压明显相关，也是其他心脑血管疾病的重要危险因素，戒烟和适当限酒有利于控制血压。

2. 药物治疗

降压药的选择主要取决于药物对患者的降压效果和不良反应。对每个具体患者来说，能有效控制血压并适宜长期治疗的药物就是合理的选择。在选择过程中，还应该考虑患者靶器官受损情况和有无糖尿病、血脂、尿酸等代谢异常，以及降压药与其他使用药物之间的相互作用。目前常用降压药物有六大类，即利尿剂、β 受体阻滞剂、钙通道阻滞剂、血管紧张素转换酶（ACE）抑制剂、血管紧张素 Ⅱ 受体拮抗剂和 α 受体阻滞剂（表 6-4）。

表 6-4　2007 年 JNCP7 治疗高血压用药指南

药物类别	强适应证	一般适应证	绝对禁忌证	相对禁忌证
小剂量噻嗪类利尿剂	充血性心衰 老年高血压 单纯收缩期高血压 非洲高血压患者	超重	痛风	孕妇 血脂紊乱 代谢综合征 性欲旺盛的男性
袢利尿剂	充血性心衰 肾衰		低血钾	
醛固酮受体拮抗剂	充血性心衰 心梗后 醛固酮增多症（1°或 2°）	难治性高血压	高钾血症 肾功能衰竭	糖尿病肾病

药物类别	强适应证	一般适应证	绝对禁忌证	相对禁忌证
β 受体阻滞剂	心绞痛 心律失常 心梗后 心衰	孕妇 糖尿病	哮喘 严重的慢性阻塞性 肺病 心脏传导阻滞	超重 代谢综合征 运动员
血管紧张素转换酶抑制剂（ACEI）	左室功能不全或左心衰 心梗后 糖尿病肾病 1 型糖尿病或非糖尿病患者 心梗后	保护心室（血 压已控制） 2 型糖尿病	孕妇 高钾血症 双侧肾动脉狭窄	严重的咳嗽 严重的主动脉狭窄
血管紧张素 Ⅱ 受体拮抗剂（ARB）	ACEI 引起咳嗽 2 型糖尿病肾病，包括微量 蛋白尿 左室肥厚 心衰	心梗后	孕妇 双肾动脉狭窄 高钾血症	严重的主动脉狭窄
钙离子拮抗剂（CCB）	心绞痛 老年高血压 单纯收缩期高血压	周围血管病 糖尿病 非洲高血压患者	心脏传导阻滞 症状性心衰（氨氯 地平除外，但仍需密 切观察）	心衰早期

（1）利尿剂 利尿剂使细胞外液容量降低、心排血量降低，并通过利钠作用使血压下降。单独使用首选药治疗轻度高血压，尤其适用于老年人收缩期高血压及心力衰竭伴高血压的治疗，也可与其他降压药合用治疗中、重度高血压。利尿剂包括噻嗪类、袢利尿剂和保钾利尿剂三类。

①噻嗪类：氯噻嗪：用量 125～500mg，1 日 1 次；氯噻酮用量 12.5～25mg，1 日 1次；氢氯噻嗪 12.5～50mg，1 日 1 次；吲达帕胺 1.25～2.5mg，1 日 1 次。噻嗪类利尿剂长期应用可引起低血钾、高血糖、高尿酸血症和高胆固醇血症，因此糖尿病及高脂血症患者应慎用，痛风患者禁用。

②袢利尿剂：呋喃苯胺酸：用量 20～80mg，1 日 1～2 次；托噻米用量 2.5～10mg，1 日 1 次。袢利尿剂作用迅速，但过度作用可致低血钾、低血压。保钾利尿剂多与噻嗪类利尿剂合用以减少低钾血症的发生。

③保钾利尿剂：多联合袢利尿剂使用，醛固酮拮抗剂，如螺内酯或依普利酮，最佳适应证是用于醛固酮增多所致高血压患者，螺内酯 25～50mg，1 日 1～2 次；依普利酮 50～100mg，1 日 1～2 次；氨苯蝶啶 50～100mg，1 日 1～2 次。

（2）β 受体阻滞剂 β 受体阻滞剂通过降低心排血量、抑制肾素释放并通过交感神经突触前膜阻滞使神经递质释放减少，从而使血压下降。β 受体阻滞剂降压作用缓慢，适用于轻、中度高血压，尤其是心率较快的中青年患者或合并有心绞痛、心肌梗死后的高血压患者。

①选择性 β 受体阻滞剂：美托洛尔 50～150mg，1 日 2 次；美托洛尔缓释剂 50～

100mg，1日1次；阿替洛尔，25～100mg，1日1次；比索洛尔2.5～10mg，1日1次。

②非选择性β受体阻滞剂：普萘洛尔40～160mg，1日2次；长效普萘洛尔60～180mg，1日1次。

③α、β受体双重阻滞剂：卡维地洛12.5～50mg，1日2次；拉贝洛尔200～800mg，1日2次。

β受体阻滞剂对心肌收缩力、房室传导及窦性心律均有抑制，可引起血脂升高、低血糖、末梢循环障碍、乏力及加重气管痉挛。因此充血性心力衰竭、支气管哮喘、糖尿病、病态窦房结综合征、房室传导阻滞、外周动脉疾病患者不宜用。

（3）钙通道阻滞剂　抑制细胞外 Ca^{2+} 的跨膜内流，降低血管平滑肌细胞内游离 Ca^{2+}，而使血管平滑肌松弛。钙通道阻滞剂还能减弱血管收缩物质如去甲肾上腺素及血管紧张素Ⅱ的升压反应。钙通道阻滞剂降压迅速，作用稳定，可用于各种程度的高血压，尤适用于老年高血压或合并稳定型心绞痛患者。钙通道阻滞剂包括维拉帕米、地尔硫草及二氢吡啶类三种类型，作用时间上分短效、长效或缓（控）释剂型，临床上用于降压治疗多选用长效或缓（控）释剂型。

①二氢吡啶类：硝苯地平控释片30～60mg，1日1次；硝苯地平缓释片20～40mg，1日2次；尼卡地平缓释片60～120mg，1日2次；尼索地平10～40mg，1日1次；尼群地平10～20mg，1日1～2次；尼莫地平缓释片30～60mg，1日2次；依拉地平2.5～10mg，1日2次；非洛地平2.5～20mg，1日1次；氨氯地平2.5～10mg，1日1次。

②非二氢吡啶类：地尔硫草缓释剂120～540mg，1日1次；长效维拉帕米120～360mg，1日1次。

钙通道阻滞剂可引起心率增快、充血、潮红、头痛、下肢水肿等，缓释、控释或长效制剂副作用有所减少。维拉帕米和地尔硫草抑制心肌收缩及自律性和传导性，因此不宜在心力衰竭、窦房结功能低下或心脏传导阻滞患者中应用。

（4）血管紧张素转换酶抑制剂（ACEI）　通过抑制血管紧张素转换酶使血管紧张素Ⅱ生成减少，同时抑制激肽酶使缓激肽降解减少，两者均有利于血管扩张，使血压降低。ACE抑制剂对各种程度高血压均有一定降压作用，对伴有心力衰竭、左室肥大、心肌梗死后、糖耐量减低或糖尿病肾病蛋白尿等合并症的患者尤为适宜。

临床常用ACEI：卡托普利25～100mg，1日2次；依那普利2.5～40mg，1日1～2次；福辛普利10～40mg，1日1次；赖诺普利10～40mg，1日1次；培哚普利4～8mg，1日1～2次；雷米普利2.5～20mg，1日1次。

ACEI最常见的副作用是干咳，可能与体内缓激肽增多有关，停药后即可消失。最严重的副作用是血管神经性水肿，但十分少见。高血钾、妊娠、肾动脉狭窄患者禁用。

（5）血管紧张素Ⅱ受体阻滞剂　通过对血管紧张素Ⅱ受体的阻滞，有效地阻断血管紧张素对血管收缩、水钠潴留及细胞增生等不利作用。适应证同ACEI，但不引起咳嗽反应。血管紧张素Ⅱ受体阻滞剂减压作用平稳，可与大多数降压药物合用。

临床常用制剂：厄贝沙坦150～300mg，1日1次；氯沙坦25～100mg，1日1次；替米沙坦20～80mg，1日1次；缬沙坦80～320mg，1日1次；坎地沙坦8～32mg，1日1次。

血管紧张素Ⅱ受体阻滞剂加利尿剂复合制剂：厄贝沙坦150mg＋氢氯噻嗪12.5mg

（商品名：安博诺）1 片，1 日 1 次；氯沙坦 50mg + 氢氯噻嗪 12.5mg 或 25mg（商品名：海捷亚）1 片，1 日 1 次。

（6）α 受体阻滞剂　选择性 α_1 受体阻滞剂通过对突触后 α 受体阻滞，对抗去甲肾上腺素的动静脉收缩作用，使血管扩张、血压下降。非选择性类如酚妥拉明，主要用于嗜铬细胞瘤。α_1 受体阻滞剂能安全、有效地降低血压，不影响血糖、血脂代谢。主要的副作用为体位性低血压，尤其老年患者用药需谨慎。

α_1 受体阻滞剂：多沙唑嗪 1～16mg，1 日 1 次；哌唑嗪 2～20mg，1 日 1 次；特拉唑嗪 1～20mg，1 日 1～2 次。

中枢性 α_2 受体阻滞剂：可乐定 0.1～0.8mg，1 日 2 次；可乐定贴片 0.1～0.3mg，1 周 1 次；甲基多巴 250～1000mg，1 日 2 次。

（7）周围交感神经抑制剂和直接血管扩张剂　此类药物虽有一定的降压作用，但常出现体位性低血压等副作用，且尚无心脏、代谢方面保护作用的循证医学证据，因此不宜长期服用。

周围交感神经抑制剂：利血平 0.05～0.25mg，1 日 1 次。

直接血管扩张剂：肼屈嗪 25～100mg，1 日 2 次。

（8）药物的联合应用　联合疗法有两种情况，一是每种降压药剂量固定，药厂做成复合制剂。另一种情况是两种药物或以上药物联合使用。联合疗法的优点是几种药物取长补短增强疗效，同时减少或抵消副作用。

联合用药的选择：ACE 抑制剂 + 利尿剂；利尿剂 + β 受体阻滞剂；钙通道阻滞剂 + β 受体阻滞剂；ACE 抑制剂 + 钙通道阻滞剂。另外，也可以考虑 β 受体阻滞剂 + α 受体阻滞剂，β 受体阻滞剂 + ACE 抑制剂，氢氯噻嗪 + 钙通道阻滞剂，氢氯噻嗪 + 保钾利尿剂，还可以考虑 ACE 抑制剂 + 血管紧张素 Ⅱ 受体阻滞剂。

3. 高血压合并几种特殊情况的治疗

（1）高血压脑病　患者多为长期高血压，因过度劳累、紧张和情绪激动等因素导致血压突然急剧升高，造成颅内高压或脑水肿，临床上出现头痛、呕吐、烦躁不安、视力模糊、黑矇、抽搐、意识障碍甚至昏迷等症状。

治疗原则：应尽快降压，降压速度视原有基础血压情况而定。通常将升高部分血压下降 25%～30%，然后维持数小时甚至数日再逐渐降至正常，切勿过快过度降压，避免出现脑血流低灌注。降压药物首选硝普钠，开始剂量为 20μg/min，视血压和病情可逐渐增至 200～300μg/min。近年来应用压宁定或硝酸甘油代替硝普钠，取得良好效果。由嗜铬细胞瘤所致高血压危象，可首选酚妥拉明 5～10mg 快速静脉注射，有效后静滴维持。制止抽搐可用地西泮、苯巴比妥钠等。此外，如颅内压升高或出现脑水肿，应给予脱水、利尿等处理以降低颅内压和减轻脑水肿。往往需待病情稳定后方可改为口服降压药，并积极控制诱发因素。

（2）急进型高血压　患者短期内血压突然升高且持续不降，常突然头痛、头晕、视力模糊、心悸、气促等，病情发展迅速，易引起心、脑、肾等重要靶器官的损伤及并发症。患者舒张期血压常 >130mmHg，可出现眼底出血、渗出和视乳头水肿，若由继发性高血压所致者尚有相应临床表现。

治疗原则：急进型高血压若无心、脑、肾的严重并发症，则可采用口服降压药较缓慢地降压，通常 1 ~ 2 周内把血压降至（140 ~ 150）/（95 ~ 100）mmHg，避免降压过多过快，造成脑供血不足和肾血流量下降而加剧脑缺血和肾功能不全。若患者出现高血压脑病、高血压危象或左心衰，则必须采用注射方法迅速降压，待血压降至安全范围（150 ~ 160）/（95 ~ 100）mmHg 后，再过渡到用口服降压药维持，并将血压控制在 <140/90mmHg。

（3）高血压合并左心衰　高血压是心衰的主要病因之一，长期的高血压可导致左心室肥厚及心脏扩大，不但影响左室舒张期顺应性，后期还可引起左室收缩功能障碍，进而发生左心衰。

治疗原则：高血压合并左心衰的治疗关键是尽快降低心脏前、后负荷，降低血压。降压药物首选 ACEI，如出现咳嗽等不良反应，可选用血管紧张素受体拮抗剂替代。β受体阻滞剂通过抗交感过度兴奋作用，不但具有降压作用也有利于轻中度心衰的治疗。利尿剂是高血压合并心衰常被选用的药物，首选袢利尿剂。钙离子拮抗剂一般不用于高血压合并明显心衰者，除非血压难以控制，但宜选用二氢吡啶类氨氯地平或非洛地平。如患者血压显著升高的同时伴有明显心衰症状，可选用硝普钠或硝酸甘油静脉用药，以快速纠正心衰。

（4）高血压合并肾功能不全　高血压患者均有不同程度肾功能损害，尤其长期高血压且血压未控制者更易发生肾功能不全。

治疗原则：①应选用增加或不明显减少肾血流量、降压作用温和而持久的降压药；②一般宜从小剂量开始，逐渐加量，达到目标血压后改用小剂量维持；③避免使用有肾毒性作用的药物；④经肾脏代谢或排泄的降压药，剂量应控制在常规剂量的 1/2 ~ 2/3；⑤伴肾功能不全的高血压患者，血压不宜降得过低，一般以降到 140/90mmHg 左右为宜；⑥双侧肾动脉狭窄和高钾血症者应避免使用血管紧张素转换酶抑制剂或血管紧张素Ⅱ受体拮抗剂。高血压合并肾功能损害者一般选用钙离子拮抗剂，常与 β 受体阻滞剂合用。

（5）高血压合并哮喘或慢性阻塞性肺病　高血压并非哮喘或慢性阻塞性肺病的致病原因，但临床上此两种情况经常同时存在。在治疗要避免使用易诱发哮喘的降压药物。

治疗原则：首选钙离子拮抗剂，其次可选用 α 受体阻滞剂、肼屈嗪类等。避免使用 β 受体阻滞剂，尤其是非选择性 β 受体阻滞剂，以免加重支气管痉挛。利尿剂、血管紧张素转换酶抑制剂也应慎用，必要时可用血管紧张素Ⅱ受体拮抗剂。

（6）高血压合并脑血管意外　高血压患者因情绪激动、过度紧张或疲劳引起血压突然升高，导致已病变的脑血管破裂出血，临床表现为突然剧烈头痛、呕吐，局灶性者可能出现轻度偏瘫或癫痫样发作，重者迅速意识障碍或昏迷。

治疗原则：出血量较小者可采取内科治疗，出血量较大者及时开颅手术或行脑立体定向手术清除血肿。急性期降压应小心谨慎，不宜降压过快过低。并发蛛网膜下腔出血者收缩压降至 140 ~ 150mmHg 即可，脑出血者使收缩压降至 150mmHg 左右为宜。颅内压升高者应及时降低颅内压，首选甘露醇脱水，利尿剂降低血容量。出血量较大者为防止血肿进一步扩大，可用止血剂如立止血。缺血性脑梗死一般不宜降压治疗，除非血压非常高。对于急、慢性脑血管痉挛，一般可用钙离子拮抗剂，也可用血管紧张素转换酶抑制剂及血管紧张素Ⅱ受体拮抗剂等。

（7）妊娠期高血压　多发于 ≤20 岁或 ≥35 岁的孕妇，原有高血压、肾炎、糖尿病者，精神过分紧张、羊水过多、双胞胎或巨大儿葡萄胎等亦是常见诱发因素。临床表现为妊娠 20 周后出现血压升高，轻者血压≥140/90mmHg 伴蛋白尿≥300mg/24 小时尿；重者收缩压≥160mmHg 或舒张压≥110mmHg，蛋白尿≥2.0g/24 小时尿。

治疗原则：首先应注意休息，精神放松，必要时可给予镇静剂。一般不急于降压，如血压明显升高者，降压首选钙离子拮抗剂，α、β 受体阻滞剂拉贝洛尔，直接血管扩张剂肼屈嗪等，必要时静脉滴注硝普钠快速降压。严重者如伴有抽搐应立即给予解痉止抽药物，如硫酸镁。孕期高血压在使用降压药时必须严密观察，避免血压大幅波动和降得太低影响胎儿血供，一般将血压控制在 130/85mmHg 为宜。妊娠期重度高血压 ACEI 制剂和 Ang Ⅱ 受体拮抗剂应属禁忌，若药物治疗无效，应终止妊娠。

4. 围手术期高血压

由于患者对疾病、手术的恐惧可使原无高血压的患者血压升高，原发性高血压者血压进一步升高。

治疗原则：对原无高血压者或血压轻、中度升高者可不急于降压，部分患者在情绪稳定或麻醉后血压多降至正常。如血压过度升高，可经静脉应用硝酸甘油、亚宁定或硝普钠等快速把血压降到合适水平。对于选择性手术者宜将血压控制在正常或略为偏高（140～150）／（90～95）mmHg 为宜。原有高血压者术前 1 周可应用 ACEI、Ang Ⅱ 受体拮抗剂、钙离子拮抗剂或 β 受体阻滞剂将血压维持在正常偏高水平。

第二节　继发性高血压

继发性高血压占高血压人群的 5% 左右，在临床诊治过程中如存在下列情况应高度怀疑继发性高血压：①对治疗的反应差；②既往血压稳定的患者血压难以控制；③重度高血压（SBP/DBP＞180/110mmHg）；④20 岁前或 50 岁后发生高血压、高血压靶器官损害显著；⑤无高血压家族史；⑥病史、体检或实验室检查提示继发性高血压。

【病因】

1. 肾性

（1）肾实质性　急、慢性肾炎，肾盂肾炎，系统性红斑狼疮及其他风湿性疾病肾损害，放射性肾病，多囊肾，肾结核，肾素瘤，糖尿病性肾病，肾结石，肾盂积水，肾肿瘤等。

（2）肾血管性　肾动脉畸形，肾动脉粥样硬化，肾动脉肌纤维病，肾梗死，多动脉炎，肾动脉血栓形成。

（3）外伤性　肾周血肿，肾动脉夹层血肿，肾挫伤等。

2. 内分泌性

（1）甲状腺疾病　甲状腺功能亢进或甲状腺功能减退。

（2）肾上腺疾病　嗜铬细胞瘤、原发性醛固酮增多症、库欣综合征或肾上腺皮质功能异常。

（3）垂体疾病　肢端肥大症，垂体加压素分泌过多。

（4）甲状旁腺疾病　甲状旁腺功能亢进。

（5）性腺及其他　多囊卵巢，妊娠中毒症，更年期综合征。

3. 代谢性

糖尿病、高胰岛素血症及高血钙症。

4. 大血管疾病

主动脉缩窄、动静脉瘘、多发性大动脉炎等。

5. 神经源性

脑肿瘤、颅内高压、间脑刺激、脑干损伤、脑炎，肾上腺外嗜铬组织增生或肿瘤，焦虑状态。

6. 毒物中毒或药物

如铅、铊中毒或口服避孕药，升压药物等。

7. 其他

如睡眠呼吸暂停综合征、红细胞增多症等。

【治疗原则】

1. 肾实质性病变导致的高血压

应积极治疗肾实质性疾病，减缓肾脏疾病的进展，但慢性肾病患者的血压常难以得到有效控制。对于肾病或糖尿病合并大量蛋白尿者，可首选血管紧张素转换酶抑制剂或受体拮抗剂，但应注意终末期肾病患者可能进一步升高血清肌酐和尿素氮水平，甚或高血钾，此时可选用钙离子拮抗剂或 β 受体阻滞剂等。

2. 肾血管性高血压

继发于肾动脉粥样硬化或多发性大动脉炎所致肾动脉狭窄的高血压，通常药物治疗疗效甚微。为控制血压可选用钙离子拮抗剂、α 及 β 受体阻滞剂、直接血管扩张剂等。单侧肾动脉狭窄者可谨慎使用血管紧张素转换酶抑制剂或受体拮抗剂。经皮肾动脉球囊扩张加血管支架置入能有效缓解肾缺血，降低血压。如一侧肾功能已完全消失，手术切除无功能肾有助于控制血压。

3. 主动脉缩窄

药物治疗无效，且可造成主动脉缩窄远端血压进一步下降。一旦诊断明确，应尽早手术治疗，部分患者可经介入治疗。

4. 内分泌疾病

垂体及异位促肾上腺皮质激素分泌瘤、肾上腺皮质腺瘤或腺癌、及双侧增生的肾上腺大部切除术等是其根治措施。也可采用垂体放射治疗，常用钴[60]或直线加速器垂体外照射治疗，但多作为手术的辅助疗法。药物治疗常用于不宜手术或术后辅助治疗，药物包括密妥坦、氨基导眠能、甲吡酮等皮质醇合成酶抑制剂以及 5 - 羟色胺拮抗剂赛庚啶等，但疗效不确定。部分肾上腺疾病如嗜铬细胞瘤可通过手术切除而根治，药物则以 α 受体阻滞剂酚妥拉明为首选。原发性醛固酮增多症可服用螺内酯类药物。

甲状腺或甲状旁腺疾病应以治疗原发病为主，降压药物只作为治疗原发病过程中的辅助用药。

5. 睡眠呼吸暂停综合征

应针对其病因进行治疗，周围型睡眠呼吸暂停综合征可考虑手术解除呼吸道梗阻，如为中枢型或混合型则可在夜间睡眠时使用呼吸机。另外，控制体重和减轻肥胖也有助于血压的控制。

第七章　动脉粥样硬化和周围血管病

第一节　动脉粥样硬化

动脉粥样硬化是一种长期进展性侵蚀血管壁的疾病，使血管内膜增厚变硬、失去弹性和管腔缩小，由于动脉内膜下聚集脂质后呈黄色粥样，故称其为动脉粥样硬化。其病理特点是动脉内膜下缓慢形成脂质和复合糖类沉积，可见巨噬细胞游移，平滑肌细胞增生，纤维结缔组织增生和钙质沉着形成斑块，随着内膜下斑块的进展可发生血管中膜退变。根据斑块内脂质多少和纤维帽薄厚可分为易损斑块和稳定斑块，前者易于继发斑块内出血或斑块破裂，导致局部血栓形成。

动脉粥样硬化病因尚未完全确定，与多种因素相关，尸检证实幼年即可发病，多见于中、老年人，目前明确的主要危险因素有高脂血症、高血压、糖尿病、高同型半胱氨酸血症、吸烟及肥胖等。

动脉粥样硬化按其病变发展过程可分为四期，分别为无症状期（亚临床期）、缺血期、坏死期和纤维化期，但临床上并非严格按序出现，各期之间可交替或同时出现。本病主要累及主动脉及其主要分支、冠状动脉、颈动脉、脑动脉、肾动脉、肠系膜动脉及四肢动脉等。

【诊断标准】

1. 临床表现

主要是有关器官受累后出现的病象。通常可能会出现脑力与体力减退。

（1）主动脉粥样硬化　多数无特异性症状。最主要的后果是形成主动脉瘤以及在动脉粥样硬化基础上形成的动脉夹层，主动脉瘤最多发生在肾动脉开口以下的腹主动脉，其次为主动脉弓和降主动脉，主动脉瘤一旦破裂，可迅速致命。

①主动脉广泛粥样硬化病变，可出现主动脉弹性降低的相关表现：收缩压增高、脉压增大。X线检查可见主动脉结向左上方凸出，有时可见片状或弧状钙质沉着阴影。②腹主动脉瘤体检时可见腹部有搏动性肿块，腹壁相应部位可闻及杂音，股动脉搏动可减弱；胸主动脉瘤可有胸痛、气急、吞咽困难、咯血、声音嘶哑（喉返神经受压导致声带麻痹）、气管移位或阻塞、上腔静脉或肺动脉受压等表现；X线检查可见主动脉的相应部位增大；主动脉造影可见梭形或囊样的动脉瘤；二维超声或磁共振显像可见瘤样主动脉扩张。

（2）冠状动脉粥样硬化　冠状动脉局部粥样硬化斑块破裂和（或）血栓形成是导致急性心血管事件的主要原因，临床可表现为心绞痛、心肌梗死、无症状性心肌缺血、缺血性心肌病及猝死。

①心绞痛主要表现有特征性的心绞痛发作，发作时心电图有缺血性 ST 段压低（≥0.1mV），发作缓解后恢复，多支血管病变者心绞痛发作时心电图可正常，不伴有明显

心肌酶学改变；

②心肌梗死主要表现为典型的心绞痛发作、典型的心电图改变及心肌酶明显增高，可伴有心律失常、低血压、休克及心力衰竭等；

③无症状心肌缺血患者临床上无心肌缺血的症状，但心电图（静息、动态或负荷试验）有心肌缺血改变；

④缺血性心肌病主要表现为心脏增大、心力衰竭及心律失常，也有发生猝死者，确定诊断有赖于既往心绞痛或心肌梗死病史及冠状动脉造影、冠状动脉内超声或冠状动脉 CT 等。

（3）颅脑动脉粥样硬化　包括颈内动脉和椎动脉在内的颅脑动脉粥样硬化，粥样硬化斑块可导致管腔狭窄，也可导致斑块破裂或局部血栓形成，而动脉血栓形成或斑块碎片脱落的栓子可引发脑血管意外（缺血性脑卒中），长期慢性脑缺血会导致脑萎缩，进一步可发展为血管性痴呆。

①脑缺血可表现为眩晕、头痛和晕厥等症状。

②缺血性脑卒中可表现为头痛、眩晕、呕吐、意识丧失、肢体瘫痪、偏盲或失语等。

③脑痴呆可表现为精神变态、行为异常、智力和记忆力减退，甚至出现性格完全变态等。

（4）肾动脉粥样硬化　肾动脉硬化时管腔缩窄可导致肾血管性高血压，长期肾脏缺血可导致肾萎缩或进展为肾衰竭；肾动脉血栓形成，可出现肾区疼痛、尿闭和发热等症状。

（5）肠系膜动脉粥样硬化　动脉硬化导致肠系膜动脉缺血时可出现消化不良、肠道张力减低、便秘和腹痛等症状；血栓形成时，可有剧烈腹痛、腹胀和发热，肠壁坏死时可出现便血、麻痹性肠梗阻和休克等症状。

（6）四肢动脉粥样硬化　动脉硬化多见于下肢动脉，可引发下肢动脉血供障碍或动脉管腔完全闭塞。血供障碍时可出现下肢发凉、麻木和间歇性跛行（即：行走时发生腓肠肌麻木、疼痛以致痉挛，休息后消失，再走时出现），严重者可出现持续性疼痛，足背动脉搏动减弱或消失；动脉管腔完全闭塞时可发生坏疽。

2. 辅助检查

目前尚缺乏敏感而特异性的早期实验室诊断方法。

（1）化验检查可表现为血总胆固醇（TC）增高、低密度脂蛋白（LDL）增高、高密度脂蛋白（HDL）降低、甘油三酯（TG）增高，载脂蛋白 A（apoprotein A，ApoA）降低、载脂蛋白 B（ApoB）和脂蛋白（a）[Lp（a）]增高。

（2）X 线检查可见主动脉结向左上方凸出，有时可见片状或弧状钙质沉着阴影；选择性或数字减影法动脉造影可见冠状动脉、脑动脉、肾动脉、肠系膜动脉和四肢动脉粥样硬化所致的管腔狭窄或动脉瘤病变，病变的部位、范围和程度有助于确定介入或外科治疗的适应证以及选择实施手术的方式。

（3）多普勒超声检查可提示颈动脉、肾动脉和四肢动脉的血流及血管病变情况。

（4）脑电阻抗图、脑电图、电子计算机断层显像（CT）或磁共振显像有助于判断脑动脉的功能以及脑组织的病变情况。

（5）放射性核素心脏检查、超声心动图、心电图及其他们的负荷试验所示的特征性改变有助于诊断冠状动脉粥样硬化性心脏病，电子束或多层螺旋 X 线计算机断层显像（EBCT 或 MDCT），磁共振显像（MRI）和冠状动脉造影等，已用于冠状动脉显像，血管内超声显像和血管镜检查是辅助血管内介入治疗的检查方法，血管造影包括冠状动脉造影在内是诊断动脉粥样硬化最直接而有效的方法。

3. 鉴别诊断

主动脉粥样硬化引起的主动脉变化和主动脉瘤，需要与梅毒性主动脉炎和主动脉瘤以及纵隔肿瘤相鉴别；冠状动脉粥样硬化所致的心绞痛和心肌梗死，需要与其他病因引起的冠状动脉病变相鉴别；心肌纤维化需要与其他心脏病特别是原发性扩张型心肌病相鉴别；脑动脉硬化所致的脑血管意外，需要与其他原因引起的脑血管意外相鉴别；肾动脉硬化引起的高血压，需要与其他原因引起的高血压相鉴别；肾动脉血栓形成需要与肾结石相鉴别；四肢动脉粥样硬化所产生的症状需要与其他原因的动脉病变所引起症状相鉴别。

【治疗原则】

动脉粥样硬化治疗主要包括：药物治疗、介入和外科手术治疗。

1. 药物治疗

（1）调脂治疗　血脂异常患者经调整饮食及增强运动 3 个月后，血脂仍未达标者，应选择药物治疗。《中国成人血脂异常防治指南（2007 年）》建议：低危患者 LDL-C≥190mg/dl，TC≥270mg/dl 需药物治疗，治疗目标 LDL-C<160mg/dl，TC<240mg/dl；中危者 LDL-C≥160mg/dl，TC≥240mg/dl 需药物治疗，治疗目标 LDL-C<130mg/dl，TC<200mg/dl；高危患者 LDL-C≥100mg/dl，TC≥160mg/dl 需药物治疗，治疗目标 LDL-C<100mg/dl，TC<160mg/dl；极高危患者 LDL-C≥80mg/dl，TC≥160mg/dl 需药物治疗，治疗目标 LDL-C<80mg/dl，TC<120mg/dl。

降脂药物一般分两大类，羟甲基戊二酰辅酶 A 还原酶抑制剂（他汀类）和苯氧芳酸类（贝特类）。其他还有烟酸类、胆酸螯合剂及不饱和脂肪酸等。①他汀类主要降低 TC 和低密度脂蛋白胆固醇（LDL-C），也在一定程度上降低 TG 和极低密度脂蛋白（VLDL），轻度升高 HDL-C 水平；②贝特类主要降低血清 TG、VLDL-C，也可以在一定程度上降低 TC 和 LDL-C，升高 HDL-C。

（2）抗血小板药物　能够抗血小板黏附和聚集，可防止血栓形成，有助于防止血管阻塞性病变的进展，可用于预防冠状动脉和脑血管动脉血栓栓塞。

抗血小板药物通常分三类：①抑制血小板花生四烯酸代谢：以阿司匹林为主要代表；②血小板膜受体拮抗剂又分两类，其中血小板 ADP 受体拮抗剂的代表药为氯吡格雷，而血小板 GPⅡb/Ⅲa 受体拮抗剂的代表药为替罗非班；③增加血小板内环腺苷酸（cAMP）的药物，以前列环素（PGI_2）及前列腺素 E_1 为代表。

（3）纤溶药物（溶栓药物）　纤溶药物是纤溶酶原激活剂，可激活纤溶酶原形成纤溶酶，使纤溶蛋白降解，溶解已形成的纤维蛋白血栓，同时不同程度的降解纤维蛋白原。纤溶药不能溶解血小板血栓，甚至还激活血小板。纤溶药物按照纤维蛋白选择性大致分为三类：①第一代纤溶药物：不具有纤维蛋白选择性，如尿激酶、链激酶；②第二代纤溶药物：具有纤维蛋白选择性，如组织型纤溶酶原激活剂、瑞替普酶（tPA）

等；③第三代纤溶药物：主要特点是半衰期延长，有的还增加了纤维蛋白亲和力，如替奈普酶（TNK‑tPA）和拉诺替普酶（n‑PA）等。

（4）抗凝药物　抗凝药物分间接凝血酶抑制剂、直接凝血酶抑制剂、凝血酶生成抑制剂、重组内源性抗凝剂、凝血酶受体拮抗剂、维生素K依赖性抗凝剂及去纤维蛋白原制剂七种类型，临床常用的药物有：普通肝素、低分子肝素及华法林等。

（5）其他　针对缺血症状的相应治疗，如心绞痛时应用血管扩张剂、β受体阻滞剂等。

2. 介入和外科手术治疗

针对狭窄或闭塞的血管，特别是冠状动脉、肾动脉及四肢动脉可进行血管再通、血管重建或血管旁路移植等外科手术治疗，使动脉恢复血供；也可以通过介入的方法，如经皮血管腔内球囊扩张成形术、经皮血管腔内支架植入术以及经皮血管腔内旋切术、旋磨术、激光成形术等，使动脉血管再通，恢复动脉血供。

【预防措施】

积极主动预防动脉粥样硬化，是防止由此发生心脑血管急性事件、降低死亡风险的重要举措。

（1）合理膳食　控制膳食总热量，维持正常体重。体重指数 BMI = 体重（kg）/身高（m）^{2}，一般 20～24 为正常范围，超重者应减少每日进食总热量，宜食用低脂（脂肪摄入量低于总热量的 30%，动物性脂肪低于 10%）、低胆固醇（每日低于 200mg）膳食；年过 40 岁者即使血脂正常，也以低脂饮食为宜；有明确冠状动脉粥样硬化者，在低脂饮食的同时应严禁暴饮暴食，防止诱发心绞痛或心肌梗死，合并高血压或心力衰竭者，宜同时限盐。

（2）适度运动　运动是生命之本，运动对预防肥胖、减轻体重，锻炼循环系统的功能和调节血脂代谢均有裨益，是预防本病的积极措施之一。运动以不过多增加心脏负荷和无不适感觉为宜，宜循序渐进，避免剧烈运动。

（3）合理安排工作及生活　生活要规律，心态要平衡，避免过劳及情绪激动。

（4）提倡戒烟、避免大量饮酒，积极控制与本病相关的危险因素，如高血压、糖尿病、高脂血症、吸烟、肥胖等。

第二节　闭塞性周围血管病

周围血管病是指发生于心、脑血管以外的血管疾病，可分为动脉疾病、静脉疾病和淋巴系统疾病。动脉疾病包括动脉硬化闭塞症、糖尿病足、动脉栓塞、血栓闭塞性脉管炎、多发性大动脉炎以及雷诺综合征等；静脉疾病包括血栓性静脉炎、深静脉血栓形成、下肢静脉曲张及下肢深静脉血栓形成后综合征等。本节主要介绍闭塞性周围动脉粥样硬化。

周围动脉病（peripheral arterial disease，PAD）是全身动脉粥样硬化的一部分，其主要病因是动脉粥样硬化，动脉粥样硬化斑块增厚、破裂、出血或血栓形成，可导致周围动脉管腔狭窄或闭塞，在骨骼肌运动时耗氧量增加，出现氧的供需平衡失调，从而诱发缺血症状；由于缺氧以致运动早期就出现低氧代谢，增加了乳酸和乙酰肉毒碱的积聚而出现疼痛症状。本病主要表现为肢体缺血症状与体征，多数在 60 岁后发病，男性明显多于女性。在美国 >70 岁人群的患病率 >5%。

按目前公认的 Fontain 分期可分为四期；Ⅰ期为无症状期：患肢怕冷、皮温稍低、易疲乏或轻度麻木，ABI 为正常；Ⅱa 期：轻度间歇跛行，较多发生小腿肌痛，Ⅱb 期：中、重度间歇跛行，ABI 0.7 ~ 0.9；Ⅲ期：静息痛，ABI 0.4 ~ 0.7；Ⅳ期：溃疡坏死，皮温低，色泽暗紫，ABI <0.4。

【诊断标准】

1. 临床表现

本病下肢动脉受累明显多于上肢动脉，病变累及主 - 髂动脉者占 30%，股 - 腘动脉者约 80% ~ 90%，而胫、腓动脉受累者约 40% ~ 50%。

（1）症状　主要和典型的症状是间歇性跛行（intermittent claudication）和静息痛。其特点为肢体运动后引发局部疼痛、紧束、麻木或无力，停止运动后症状即缓解；疼痛部位常与受累血管病变相关；臀部、髋部及大腿部疼痛导致的间歇性跛行常提示主动脉和髂动脉血管部分阻塞；临床最多见的小腿疼痛性间歇跛行常提示股、腘动脉狭窄。踝、趾间歇性跛行则提示为胫、腓动脉病变。如病变进一步加重导致血管闭塞时，可出现静息痛。

（2）体征

①血管狭窄远端的动脉搏动减弱或消失，狭窄部位可闻及收缩期杂音，若血管远端侧支循环形成不良致舒张压很低则可闻及连续性杂音。

②患肢皮肤温度较低及营养不良，皮肤薄、亮、苍白，毛发稀疏，趾甲增厚，严重者可出现水肿、溃疡与坏疽。

③肢体位置改变测试：肢体自高位下垂到肤色转红时间 >10 秒和表浅静脉充盈时间 >15 秒，提示有动脉狭窄及侧支形成不良，反之，肢体上抬 60°角，若在 60 秒内肤色转白也提示有动脉狭窄。

2. 辅助检查

（1）节段性血压测量　在下肢不同动脉供血节段用 Doppler 装置测压，如发现节段间有压力阶差则提示其间存在动脉狭窄。

（2）踝/肱指数（ankle - brachial index，ABI）测定　是对下肢动脉狭窄病变实用与公认的节段性血压测量，用相应宽度的压脉带分别测定踝及肱动脉的收缩压计算而得 ABI。ABI = 踝动脉收缩压/肱动脉收缩压，正常值≥1，<0.9 为异常，敏感性达 95%；<0.5 为严重狭窄。

（3）活动平板负荷试验　以出现缺血症状的运动负荷量和时间，客观评价肢体的血供状态，有利于定量评估病情及治疗干预的效果。

（4）多普勒血流速度曲线分析及多普勒超声显像　随着动脉血管狭窄程度的加重，血流速度曲线会趋于平坦，结合超声显像则结果更可靠。

（5）磁共振血管造影和 CT 血管造影　可明确血管病变的部位、病变的程度及侧支循环等情况，具有肯定的诊断价值。

（6）动脉造影　可直观显示血管病变及侧支循环状态，可对手术或经皮介入治疗的决策提供直接依据。

3. 鉴别诊断

本病主要应与多发性大动脉炎累及腹主动脉－髂动脉者及血栓栓塞性脉管炎（Buerger 病）相鉴别，前者多见于年轻女性，活动期有全身症状、发热、血沉增高及免疫指标异常，病变部位多发，也常累及肾动脉而有肾性高血压。后者好发于青年男性重度吸烟者，累及全身中、小动脉，上肢也经常受累，常有反复发作性浅静脉炎及雷诺现象；缺血性溃疡伴有剧痛应与神经病变与下肢静脉曲张所致溃疡鉴别；也应与假性跛行相鉴别，如椎管狭窄、关节炎、骨筋膜间隔综合征等，因各具特点，应予以区分。

【治疗原则】

主要包括一般治疗、药物治疗及血运重建三个方面。

1. 一般治疗

（1）积极干预与发病相关的危险因素；戒烟、控制高血压、血糖、血脂等；对患肢精心护理、清洁、保湿、防止外伤，对有静息痛者可抬高床头，以增加下肢血流，减少疼痛。

（2）步行锻炼，鼓励患者坚持步行，20~30 分/次，每天尽量多次，可促进侧支循环的建立，也有认为每次步行时间应直至出现症状为止。

2. 药物治疗

（1）抗血小板治疗　阿司匹林或氯吡格雷可抑制血小板聚集，能有效控制动脉粥样硬化病变的进展，有报告可降低与本病并存的心血管病死亡率25%。

（2）调脂药物　他汀类药物可以通过进一步降低血浆 LDL－C 水平，可使动脉粥样硬化斑块脂质核减小，纤维帽增厚，还具有抑制斑块炎症、抗氧化、保护血管内皮等功能，以达到稳定斑块的作用。

（3）血管扩张剂　扩血管治疗无明确长期疗效，肢体动脉狭窄时，在运动状态下，其狭窄的远端血管扩张而使组织的灌注压下降，而因肌肉运动所产生的组织间的压力甚至可超过灌注压。此时使用血管扩张剂将加剧这种矛盾，除非血管扩张剂可以促进侧支循环建立，否则不能使运动肌肉的灌注得到改善。换言之，缺血症状不可能缓解。对严重肢体缺血者静脉滴注前列腺素，对减轻疼痛和促使溃疡的愈合可能有效。

（4）其他　抗凝药无效，而溶栓剂仅在发生急性血栓事件时有效。

3. 血运重建

经积极内科治疗后仍有静息痛、组织坏疽或严重生活质量降低致残者可作血运重建再血管化治疗，包括导管介入治疗和外科手术治疗；前者有经皮球囊扩张、支架植入与激光血管成形术。外科手术有人造血管与自体血管旁路移植术，各有相关指南参照执行。

【预后】

因本病是全身性疾病的一部分，其预后与同时并存的冠心病、脑血管病等密切相关。经血管造影证实，约50%有肢体缺血症状的患者可同时有冠心病。寿命表分析（life table analysis）表明，间歇性跛行患者 5 年生存率为70%，10 年生存率为50%。死亡者大多死于心肌梗死或猝死，直接死于周围血管闭塞的比例甚小。伴有糖尿病及吸烟患者预后更差，约5%患者需行截肢手术。

第三节　静脉血栓症

静脉血栓形成（venous thrombosis）是静脉的一种急性非化脓性炎症，并伴有继发性血管腔内血栓形成的疾病。病变主要累及四肢浅表静脉或下肢深静脉，被分为浅静脉血栓形成及深静脉血栓形成。

肢体静脉可分为浅静脉与深静脉。下肢浅静脉包括大隐静脉、小隐静脉及其分支；下肢深静脉与大动脉伴行。深、浅静脉间由多处穿支静脉相连。两叶状静脉瓣分布在整个静脉系统内，以控制血流单向流回心脏。下肢静脉系统的疾病以静脉血栓最具临床意义。

血液高凝、血流缓慢及血管壁的损伤是造成本病的三大主要原因，凡涉及以上因素的临床情况均可导致静脉血栓形成，例如①手术：损伤血管内膜，尤其是骨科、胸腔、腹腔及泌尿生殖系手术；②肿瘤：确切机制不清，通常认为致癌因素可激活凝血瀑布，形成促血栓环境，特别是胰腺、肺、生殖腺、乳腺及泌尿道恶性肿瘤；③外伤：特别是脊柱、骨盆及下肢骨折；④长期卧床：血流缓慢；⑤妊娠：雌激素的作用；⑥高凝状态：抗凝物质缺乏、骨髓增生性疾病、异常纤维蛋白血症和弥散性血管内凝血等；⑦静脉炎或医源性静脉内膜损伤如静脉介入诊疗操作。

一、深静脉血栓形成

【诊断标准】

1. 临床表现

深静脉血栓形成可有以下的局部症状，但有些患者临床上可以毫无局部症状，而以肺栓塞为首发症状，是严重的致死性并发症。

（1）髂、股深静脉血栓形成常为单侧。患肢肿胀发热，沿静脉走向可能有压痛，并可触及索状改变，浅静脉扩张，并可见到明显静脉侧支循环。有些患者皮肤呈紫蓝色，系静脉内淤积的还原血红蛋白所致，称之为蓝色炎性疼痛症，有时腿部明显水肿使组织内压超过微血管灌注压而导致局部皮肤发白，称之为白色炎性疼痛症，并可伴有全身症状，又称中央型深静脉血栓形成。

（2）小腿深静脉血栓形成因有较丰富的侧支循环可无临床症状，偶有腓肠肌局部疼痛及压痛、发热、肿胀等，又称周围型深静脉血栓形成。

（3）由于锁骨下静脉穿刺及置管操作日益增多，上肢静脉血栓形成病例也日渐增多，波及上肢的症状体征与下肢者相同。

2. 辅助检查

（1）静脉压测定　患肢静脉压升高，提示测压处近心端静脉有阻塞。

（2）超声　二维超声显像可直接见到大静脉内的血栓，配合 Doppler 测算静脉内血流速度，并观察对呼吸和压迫动作的正常反应是否存在。此种检查对近端深静脉血栓形成的诊断阳性率可达95%；而对远端者诊断敏感性仅为50%～70%，但特异性可达95%。

（3）放射性核素检查 ^{125}I - 纤维蛋白原扫描偶用于本病的诊断。与超声检查相反，本检查对腓肠肌内的深静脉血栓形成的检出率可高达90%，而对近端深静脉血栓诊断的特异性较差。本检查的主要缺点是注入放射性核素后需要滞后48～72小时方能显示结果。

（4）阻抗容积描记法（impedance plethysmography，IPG）和静脉血流描记法（phleborheography，PRG）前者应用皮肤电极，后者采用充气袖带测量在生理变化条件下静脉容积的改变。当静脉阻塞时，随呼吸或袖带充、放气而起伏的容积波幅度小。这种试验对近端深静脉血栓形成诊断的阳性率可达90%，对远端者诊断敏感性明显降低。

（5）深静脉造影 从足部浅静脉内注入造影剂，在近心端使用压脉带，很容易使造影剂直接进入深静脉系统，如果出现静脉充盈缺损，即可作出定性及定位诊断。

3. 鉴别诊断

下肢深静脉血栓形成需与以下疾病进行鉴别。

（1）下肢淋巴水肿 下肢淋巴水肿有原发性和继发性2种，原发性淋巴水肿往往在出生后即有下肢水肿，继发性淋巴水肿主要因手术，感染，放射，寄生虫等损伤淋巴管后使淋巴回流受阻所致，因此可有相关的病史。淋巴水肿早期表现为凹陷性水肿，足背部肿胀较明显，组织张力较静脉血栓引起的下肢肿胀小，皮温正常。中晚期淋巴水肿由于皮下组织纤维化，皮肤粗糙，变厚，组织变硬呈团块状，一般不会出现下肢静脉血栓后遗症的临床表现，如色素沉着，溃疡等。

（2）下肢局部血肿 下肢外伤后，局部如形成血肿，也表现为下肢肿胀，由于血肿的治疗与静脉血栓的治疗相反，因此需注意鉴别，血肿大多有外伤史，肿胀局限，极少累及整个下肢，伴有疼痛，后期皮肤可见淤斑或皮肤泛黄，超声检查有助于鉴别。

（3）急性动脉栓塞 本病也常表现为单侧下肢的突发疼痛，与下肢静脉血栓有相似之处。但急性动脉栓塞时肢体无肿胀，主要表现为足及小腿皮温降低，剧痛麻木，足背动脉胫后动脉搏动消失，有时股腘动脉搏动也消失，根据以上特点鉴别较易。

（4）全身性疾病 下肢水肿可能由于不同系统的疾病引起，包括充血性心力衰竭，慢性肾功能不全，液体过多，贫血，低蛋白血症，盆腔恶性肿瘤等，这些疾病引起的下肢水肿通常是双侧的，对称的，但无浅静脉怒张，也无皮肤颜色改变。

【治疗原则】

按照中华医学会深静脉血栓（DVT）的治疗指南，其治疗分为早期治疗及长期治疗两部分。

1. 早期治疗

（1）抗凝治疗 DVT的早期抗凝治疗可皮下注射低分子肝素或普通肝素，据病情需要，在治疗的第一天可以开始联合应用维生素K拮抗剂，在INR稳定并大于2.0后，停用肝素。

①普通肝素的应用：肝素剂量个体差异较大，因此静脉给予肝素必须进行监测，以确保疗效和安全性。目前常用的监测是激活的部分凝血酶原时间（APTT），肝素的治疗效果应尽快达到和维持抗凝前的1.5～2.5倍。

对于临床高度怀疑DVT的患者，如无禁忌，在等待检查结果期间，可考虑抗凝治疗，根据确诊结果决定是否继续抗凝治疗。

②低分子肝素的应用：低分子肝素比肝素的药物动力学和生物效应具有更好的预测性。如果根据体重调整剂量的低分子肝素皮下注射每天 1 次或 2 次，大多数患者不需要实验室监测。肾功能不全或孕妇慎用。

对于急性 DVT 患者，推荐 12 小时 1 次的皮下注射低分子肝素；对于严重肾功能衰竭的患者，建议使用静脉肝素，谨慎考虑低分子肝素。

（2）溶栓治疗　理论上使用溶栓药溶解静脉血栓，迅速减轻血管阻塞可作为 DVT 患者的治疗措施之一。早期溶栓治疗有效，但是溶栓治疗可能增加出血的风险。

治疗急性期的严重髂股静脉血栓在适当的抗凝治疗下，可考虑使用溶栓治疗。

①导管溶栓　导管溶栓与全身溶栓相比具有一定的优势，但有报道导管溶栓与局部和全身出血有关系，鉴于国内尚无充分的循证医学证据，目前对导管溶栓仍需严格掌握适应证。

②手术取栓　手术静脉取栓主要用于早期近端 DVT，手术取栓通常的并发症是血栓复发。对于严重患者，如某些严重的髂股静脉血栓形成，股青肿患者可考虑应用。

（3）下腔静脉滤器　下腔静脉滤器可以预防和减少肺栓塞的发生。放置下腔静脉滤器的适应证是抗凝治疗有禁忌或有并发症的近段 DVT 患者，充分抗凝治疗的情况下反复发作的血栓栓塞，肝素诱发性血小板减少综合征，反复肺栓塞发作合并肺动脉高压，行肺动脉手术取栓和内膜剥脱术时同时应用。置入滤器后，应该立即行抗凝治疗，在抗凝治疗基础上置入下腔静脉滤器可减少肺栓塞的发生。国外资料显示在充分抗凝治疗后，致死性肺栓塞发生率可以在 1% 以下。因此下腔静脉滤器适用于肺栓塞的高危患者。

对于大多数 DVT 患者，推荐不常规应用腔静脉滤器；对于抗凝治疗有禁忌或有并发症，或者充分抗凝治疗的情况下反复发作血栓栓塞症的患者，建议放置下腔静脉滤器。

（4）体位治疗　早期 DVT 患者在进行抗凝治疗的同时推荐进行一段时间严格的卧床休息，以防止血栓脱落造成肺栓塞。但对慢性 DVT 患者，运动和腿部加压的患者比卧床休息的患者其疼痛和肿胀的消除速率显著要快。因此并不严格要求患者卧床休息。

推荐：早期深静脉血栓形成患者建议以卧床休息为主，抬高患肢。

2. DVT 的长期治疗

DVT 患者需长期抗凝治疗以防止出现有症状的血栓发展和（或）复发性静脉血栓事件。

维生素 K 拮抗剂在 DVT 长期治疗的应用：调整剂量的维生素 K 拮抗剂如华法林对防止复发非常有效。检测维生素 K 拮抗剂抗凝效果的标准是凝血酶原时间和 INR。推荐维生素 K 拮抗剂在整个治疗过程中应使 INR 维持在 2.0～3.0，需定期监测。

长期治疗的疗程，推荐：对于继发于一过性危险的 DVT 初次发作患者，推荐使用维生素 K 拮抗剂至少 3 个月；对于特发 DVT 的初次发作患者，推荐使用维生素 K 拮抗剂至少 6～12 个月或更长时间的抗凝；对于有 2 次以上发作的 DVT 患者，建议长期治疗。对于长期抗凝治疗患者，应定期进行风险效益评估以决定是否继续治疗。

3. 预防措施

为避免肺栓塞的严重威胁，对所有易发生深静脉血栓形成的高危患者均应提前进行预防。股骨头骨折、较大的骨科或盆腔手术，中老年人如有血黏度增高等危险因素者，在接受超过 1 小时的手术前大多采用小剂量肝素预防。术前 2 小时皮下注射肝素 5000U，以后每 8 ~ 12 小时 1 次直至患者起床活动。急性心肌梗死用肝素治疗也同时对预防静脉血栓形成有利。华法林和其他同类药物也可选用。

阿司匹林等抗血小板药物无预防作用，对于有明显抗凝禁忌者，可采用保守预防方法，包括早期起床活动，穿弹力长袜。定时充气压迫腓肠肌有较好的预防效果。

二、浅静脉血栓形成

由于本症不致造成肺栓塞和慢性静脉功能不全，因此在临床上远不如深静脉血栓形成重要。本症是血栓性浅静脉炎的主要临床表现，在曲张的静脉中也常可发生。本症多伴发生于持久、反复静脉输液，尤其是输入刺激性较大的药物时。由于静脉壁有不同程度的炎性病变，腔内血栓常与管壁粘连，不易脱落。

游走性浅静脉血栓往往是恶性肿瘤的征象，也可见于脉管炎如闭塞性血栓性脉管炎。

本症诊断较容易：沿静脉走向部位疼痛、发红，局部有条索样或结节状压痛区。

治疗多采取保守支持疗法：①祛除促发病因，如停止输注刺激性液体，祛除局部静脉置管的感染因素；②休息、患肢抬高、热敷；③止痛：可用非甾体抗炎药；④由于本病易复发，宜穿循序减压弹力袜；⑤对大隐静脉血栓患者应严密观察，应用多普勒超声监测；若血栓发展至股隐静脉连接处时，应使用低分子肝素抗凝或作大隐静脉剥脱术或隐股静脉结合点结扎术，以防深静脉血栓形成。

第八章　心脏瓣膜病

第一节　二尖瓣病变

一、二尖瓣狭窄

二尖瓣狭窄是由于炎症、黏液样变性、退行性改变、先天性畸形、缺血性坏死、创伤等原因引起的单个或多个瓣膜结构（包括瓣叶瓣环、腱索或乳头肌）的功能或结构异常，导致瓣口狭窄，正常二尖瓣质地柔软，瓣口面积约 $4 \sim 6 cm^2$。当瓣口面积减小为 $1.5 \sim 2.0 cm^2$ 时为轻度狭窄；$1.0 \sim 1.5 cm^2$ 时为中度狭窄；$< 1.0 cm^2$ 时为重度狭窄。

二尖瓣病变最常见病因为风湿热。2/3 的患者为女性。约半数患者无急性风湿热史，但多有反复链球菌扁桃体炎或咽峡炎史。急性风湿热后，至少需 2 年始形成明显二尖瓣狭窄，多次发作急性风湿热较一次发作出现狭窄早。单纯二尖瓣狭窄占风心病的 25%，二尖瓣狭窄伴有二尖瓣关闭不全占 40%。主动脉瓣常同时受累。先天性畸形或结缔组织病，如系统性红斑狼疮心内膜炎为二尖瓣狭窄的罕见病因。

【诊断标准】

（一）临床表现

1. 症状

通常情况下，从初次风湿性心脏炎到出现明显二尖瓣狭窄的症状可长达 10 年；此后 $10 \sim 20$ 年逐渐丧失活动能力。

（1）呼吸困难　劳力性呼吸困难为最早期的症状，主要为肺的顺应性降低所致。随着病程发展，日常活动即可出现呼吸困难，以及端坐呼吸。

（2）咳嗽　多在夜间睡眠时及劳动后。多为干咳；并发支气管炎或肺部感染时，咳黏液样或脓痰。左心房明显扩大压迫支气管亦可引起咳嗽。

（3）咯血

①痰中带血或血痰，与支气管炎，肺部感染，和肺充血或毛细血管破裂有关；常伴夜间阵发性呼吸困难；二尖瓣狭窄晚期出现肺梗死时，亦可咯血痰。

②大量咯血，是由于左心房压力突然增高，以致支气管静脉破裂出血造成。多见于二尖瓣狭窄早期，仅有轻度或中度肺动脉压增高的患者。

③粉红色泡沫痰，为毛细血管破裂所致，属急性肺水肿的特征。

（4）胸痛　约有 15% 的二尖瓣狭窄患者有胸痛表现，可能是由于肥大的右心室壁张力增高，同时心排血量降低致右心室缺血引起。

（5）血栓栓塞　20% 的二尖瓣狭窄患者在病程中发生血栓栓塞，其中 80% 有心房颤动。栓塞可发生在脑血管，冠状动脉和肾动脉，部分患者可反复发生。或为多发性栓塞。

（6）其他症状　左心房扩大和左肺动脉扩张可压迫左喉返神经，引起声音嘶哑；左心房显著扩大可压迫食道，引起吞咽困难；右心室衰竭时可出现食欲减退，腹胀，恶心等症状。

2. 体征

（1）心尖区舒张中晚期低调的隆隆样杂音，呈递增型，局限性，左侧卧位时明显，可伴有舒张期震颤。心尖区第一心音亢进，呈拍击样。可在80%～85%的患者胸骨左缘3～4肋间或心尖区内侧闻及二尖瓣开瓣音（opening snap，OS），此音紧跟第二心音后，高调短促而响亮，呼气时明显，是隔膜型瓣膜口的主瓣（二尖瓣前叶）在开放时发生震颤所致，拍击样第一心音和二尖瓣开瓣音的存在，高度提示二尖瓣狭窄以及瓣膜仍有一定的柔顺性和活动力，有助于隔膜型二尖瓣狭窄的诊断，对决定手术治疗的方法有一定的意义。由于肺动脉高压，可出现肺动脉瓣第二心音亢进和分裂。严重肺动脉高压时，可在胸骨左缘第2～4肋间闻及一高调、递减型的舒张早中期杂音，呈吹风样，沿胸骨左缘向三尖瓣区传导，吸气时增强。此乃由于肺动脉及其瓣环的扩张，造成相对性肺动脉瓣关闭不全的杂音（Graham Steell杂音）。有时还可听到肺动脉瓣收缩早期喀喇音，此音呼气时明显，吸气时减轻。严重的二尖瓣狭窄患者，由于肺动脉高压，右心室扩大，引起三尖瓣瓣环的扩大，导致相对性三尖瓣关闭不全。右心室收缩时部分血流通过三尖瓣口反流到右心房，因而出现三尖瓣区全收缩期吹风样杂音，向心尖区传导，吸气时明显。

（2）其他体征　二尖瓣面容见于严重二尖瓣狭窄的患者，由于心排血量减低，患者两颧呈紫红色，口唇轻度紫绀。四肢末梢亦见发绀。儿童期发生二尖瓣狭窄者，心前区可见隆起，左乳头移向左上方，并有胸骨左缘处收缩期抬举样搏动，中度以上狭窄患者心脏浊音界在胸骨左缘第三肋间向左扩大，表示肺动脉和右心室增大。颈静脉搏动明显，表明存在严重肺动脉高压。

（二）辅助检查

1. X线检查

最早的改变是左心缘的左心房弧度明显，肺动脉主干突出，肺静脉增宽，右前斜位钡剂透视可见扩张的左心房压迫食道。病变严重时，左心房和右心室明显增大，后前位片示心影右缘呈双重阴影，肺门阴影加深，主动脉弓较小。左心室一般不大。当左心房压力达2.7kPa（20mmHg）时，中下肺可见Kerley B线。长期肺淤血后含铁血黄素沉积，双下肺野可出现散在的点状阴影。老年患者常有二尖瓣钙化，青壮年亦不少见。

2. 心电图检查

轻度二尖瓣狭窄者心电图可正常。特征性的改变为P波增宽且呈双峰形，提示左心房增大。合并肺动脉高压时，显示右心室增大，电轴右偏。病程晚期常合并心房颤动。

3. 超声心动图检查

是最敏感和特异的无创性诊断方法，对确定瓣口面积和跨瓣压力阶差，判断病变的程度，决定手术方法以及评价手术的疗效均有很大价值。二维超声心动图上可见二尖瓣前后叶反射增强，变厚，活动幅度减小，舒张期前叶体部向前膨出呈气球状，瓣尖的前后叶距离明显缩短，开口面积减小。M型超声可见舒张期充盈速率下降，正常的双峰消失，E峰后曲线下降缓慢，二尖瓣前叶、后叶于舒张期呈从属于前叶的同向运动，即所谓城垛样改变。左心房扩大，右心室肥大及右心室流出道变宽。多普勒超声显示缓慢而渐减的血流通过二尖瓣。

4. 右心导管检查

右心室，肺动脉及肺毛细血管压力增高，肺循环阻力增大，心排血量减低。穿刺心房间隔后可直接测定左心房和左心室的压力，二尖瓣狭窄早期舒张期跨瓣压力阶差正常，随着病情加重，压力阶差增大，左心房收缩时压力曲线呈高大的a波。

（三）鉴别诊断

发现心尖区隆隆样舒张期杂音并有左心房扩大，即可诊断二尖瓣狭窄，超声心动图检查可明确诊断。临床上二尖瓣狭窄应与下列情况的心尖区舒张期杂音鉴别。

1. 急性风湿性心脏炎

心尖区有高调、柔和的舒张早期杂音，每日变化较大，风湿活动控制后，杂音可消失。这是因为心室扩大，二尖瓣相对狭窄所致，即 Carey – Coombs 杂音。

2. "功能性"二尖瓣狭窄

见于各种原因所致的左心室扩大，二尖瓣口流量增大，或二尖瓣在心室舒张期受主动脉反流血液的冲击等情况，如大量左至右分流的动脉导管未闭和心室间隔缺损，主动脉瓣关闭不全等，此杂音历时较短，无开瓣音，性质较柔和，吸入亚硝酸异戊酯杂音减低，应用升压药后杂音加强。

3. 左房黏液瘤

为心脏原发性肿瘤中最常见者。临床症状和体征与二尖瓣狭窄相似，但呈间歇性，随体位而变化，一般无开瓣音而可听到肿瘤扑落音，心房颤动少见而易有反复的周围动脉栓塞现象。超声心动图表现为二尖瓣后面收缩期和舒张期均可见一团云雾状回声波。心导管检查显示左心房压力明显升高，选择性造影示左心房内充盈缺损。后者目前已少用，因有促使瘤栓脱落的可能。

4. 三尖瓣狭窄

胸骨左缘下端闻及低调的隆隆样舒张期杂音，吸气时因回心血量增加可使杂音增强、呼气时减弱。窦性节律时颈静脉a波增大。二尖瓣狭窄舒张期杂音位于心尖区，吸气时无变化或减弱。超声心动图可明确诊断。

5. 原发性肺动脉高压

多发生于女性患者，无心尖区舒张期杂音和开瓣音，左心房不扩大，肺动脉楔嵌压和左心房压力正常。

【治疗】

1. 代偿期治疗

适当避免过度的体力劳动及剧烈运动，保护心功能；对风湿性心脏病患者应积极预防链球菌感染与风湿活动以及感染性心内膜炎。

2. 失代偿期治疗

出现临床症状者，宜口服利尿剂并限制钠盐摄入。右心衰竭明显或出现快速心房颤动时，用洋地黄类制剂可缓解症状，控制心室率。出现持续性心房颤动1年以内者，应考虑药物或电复律治疗。对长期心力衰竭伴心房颤动者可采用抗凝治疗，以预防血栓形成和动脉栓塞的发生。

二尖瓣狭窄治疗的关键是解除二尖瓣机械性梗阻，降低跨瓣压力阶差。常采用的手术方法如下。

（1）经皮穿刺二尖瓣球囊分离术　这是一种介入性心导管治疗技术，其适应证为单纯二尖瓣狭窄。此方法能使二尖瓣口面积扩大至 $2.0cm^2$ 以上，明显降低二尖瓣跨瓣压力阶差和左心房压力，提高心脏指数，有效地改善临床症状。经皮穿刺二尖瓣球囊分离术不损害瓣下结构，操作熟练者，亦可避免并发症的发生；并且不必开胸，较为安全，患者损伤小，康复快，近期疗效已肯定。

（2）二尖瓣分离术　有闭式和直视式两种。闭式多采用经左心室进入使用扩张器方法，对隔膜型疗效最好。手术适应证为患者年龄不超过55岁，心功能在2～3级，近半年内无风湿活动或感染性心内膜炎，术前检查心房内无血栓，不伴有或仅有轻度二尖瓣关闭不全或主动脉瓣病变且左心室不大。合并妊娠而需手术者宜在孕期6个月以内进行。对中度或重度二尖瓣关闭不全；疑有心房内血栓形成；瓣膜重度钙化或腱索明显融合缩短的患者，应行直视式分离术。

（3）人工瓣膜替换术　指征为：心功能在3～4级，伴有明显二尖瓣关闭不全和（或）主动脉瓣病变且左心室增大；瓣膜严重钙化以致不能分离修补；钙化粥样瘤引起狭窄者。常用机械瓣或生物瓣。机械瓣经久耐用，不致钙化或感染，但须终身抗凝治疗；伴有溃疡病或出血性疾病者忌用。生物瓣不需抗凝治疗，但可因感染性心内膜炎或数年后瓣膜钙化或机械性损伤而失效。

二、二尖瓣关闭不全

二尖瓣包括四个成分：瓣叶，瓣环，腱索和乳头肌，其中任何一个发生结构异常或功能失调，均可导致二尖瓣关闭不全。

二尖瓣关闭不全的主要病理生理改变是二尖瓣反流使得左心房负荷和左心室舒张期负荷加重。左心室收缩时，血流由左心室注入主动脉和阻力较小的左心房，流入左心房的反流量可达左心室排血量的50%以上。左心房除接受肺静脉回流的血液外，还接受左心室反流的血液，因此左心房压力的升高可引起肺静脉和肺毛细血管压力的升高，继而扩张和淤血。同时左心室舒张期容量负荷增加，左心室扩大。慢性者早期通过代偿，心搏量和射血分数增加，左心室舒张末期容量和压力可不增加，此时可无临床症状；失代偿时，心搏量和射血分数下降，左心室舒张期末容量和压力明显增加，临床上出现肺淤血和体循环灌注低下等左心衰竭的表现。晚期可出现肺动脉高压和全心衰竭。

急性二尖瓣关闭不全时，左心房突然增加大量反流的血液，可使左心房和肺静脉压力急剧上升，引起急性肺水肿。

慢性发病者中，由于风湿热造成的瓣叶损害所引起者最多见，占全部二尖瓣关闭不全患者的1/3，且多见于男性。病理变化主要是炎症和纤维化使瓣叶变硬，缩短，变形，粘连融合，腱索融合，缩短。约有50%患者合并二尖瓣狭窄。

二尖瓣关闭不全还可见于：①冠状动脉粥样硬化性心脏病（冠心病）：心肌梗死后

以及慢性心肌缺血累及乳头肌及其邻近室壁心肌，引起乳头肌纤维化伴功能障碍。②先天性畸形：二尖瓣裂缺，最常见于心内膜垫缺损或纠正型心脏转位；心内膜弹力纤维增生症；降落伞型二尖瓣畸形。③二尖瓣环钙化：为特发性退行性病变，多见于老年女性患者。此外，高血压病，马凡综合征，慢性肾功能衰竭和继发性甲状腺功能亢进的患者，亦易发生二尖瓣环钙化。④左心室扩大：任何病因引起的明显左心室扩大，均可使二尖瓣环扩张和乳头肌侧移，影响瓣叶的闭合，从而导致二尖瓣关闭不全。⑤二尖瓣脱垂综合征（参见下文）。⑥其他少见病因：结缔组织病如系统性红斑狼疮，类风湿关节炎等；肥厚梗阻型心肌病；强直硬化性脊椎炎。

急性二尖瓣关闭不全多因腱索断裂，瓣膜毁损或破裂，乳头肌坏死或断裂以及人工瓣膜替换术后开裂而引起，可见于感染性心内膜炎、急性心肌梗死、穿通性或闭合性胸外伤及自发性腱索断裂。

【诊断标准】

（一）临床表现

1. 症状

通常情况下，从初次风湿性心脏炎到出现明显二尖瓣关闭不全的症状可长达 20 年；一旦发生心力衰竭，则进展迅速。轻度二尖瓣关闭不全者可无明显症状或仅有轻度不适感。严重二尖瓣关闭不全的常见症状有：劳动性呼吸困难，疲乏，端坐呼吸等，活动耐力显著下降。咯血和栓塞较少见。晚期右心衰竭时可出现肝脏淤血肿大，有触痛，踝部水肿，胸水或腹水。急性者可很快发生急性左心衰竭或肺水肿。

2. 体征

（1）心脏听诊　心尖区收缩期吹风样杂音，响度在 3/6 级以上，多向左腋传播，吸气时减弱，反流量小时音调高，瓣膜增厚者杂音粗糙。前叶损害为主时，杂音向左腋下或左肩胛下传导；后叶损害为主者，杂音向心底部传导。可伴有收缩期震颤。心尖区第一心音减弱，或被杂音掩盖。由于左心室射血期缩短，主动脉瓣关闭提前，导致第二心音分裂。严重二尖瓣关闭不全者可出现低调的第三心音。闻及二尖瓣开瓣音提示合并二尖瓣狭窄，但不能除外二尖瓣关闭不全。严重的二尖瓣关闭不全患者，由于舒张期大量血液通过，导致相对性二尖瓣狭窄，故心尖区可闻及低调，短促的舒张中期杂音。肺动脉高压时，肺动脉瓣区第二心音亢进。

（2）其他体征　动脉血压正常而脉搏较细小。心界向左下扩大，心尖区触及局限性收缩期抬举样搏动，说明左心室肥厚和扩大。肺动脉高压和右心衰竭时，可有颈静脉怒张，肝脏肿大，下肢浮肿。

（二）辅助检查

1. X 线检查

轻度二尖瓣关闭不全者，可无明显异常发现。严重者左心房和左心室明显增大，明显增大的左心房可推移和压迫食道。肺动脉高压或右心衰竭时，右心室增大。可见肺静脉淤血，肺间质水肿和 Kerley B 线。常有二尖瓣叶和瓣环的钙化。左心室造影可对二尖瓣反流进行定量。

2. 心电图检查

轻度二尖瓣关闭不全者心电图可正常。严重者可有左心室肥大和劳损；肺动脉高压时可出现左、右心室肥大的表现。慢性二尖瓣关闭不全伴左心房增大者多有心房颤动。窦性心律者 P 波增宽且呈双峰形，提示左心房增大。

3. 超声心动图检查

超声心动图是检测和定量二尖瓣反流的最准确的无创性诊断方法，二维超声心动图上可见二尖瓣前后叶反射增强，变厚，瓣口在收缩期关闭对合不佳；腱索断裂时，二尖瓣可呈连枷样改变，在左心室长轴面上可见瓣叶在收缩期呈鹅颈样钩向左心房，舒张期呈挥鞭样漂向左心室。M 型超声可见舒张期二尖瓣前叶 EF 斜率增大，瓣叶活动幅度增大；左心房扩大，收缩期过度扩张；左心房扩大及室间隔活动过度。多普勒超声显示左心房收缩期反流。左心声学造影见造影剂在收缩期由左心室反回左心房。

4. 放射性核素检查

放射性核素血池显象示左心房和左心室扩大，左心室舒张末期容积增加。肺动脉高压时，可见肺动脉主干和右心室扩大。

5. 右心导管检查

右心室，肺动脉及肺毛细血管压力增高，肺循环阻力增大，左心导管检查左心房压力增高，压力曲线 v 波显著，而心排血量减低。

（三）鉴别诊断

二尖瓣关闭不全的杂音应与下列情况的心尖区收缩期杂音鉴别：相对性二尖瓣关闭不全可发生于高血压性心脏病，各种原因引起的主动脉瓣关闭不全或心肌炎，扩张型心肌病，贫血性心脏病等。由于左心室或二尖瓣环明显扩大，造成二尖瓣相对关闭不全而出现心尖区收缩期杂音。

1. 功能性心尖区收缩期杂音

半数左右的正常儿童和青少年可听到心前区收缩期杂音，响度在 1 ~ 2/6 级，短促，性质柔和，不掩盖第一心音，无心房和心室的扩大。亦可见于发热，贫血，甲状腺功能亢进等高动力循环状态，原因消除后杂音即消失。

2. 室间隔缺损

可在胸骨左缘第 3 ~ 4 肋间闻及粗糙的全收缩期杂音，常伴有收缩期震颤，杂音向心尖区传导，心尖搏动呈抬举样。心电图及 X 线检查表现为左右心室增大。超声心动图显示心室间隔连续中断，声学造影可证实心室水平左向右分流存在。

3. 三尖瓣关闭不全

胸骨左缘下端闻及局限性吹风样的全收缩期杂音，吸气时因回心血量增加可使杂音增强，呼气时减弱。肺动脉高压时，肺动脉瓣第二心音亢进，颈静脉 v 波增大。可有肝脏搏动，肿大。心电图和 X 线检查可见右心室肥大。超声心动图可明确诊断。

4. 主动脉瓣狭窄

心底部主动脉瓣区或心尖区可听到响亮粗糙的收缩期杂音，向颈部传导，伴有收缩期震颤。可有收缩早期喀喇音，心尖搏动呈抬举样。心电图和 X 线检查可见左心室肥厚和扩大。超声心动图可明确诊断。

【治疗原则】

1. 内科治疗

适当避免过度的体力劳动及剧烈运动，限制钠盐摄入，保护心功能；对风心病积极预防链球菌感染与风湿活动以及感染性心内膜炎；适当使用利尿剂；血管扩张剂，特别是减轻后负荷的血管扩张剂，通过降低左心室射血阻力，可减少反流量，增加心排血量，从而产生有益的血流动力学作用。慢性患者可用血管紧张素转换酶抑制剂。急性者可用硝普钠，或硝酸甘油，或酚妥拉明静脉滴注。洋地黄类药物宜用于出现心力衰竭的患者，对伴有心房颤动者更有效。晚期的心力衰竭患者可用抗凝药物防止血栓栓塞。

2. 手术治疗

长期随访研究表明，手术治疗后二尖瓣关闭不全患者心功能的改善明显优于药物治疗；即使在合并心力衰竭或心房颤动的患者中，手术治疗的疗效亦明显优于药物治疗。瓣膜修复术比人工瓣膜置换术的死亡率低，长期存活率较高，血栓栓塞发生率较小。

（1）手术前应行左，右心导管检查和左心室造影。这些检查对确诊二尖瓣反流，明确原发性心肌病变或功能性二尖瓣关闭不全均有很大的帮助；血流动力学检查有助于估价受累瓣叶的病变严重程度；冠状动脉造影可确定患者是否需要同时行冠脉旁路移植术，因为合并冠心病者，手术的死亡率高，并发症多。

（2）手术指征 ①急性二尖瓣关闭不全；②心功能3～4级，经内科积极治疗后；③无明显临床症状或心功能在2级或2级以下，辅助检查表明心脏进行性增大，左心室射血分数下降。超声心动图检查左心室收缩期末内径达50mm或舒张期末内径达70mm，射血分数≤50%时即应尽早手术治疗。

（3）常用手术方法 ①瓣膜修复术：能最大限度地保存天然瓣膜。适用于二尖瓣松弛所致的脱垂；腱索过长或断裂；风湿性二尖瓣病变局限，前叶柔软无皱缩且腱索虽有纤维化或钙化但无挛缩；感染性心内膜炎二尖瓣赘生物或穿孔病变局限，前叶无或仅轻微损害者；②人工瓣膜置换术：置换的瓣膜有机械瓣和生物瓣。机械瓣包括球瓣、浮动碟瓣和倾斜碟瓣，其优点为耐磨损性强，但血栓栓塞的发生率高，需终身抗凝治疗，术后10年因抗凝不足致血栓栓塞或抗凝过度发生出血所致的病死和病残率可高达50%；其次，机械瓣的偏心性血流，对血流阻力较大，跨瓣压差较高。生物瓣包括猪主动脉瓣、牛心包瓣和同种硬脑膜瓣，其优点为发生血栓栓塞率低，不需终身抗凝和具有与天然瓣相仿的中心血流，但不如机械瓣牢固。3～5年后可发生退行性钙化性变而破损，10年后约50%需再次换瓣。

年轻患者和有心房颤动或血栓栓塞高危需抗凝治疗者，宜选用机械瓣；若瓣环小，则宜选用血流动力学效果较好的人工瓣；如有出血倾向或抗凝禁忌者，以及年轻女性，换瓣术后拟妊娠生育，宜用生物瓣。

第二节　主动脉瓣病变

一、主动脉瓣狭窄

主动脉瓣狭窄是指由于风湿性、先天畸形、瓣膜结构老化退行性改变等原因导致主动脉瓣病变，致使主动脉瓣开放受限。其中10%～30%的患者为慢性风湿性心脏病长期反复的风湿热所造成。

正常主动脉瓣瓣口面积为 $2 \sim 4 cm^2$，当瓣口面积减小到 $1 cm^2$ 以下时，左心室排血就遇到阻碍，左心室收缩压升高，甚至可达 40kPa（300mmHg）。中度狭窄压力阶差常为 $4.0 \sim 6.7 kPa$（$30 \sim 50 mmHg$），重度狭窄则可达 $6.70 \sim 13.3 kPa$（$50 \sim 100 mmHg$）或更高。左心室壁逐渐肥厚，终于导致左侧心力衰竭。重度狭窄病例常出现心肌血液供应不足的症状。

【诊断标准】

1. 临床表现

（1）症状　随着病变的进展可出现主动脉瓣狭窄的临床三联症：劳累性呼吸困难、心绞痛和晕厥。①呼吸困难：是晚期肺淤血引起的常见症状，可进行性出现夜间阵发性呼吸困难、端坐呼吸和急性肺水肿。②心绞痛：主要由心肌缺血所致，运动可诱发症状出现，休息后缓解。③晕厥：多发生于直立、运动中或运动后即刻，少数在休息时发生，由脑缺血引起。

（2）体征　①望诊：心尖搏动正常。②触诊：心前区有抬举感，可扪及震颤。③叩诊：心界正常或向左下扩大。④听诊：胸骨右缘第二肋间喷射性收缩期杂音，向颈部传导，A_2 减弱。

2. 辅助检查

（1）X 线检查　心影正常或左室增大，升主动脉根部狭窄后扩张，晚期可有肺淤血体征。

（2）心电图　左室肥厚者常伴 ST – T 改变和各种心律失常。

（3）超声心动图　超声是明确诊断和判定狭窄程度的重要方法。在胸骨旁长轴切面可显示主动脉瓣开放受限。

（4）心导管检查　超声心动图检查不能确定狭窄程度并考虑行人工瓣膜置换时应行心导管检查。

3. 鉴别诊断

主动脉瓣狭窄常与肥厚梗阻型心肌病、先天性主动脉瓣上狭窄、先天性主动脉瓣下狭窄进行鉴别诊断。

4. 并发症

大约 10% 左右患者并发房颤，而发生感染性心内膜炎、体循环栓塞和心脏性猝死的病例少见。

【治疗原则】

1. 内科治疗

主要目的为明确狭窄程度、观察狭窄进展，择期手术。治疗措施：

（1）预防感染性心内膜炎、风湿热。

（2）无症状定期复查。

（3）纠正心律失常（如房颤）、心绞痛及心衰等。

2. 外科治疗

（1）重度狭窄伴心绞痛、晕厥或心衰为手术指征。

（2）无症状重度狭窄者伴心脏增大或左心功能不全应考虑手术。

3. 经皮球囊主动脉瓣成形术

主要治疗对象为高龄、有心衰和手术高危患者。

4. 预后

可多年无症状，但大部分患者狭窄进行性加重，一旦出现症状平均寿命3年左右。

二、主动脉瓣关闭不全

可因主动脉瓣和瓣环，以及升主动脉的病变造成，男性患者多见，约占75%；女性患者多同时伴有二尖瓣病变。慢性发病者中，由于风湿热造成的瓣叶损害所引起者最多见，占全部患者的2/3。

主动脉瓣反流引起左心室舒张末容量增加，使每搏容量增加和主动脉收缩压增加，而有效每搏血容量降低；左心室舒张末容量增加，左心室重量增加，进而引起左心功能不全和衰竭；左心室收缩每搏容量增加引起收缩压增加和左心室射血时间延长；左心室收缩压的增高引起舒张时间减少；舒张时间（心肌灌注时间）、主动脉舒张压和有效每搏容量的降低均可减少心肌氧供。

【诊断标准】

1. 临床表现

（1）症状

①心悸：心脏搏动的不适是最早的主诉，尤以左侧卧位时明显；脉压增大者常有显著的动脉搏动感，尤以头颈部搏动感明显。

②呼吸困难：初为劳力性呼吸困难，可发展至端坐呼吸等不同程度的呼吸困难。

③心绞痛：比主动脉瓣狭窄少见，休息和劳力时均可发生，夜间更为严重，发作持续时间长，硝酸酯类制剂效果不佳。

④晕厥：并不多见，当快速改变体位时有头晕或眩晕。

⑤全心衰竭：乏力，活动耐力下降。

⑥多汗：尤其是在出现夜间阵发性呼吸困难和心绞痛时，咯血和栓塞较少见。

⑦心功能不全。

（2）体征

①周围血管征：是主动脉瓣关闭不全的特征性体征，颈动脉搏动明显增强，并呈双重搏动；有水冲脉和毛细血管搏动，大动脉处可闻及"枪击音"及股动脉收缩期和舒张期双重杂音等，可见头部随心搏频率的上下摆动。

②心脏体征：心尖搏动明显向左下移位，范围较广呈"主动脉型心脏"，与主动脉瓣狭窄不同，心尖搏动呈快速膨胀后回缩现象。触诊心尖搏动向左下移位并有快速冲击感。叩诊呈左室增大表现。听诊典型的杂音是高音调、吹风样、递减型舒张期杂音，最响区域取决于有无升主动脉扩张，多在胸骨右缘第二肋间最响。主动脉第二心音减弱至消失，有时可听到第三心音，提示有左心功能不全，若左心房代偿性收缩增强时可闻及第四心音。

2. 辅助检查

（1）X线检查　根据病情轻重及病程长短不一，表现不同程度的左室增大，升主动脉和主动脉结扩张，呈"主动脉型心脏"。透视下主动脉搏动明显增强。

（2）心电图　重症者常伴有明显的左室肥大劳损征象，部分患者存在束支传导阻滞。

（3）超声心动图　M 型超声：主动脉根部内径增宽，主动脉瓣的开放幅度增大，速度增快；主动脉瓣关闭线可出现快速扑动现象。二维超声可见主动脉瓣叶增厚和对合不良，左室增大；二尖瓣前叶内陷，舒张期呈半月型改变。经食管超声可更为清楚的显示瓣叶的结构病变，以判定反流程度。

（4）心导管检查　在决定施行手术治疗前进行心脏导管检查可以准确评估反流程度和左室功能状态，并且可以明确冠状动脉的情况。

（5）放射性核素检查　核素血池显像显示左心室扩大，舒张末期容积增加。左心房也可扩大，可测定左心室收缩功能，用于手术后随访有一定的价值。

3. 鉴别诊断

主动脉瓣舒张早期杂音于胸骨左缘明显时应与 Graham Steell 杂音鉴别，可通过呼、吸及超声心动图协助诊断，但肺动脉瓣关闭不全无周围血管征。

在与 Austin – Flint 杂音鉴别时，前者吸亚硝酸异戊酯后杂音减弱，后者则增强。

4. 并发症

感染性心内膜炎常见；可发生室性心律失常但心脏猝死少见。心力衰竭在急性者出现早，慢性者于晚期出现。

【治疗原则】

1. 内科治疗

（1）预防感染性心内膜炎、风湿热。

（2）梅毒性主动脉炎应予一疗程青霉素治疗。

（3）舒张压 >90mmHg 应予降压治疗。

（4）轻中度关闭不全而无症状者应限制重体力活动；而重度关闭不全虽无症状亦加用 ACEI 类药物。

（5）心绞痛　可用硝酸酯类药物。

（6）积极纠正房颤等心律失常。

2. 外科治疗

（1）无症状伴左心室功能正常的患者　通常这类患者左心室功能正常的具体标准是射血分数 >0.50。对于这类患者的处理方式原则上不考虑手术，仅少数需要手术治疗。这主要取决于左心室扩大的情况。

（2）无症状伴左心室功能障碍的患者　对于这类患者来说虽然无明显症状但是有明确手术指征。即在静息时射血分数为：0.25～0.49，建议在手术前连续 2 次测量或附加核素心室造影进行协助诊断。因此标准是决定无症状患者是否要手术的重要依据。一般这类患者大多伴有不同程度的左室扩张。

（3）有症状伴有左心室功能正常的患者　原则上主动脉瓣关闭不全的患者出现症状就要手术。但是根据具体的情况处理原则也有细微的变化。

（4）有症状左心室功能障碍的患者　这类患者应及早做主动脉瓣替换手术。NYHA 心功能 2～3 级的有症状患者，特别是当症状和左心室功能障碍的征象是新近发作时或进行扩血管利尿药和静脉正性肌力药短期加强治疗后，主动脉瓣替换有很强的指征。

3. 预后

急性重度主动脉瓣关闭不全如不及时手术治疗，常死于左心室衰竭；慢性者无症状期长，症状出现后病情迅速恶化，心绞痛者 5 年内死亡 50%，严重左心衰 2 年内死亡 50%。

第三节　三尖瓣病变

一、三尖瓣狭窄

三尖瓣狭窄（tricuspid stenosis）多见于女性，绝大多数由风湿热所致，与二尖瓣狭窄相似，风湿性三尖瓣狭窄的病理改变可见腱索有融合和缩短，瓣叶尖端融合，形成一隔膜样孔隙。三尖瓣狭窄可合并三尖瓣关闭不全或与其他任何瓣膜的损害同时存在。右心房明显扩大，心房壁增厚，也可出现肝、脾肿大等严重内脏淤血的征象。

三尖瓣狭窄绝大多数由风湿热所致，其他少见病因有先天性三尖瓣闭锁、右房肿瘤及类癌综合征。右房肿瘤的临床特征为症状进展迅速；类癌综合征常同时伴有三尖瓣反流。风湿性三尖瓣狭窄很少单独存在，几乎均同时伴有二尖瓣病变，多为二尖瓣狭窄。风湿性心脏病患者中大约 15% 有三尖瓣狭窄，但临床能明确诊断者仅 5%。

【诊断标准】

（一）临床表现

1. 症状

三尖瓣狭窄所致低心排血量引起疲乏，体静脉淤血可引起顽固性水肿、肝脏肿大、腹水等消化道症状及全身不适感，由于颈静脉搏动的巨大"a"波，使患者感到颈部有搏动感。虽然患者常同时合并有二尖瓣狭窄，但二尖瓣狭窄的临床症状如咯血、阵发性夜间呼吸困难和急性肺水肿却很少见。若患者有明显的二尖瓣狭窄的体征而无肺充血的临床表现时，应考虑可能同时合并有三尖瓣狭窄。

2. 体征

（1）心脏听诊　胸骨左下缘低调隆隆样舒张中晚期杂音，收缩期前增强。直立位吸气时杂音增强，呼气时或 Valsalva 动作屏气期杂音减弱。可伴舒张期震颤，可有开瓣拍击音。肺动脉瓣第二心音正常或减弱。风湿性者常伴二尖瓣狭窄，后者常掩盖本病体征。

（2）其他体征　三尖瓣狭窄常有明显右心淤血体征，如颈静脉充盈、有明显"a"波，呼气时增强。晚期病例可有肝肿大，脾肿大，黄疸，严重营养不良，全身水肿和腹水。肿大的肝脏可呈明显的收缩期前搏动。

（二）辅助检查

1. X 线检查

右心房明显扩大，下腔静脉和奇静脉扩张，但无肺动脉扩张。

2. 心电图检查

右心房肥大，Ⅱ及 V_1 导联 P 波高尖；由于多数三尖瓣狭窄患者同时合并有二尖瓣狭窄，故心电图亦常示双心房肥大。无右心室肥大的表现。

3. 超声心动图检查

三尖瓣的变化与二尖瓣狭窄时观察到的相似，M 型超声心动图常显示瓣叶增厚，前叶的 EF 斜率减慢，舒张期与隔瓣呈矛盾运动、三尖瓣钙化和增厚；二维超声心动图对诊断三尖瓣狭窄较有帮助，其特征为舒张期瓣叶呈圆顶状，增厚、瓣叶活动受限。多普勒超声可估测跨瓣压力阶差。

（三）诊断依据

根据典型杂音、右心房扩大及体循环淤血的症状和体征，一般即可做出诊断，对诊断有困难者可行右心导管检查，若三尖瓣平均跨瓣舒张压差在 0.27kPa （2mmHg）以上，即可诊断为三尖瓣狭窄。应注意与右房黏液瘤、缩窄性心包炎等疾病相鉴别。

【治疗原则】

严格限制钠盐摄入，应用利尿剂，可改善体循环淤血的症状和体征，尤其是减轻肝脏淤血，改善肝功能；如症状明显，右心室平均舒张压达 0.53 ~ 0.67kPa （4 ~ 5mmHg），和三尖瓣口面积小于 1.5 ~ 2.0cm^2 时，可作三尖瓣分离术或经皮球囊扩张瓣膜成形术，亦可行人工瓣膜置换术，最好用生物瓣。

二、三尖瓣关闭不全

三尖瓣关闭不全（tricuspid insufficiency）罕见于瓣叶本身受累，而多由肺动脉高压及三尖瓣扩张引起。常见于显著二尖瓣病变及慢性肺心病。累及右心室的下壁心肌梗死，风湿性或先天性心脏病肺动脉高压引起的心力衰竭晚期，缺血性心脏病，心肌病；少见者如风湿性三尖瓣炎后瓣膜缩短变形，常合并三尖瓣狭窄；先天性 Ebstein 畸形；感染性心内膜炎所致的瓣膜毁损；三尖瓣脱垂，此类患者多伴有二尖瓣脱垂，常见于马凡综合征；亦可见于右心房黏液瘤，右心室心肌梗死及胸部外伤后。

后天性单纯的三尖瓣关闭不全可发生于类癌综合征，因类癌斑块常沉着于三尖瓣的心室面，并使瓣尖与右心室壁粘连，从而引起三尖瓣关闭不全，此类患者多同时有肺动脉瓣病变。三尖瓣关闭不全时常有右心明显扩大。

【诊断标准】

（一）临床表现

三尖瓣关闭不全引起右侧心脏的病理生理变化与二尖瓣关闭不全对左侧心脏的影响相似，但代偿期较长；病情若逐渐进展，最终可导致右心室和右心房肥大，右心室衰竭。显著肺动脉高压引起者，病情发展较快。

（1）三尖瓣关闭不全合并肺动脉高压时，可出现心排血量减少和体循环淤血的症状。三尖瓣关闭不全合并二尖瓣疾患者，肺淤血的症状可由于三尖瓣关闭不全的发展而减轻，但乏力和其他心排血量减少的症状可更加重。

（2）体征　主要体征为胸骨左下缘全收缩期杂音，吸气及压迫肝脏后杂音可增强；但如衰竭的右心室不能增加心搏量，杂音难以增强。仅在流量很大时，有第三心音及三尖瓣区低调舒张中期杂音。颈静脉脉波图v波（又称回流波，为右心室收缩时，血液回流到右房大静脉所致）增大；可扪及肝脏搏动。瓣膜脱垂时，在三尖瓣区可闻及非喷射性喀喇音。其淤血体征与右心衰竭相同。

（二）辅助检查

1. X 线检查

可见右心室、右心房增大。右房压升高者，可见奇静脉扩张和胸腔积液；有腹水者，横膈上抬。透视时可看到右房收缩期搏动。

2. 心电图检查

可示右室肥厚劳损，右房肥大；并常有右束支传导阻滞。

3. 超声心动图检查

可见右心室、右心房增大，上下腔静脉增宽及搏动；连枷样三尖瓣。二维超声心动图声学造影可证实反流，多普勒超声检查可判断反流程度和肺动脉高压。

（三）诊断依据

根据典型杂音，右心室右心房增大及体循环淤血的症状和体征，一般不难做出诊断。超声心动图声学造影及多普勒超声检查可确诊，并可帮助作出病因诊断。

（四）鉴别诊断

与二尖瓣关闭不全低位室间隔缺损相鉴别。二尖瓣关闭不全：心尖区典型的吹风样收缩期杂音并有左心房和左心室扩大。

【治疗原则】

单纯三尖瓣关闭不全而无肺动脉高压，如继发于感染性心内膜炎或创伤者，一般不需要手术治疗。积极治疗其他原因引起的心力衰竭，可改善功能性三尖瓣反流的严重程度。二尖瓣病变伴肺动脉高压及右心室显著扩大时，纠正二尖瓣异常，降低肺动脉压力后，三尖瓣关闭不全可逐渐减轻或消失而不必特别处理；病情严重的器质性三尖瓣病变者，尤其是风湿性而无严重肺动脉高压者，可施行瓣环成形术或人工心脏瓣膜置换术。

第四节　肺动脉瓣病变

一、肺动脉瓣狭窄

肺动脉瓣狭窄为肺动脉瓣叶、瓣环的狭窄性病变，大多数患者由于瓣叶融合导致肺动脉瓣形成圆锥形或圆顶形。偶尔瓣膜可能增厚或发育异常，在心室收缩过程中瓣叶不能充分分开导致狭窄。

肺动脉瓣狭窄最常见病因是先天性畸形，风湿性极少见，且极少严重者，总是合并其他瓣膜损害，临床表现常被后者掩盖。类癌综合征为罕见病因。

【诊断标准】

1. 临床表现

青少年患者常无症状，即使严重狭窄也不常有症状。严重梗阻的成人患者可出现呼吸困难和疲劳；伴右心室高压、前负荷降低、妊娠等情况时可出现劳力性晕厥或头晕目眩。晚期可出现右心室衰竭的表现，如下肢水肿、肝脏肿大、颈静脉怒张等，查体可发现肺动脉瓣听诊区收缩期杂音，由于三尖瓣关闭不全所致的反流性杂音。

2. 辅助检查

超声心动图：二维和多普勒超声心动图检查可确定狭窄程度，如果多普勒峰值流速 >3m/s（估计峰值梯度 >36mmHg），可行心导管检查，但肺动脉瓣狭窄的临床诊断直截了当，几乎不需要诊断性导管检查。

【治疗原则】

1. 西医治则

肺动脉瓣狭窄的青少年和年轻成人患者，有劳力性呼吸困难、心绞痛、晕厥前状态，心导管检查显示右心室 - 肺动脉峰值压力阶差 >30mmHg，建议行球囊瓣膜成形术。对于无症状患者，心导管检查显示右心室 - 肺动脉峰值压力阶差 >40mmHg，建议行球囊瓣膜成形术。

2. 预后

从自然病史的资料看，先天性轻度肺动脉瓣狭窄是一种良性疾病，很少有进展。手术或球囊瓣膜成形术都可以缓解中度或重度肺动脉瓣狭窄，风险较低，且预后良好。

二、肺动脉瓣关闭不全

肺动脉瓣关闭不全最常见病因为继发于肺动脉高压的肺动脉干根部扩张，引起瓣环扩大，见于风湿性二尖瓣疾病、艾森曼格综合征等情况。少见病因包括特发性和 Marfan 综合征的肺动脉扩张。肺动脉瓣原发性损害少见，如可发生于感染性心内膜炎、肺动脉瓣狭窄或法洛四联症术后、类癌综合征和风心病。

【诊断标准】

1. 临床表现

肺动脉瓣关闭不全导致右心室容量负荷过度。如无肺动脉高压，可多年无症状；如有肺动脉高压，则加速右心室衰竭发生。多数病例因原发病的临床表现突出，肺动脉瓣关闭不全的表现被掩盖，仅偶然于听诊时发现。常见体征如下。

（1）血管和心脏搏动　胸骨左缘第 2 肋间扪及肺动脉收缩期搏动，可伴收缩或舒张期震颤。胸骨左下缘扪及右心室高动力性收缩期搏动。

（2）心音　肺动脉高压时，第二心音肺动脉瓣成分增强。右心室心搏量增多，射血时间延长，第二心音呈宽分裂。右心搏量增多使已扩大的肺动脉突然扩张产生收缩期喷射音，在胸骨左缘第 2 肋间最明显。胸骨左缘第 4 肋间常有第三和第四心音，吸气时增强。

（3）心脏杂音　继发于肺动脉高压者，在胸骨左缘第 2~4 肋间有第二心音后立即开始的舒张早期叹气样高调递减型杂音，吸气时增强，称为 Graham Steell 杂音。由于肺动脉扩张和右心搏量增加，胸骨左缘第 2 肋间在喷射音后有收缩期喷射性杂音。

2. 辅助检查

（1）X 线检查　右心室和肺动脉干扩大。

（2）心电图　肺动脉高压者有右心室肥厚征。

（3）超声心动图　多普勒超声心动图对确诊肺动脉瓣关闭不全极为敏感，可半定量反流程度。二维超声心动图有助于明确病因。

（4）心脏磁共振　可评估肺动脉瓣反流分数、右心室舒张末期容积、收缩末期容积和右心室射血分数。

3. 鉴别诊断

Graham Steell 杂音有时难以与主动脉关闭不全的舒张早期杂音鉴别，有赖超声心动图确诊。

【治疗原则】

以治疗导致肺动脉高压的原发性疾病为主，如缓解二尖瓣狭窄。仅在严重的肺动脉瓣反流导致难治性右心衰竭时，可考虑对该瓣膜进行手术治疗。

第五节　联合瓣膜病

引起联合瓣膜病的病因包括多种：①可以是一种疾病同时损害几个瓣膜，常见于风心病，约 1/2 有多瓣膜损害；黏液样变性可同时累及二尖瓣和三尖瓣；二尖瓣脱垂可伴三尖瓣脱垂。②一个瓣膜损害导致心脏容量或压力负荷过度相继引起近端瓣膜功能受累，如主动脉瓣关闭不全引起左心室容量负荷过度时继发二尖瓣关闭不全。③不同疾病分别导致不同瓣膜损害，较少见。

由于联合瓣膜病的病因多样，各个瓣膜病变的严重程度不同，可出现各种不同组合的血流动力学紊乱，因此需要具体对待每一例病例，并且治疗方案的选择必需基于对其可能存在的血流动力学紊乱和左心室功能改变的认识。

一、二尖瓣狭窄伴主动脉瓣关闭不全

常见于风心病。由于二尖瓣狭窄使心排血量减少，左心室扩大延缓，周围血管征不明显，体检时易将主动脉瓣关闭不全的胸骨左缘舒张早期叹气样杂音误认为 Graham Steell 杂音，诊断为单纯二尖瓣狭窄。超声心动图检查时左心室心腔可能只是轻度扩大。存在明显主动脉瓣关闭不全时，多普勒超声的半时法测定二尖瓣面积可能不准确。因此这种病变类型表现可能纷繁复杂，通常需要做各种诊断性检查。

多数患者最终需要进行手术治疗。症状的发展或出现肺动脉高压，通常是需要治疗的指征。

二、二尖瓣狭窄伴主动脉瓣狭窄

严重二尖瓣狭窄和主动脉瓣狭窄并存时，二尖瓣狭窄使左心室充盈受限和左心室收缩压降低，而延缓左心室肥厚和减少心肌耗氧，故心绞痛不明显。体格检查的常见表现为主动脉瓣狭窄，因此二尖瓣狭窄可能被忽视，但出现的症状通常是二尖瓣狭窄所致。

应当采用二维和多普勒超声心动图等无创检查评估主动脉瓣狭窄和二尖瓣狭窄的严重程度。由于心排血量明显减少，跨主动脉瓣压差减低，可能导致低估主动脉瓣狭窄的严重程度。

三、主动脉瓣狭窄伴二尖瓣关闭不全

主动脉瓣狭窄伴二尖瓣关闭不全为危险的多瓣膜病，相对少见，通常继发于风湿性心脏病，年轻患者可见先天性主动脉瓣狭窄合并二尖瓣脱垂，老年患者可见退行性二尖瓣关闭不全和主动脉瓣狭窄。

主动脉瓣狭窄伴二尖瓣关闭不全时，前者增加左心室后负荷，加重二尖瓣反流，心搏量减少较二者单独存在时明显，肺淤血加重。而二尖瓣反流引起前向血流减少，可能导致评估主动脉瓣狭窄的困难。

采用二维和多普勒超声心动图评估主动脉瓣狭窄和二尖瓣关闭不全的严重程度。检查时应注意左心室大小、室壁厚度和功能、左心房大小、右心房功能和肺动脉压力。X线见左心房、左心室增大较二者单独存在时重。

严重二尖瓣反流合并轻、中度主动脉瓣狭窄的患者，症状、左心室功能不全或肺动脉高压是二尖瓣外科手术的指征。有临床症状、左心室功能不全或肺动脉高压的严重主动脉瓣狭窄合并严重二尖瓣反流，应当行联合主动脉瓣置换术和二尖瓣置换术或二尖瓣修复术。

四、主动脉瓣关闭不全伴二尖瓣关闭不全

这是两个不同的疾病，不同的病理生理学效应和不同的外科手术时机，左心室承受双重容量过度负荷，左心房和左心室扩大最为明显，这可进一步加重二尖瓣反流。

超声心动图检查可显示两个瓣膜反流，评估反流的严重程度；左心室大小和容积；左心房大小、肺动脉压和二尖瓣修复的可行性。

五、二尖瓣狭窄伴三尖瓣关闭不全

二尖瓣狭窄并存三尖瓣关闭不全时，通常存在一定程度的肺动脉高压。超声心动图检查可评估肺动脉压力，评估二尖瓣和三尖瓣的瓣膜解剖结构，评估三尖瓣环是否扩张及三尖瓣反流的严重程度。

如果二尖瓣解剖结构适于经皮球囊瓣膜成形术，并且伴发肺动脉高压，应当行瓣膜成形术，而不必考虑患者的症状。二尖瓣成形术成功后，三尖瓣反流和肺动脉高压几乎总会消失。如果行二尖瓣手术，应当同时考虑行三尖瓣成形术。

第九章　感染性心内膜炎

　　感染性心内膜炎（infective endocarditis，IE）是由病原微生物循血行途径引起的心内膜、心瓣膜或邻近大动脉的感染并赘生物的形成。近年，随着更多医疗诊断技术方法的应用、心脏手术的开展、静脉药瘾者的增加、人口老龄化，IE 的发病率不但没有降低反而有上升趋势，年发病率 3～10 例/10 万人次。随着年龄增长，其发病率逐渐增加，并在 70～80 岁时达到最高，约为 14.5 例/10 万人次。发病率男性高于女性（约 2∶1）。住院死亡率约 9.6%～26%。IE 以往多见于年轻心脏瓣膜病（风湿性心脏病为主）患者，目前多见于无明确瓣膜疾病、但与医疗活动有关的老年患者及人工心脏瓣膜置换者。同时，病原菌学也有变化，葡萄球菌位居首位，链球菌已退至第二位，其次为肠球菌。该变化在不同地区可能不同，发展中国家的变化较小，发达国家如美国的葡萄球菌性心内膜炎增长较快。长期血液透析、糖尿病、血管侵入性检查、静脉注射毒品是金黄色葡萄球菌性心内膜炎的主要因素。

　　最初，IE 根据病程分为急性、亚急性及慢性，目前分类主张应按照感染部位及是否存在心内异物而将 IE 分成四类：①左心自体瓣膜心内膜炎；②左心人工瓣膜心内膜炎（瓣膜置换术后 1 年内发生者称为早期人工瓣膜 IE，1 年之后发生者称为晚期人工瓣膜 IE）；③右心心内膜炎；④器械相关性心内膜炎（包括发生在起搏器或除颤器导线上的 IE，可伴或不伴有瓣膜受累）。根据感染来源则分成三类：①社区获得性心内膜炎；②医疗相关性心内膜炎（院内感染和非院内感染），③经静脉药瘾者心内膜炎。这样的分类更有助于对该病的治疗。

【诊断标准】

1. 临床表现

　　（1）全身性感染表现　　发热是最常见的症状，除有些老年或心、肾衰竭重症患者，以及少数凝固酶阴性葡萄球菌所致患者，几乎均有发热。亚急性起病者多低于 39 ℃，呈弛张型，可有畏寒但多无明显寒战，伴乏力、多汗、肌肉关节酸痛、食欲下降和体重减轻，稍后期出现脾大。急性者往往呈急性败血症过程，中毒症状明显，有寒战高热。人工瓣膜 IE 亦有发热，伴贫血、白细胞升高。右心瓣膜 IE 的赘生物脱落可引起肺部感染病灶，表现为反复呼吸道感染伴发热。

　　（2）心脏受累表现　　80%～90% 的患者可闻及心脏杂音。最具特征性的表现是新出现的病理性杂音或原有杂音的明显改变，如变得粗糙、响亮或呈音乐样。约 15% 患病初可无杂音，约 30% 患者的右心瓣膜 IE 及心室内膜 IE 亦无杂音。随病情进展瓣膜损害逐渐加重，可出现心力衰竭，因主动脉瓣关闭不全导致者最多见（约 75%），其次为二尖瓣和三尖瓣。心肌脓肿常见于急性患者，可发生于心脏任何部位，可致房室和室内传导阻滞。化脓性心包炎也常见于急性患者。

　　（3）栓塞　　20%～40% IE 患者可因赘生物脱落出现动脉栓塞。应用抗生素后，其发生率降至 9%～21%。栓塞的危险在开始应用抗生素治疗的起初 2 周内特别高。赘生物大（>10mm）的患者栓塞危险也较高。脑和脾脏是栓塞最常见部位，心脏、肾、肠系膜、肺和四肢栓塞，临床也可见。约20%IE患者的栓塞症表现为无症状。

（4）免疫反应表现　大多数患者有肾损害，免疫复合物可致局灶性和弥漫性肾小球肾炎。Osler结节是出现于指（趾）垫的红或紫色痛性结节。Roth斑为视网膜的卵圆形出血斑，中心呈白色。可有杵状指（趾）、腱鞘炎等。

（5）周围体征　皮肤和黏膜可出现淤点和淤斑，锁骨以上皮肤、口腔黏膜和睑结膜常见。指（趾）甲下可有暗红色线状的裂片状出血。Janeway损害，为手掌和脚底处直径1~4mm无痛性出血红斑。原因可能是微血管炎或微栓塞。

2. 辅助检查

（1）常规检验　约半数患者有蛋白尿和镜下血尿。肉眼血尿提示肾梗死。红细胞管型和大量蛋白尿提示弥漫性肾小球肾炎。常有白细胞增多和中性粒细胞上升，贫血常见。红细胞沉降率几乎均升高。

（2）免疫学检查　30%~50%患者类风湿因子阳性，循环免疫复合物出现的阳性率高达80%~90%，25%有高丙种球蛋白血症，C反应蛋白增高，血清补体降低，还可呈假阳性的梅毒血清反应。

（3）血培养　血培养阳性是诊断IE的基石，药敏试验结果也为治疗提供依据。抗生素应用前，应行3组血培养，标本取血间隔30分钟。血培养阴性者约2.5%~31%，常见原因是临床已用抗生素治疗。如结果不明且患者病情允许，可考虑暂停抗生素并重复血培养。有些病原菌在常规培养条件下增殖受限，或需特殊培养方法。

（4）X线检查　无诊断特异性，胸部摄片可见IE合并脓毒性肺栓塞所致的多发性片状浸润性肺炎，也可见右心瓣膜IE造成的肺部病灶；CT和螺旋CT对主动脉瓣周围脓肿有诊断价值；MRI对主动脉根部脓肿有较好的作用。

（5）心电图　可见各种心律失常，偶见急性心肌梗死或房室、室内传导阻滞。

（6）超声心动图　在IE的诊疗及随访过程中，经胸超声心动图（敏感性40%~60%）和经食管超声心动图（敏感性90%~100%）检查很重要。其主要征象包括赘生物、脓肿及新发生的人工瓣膜裂孔。金黄色葡萄球菌的毒力强，临床破坏性大，对其感染者应常规行超声心动图。已有瓣膜病变如二尖瓣脱垂、严重瓣膜钙化、人工瓣膜者及赘生物<2mm或无赘生物者，超声诊断较难。某些病变可能类似赘生物，如瓣膜黏液变、系统性红斑狼疮、类风湿疾病等。故对初始超声检查阴性者，如高度怀疑IE，可于7~10天后复查。

（7）病理学与免疫学技术　手术切除的瓣膜组织及赘生物应行病理学检查，明确其病原微生物。电子显微镜的敏感性高，有助于描述新的微生物特征。一些病原微生物如葡萄球菌、军团菌可通过血清间接免疫荧光试验或酶联免疫法确诊。尿免疫分析法用于检测微生物降解产物。上述方法尚未纳入目前的诊断标准中。

（8）分子生物学技术　聚合酶链反应，可为病原微生物难以培养和无法培养的IE患者提供快速、可靠的检验结果。该技术已用于接受手术的IE患者瓣膜组织检测。切除的瓣膜组织或栓塞标本的聚合酶链反应结果有助于术后血培养阴性患者的诊断。

对IE的诊断，国际公认的标准是Duke标准及改良Duke标准。2000年改良的Duke标准（表9-1），目前是国际上各种指南及临床试验中最广泛应用的诊断标准。

表 9 – 1　IE Duke 诊断标准（修订版）

◆ 主要标准

1. 血培养阳性（至少符合以下 1 项）

（1）2 次不同时间的血培养有 IE 的典型细菌　草绿色链球菌、牛链球菌、金黄色葡萄球菌、HACEK 属或在缺乏明确原发灶的情况下培养出社区获得性金葡菌或肠球菌

（2）血培养持续阳性，均为同一致病微生物　2 次至少间隔 > 12 小时的血培养阳性或 3 次以上血培养均为阳性（首次与最后一次血培养至少间隔 1 小时）

（3）伯纳特立克次体 1 次血培养阳性，或第一相免疫球蛋白 G 抗体滴度 > 1 : 800

2. 心内膜受累的证据（至少符合以下 1 项）

（1）超声心动图结果异常　血液反流束中瓣叶或支撑结构有振荡物，或心内植入物上存在无法解释的振荡物；或脓肿；或新出现的人工瓣膜部分裂开

（2）新出现的瓣膜反流（新出现杂音或杂音较前加重）

◆ 次要标准

1. 有易患 IE 的基础心脏病或静脉药物成瘾者

2. 发热，体温 ≥ 38℃

3. 血管现象：主要动脉栓塞，化脓性肺栓塞，细菌性动脉瘤，颅内出血，结膜出血，Janeway 损害等血管病变

4. 免疫现象：肾小球肾炎，Olser 结，Roth 斑、类风湿因子阳性

5. 微生物证据：血培养阳性，但不满足以上的主要标准或与 IE 一致的急性细菌感染的血清学证据

确诊 IE：符合 2 项主要标准，或 1 项主要标准 + 3 项次要标准，或 5 项次要标准

可能 IE：符合 1 项主要标准 + 1 项次要标准，或 3 项次要标准

【治疗原则】

治疗主要是抗生素治疗和外科手术两方面。

1. 抗生素应用

（1）应用原则　早期应用；充分用药，选用杀菌性抗微生物药物，大剂量和长疗程（普通 4 ~ 6 周），通常维持的抗生素血清浓度应在杀菌浓度的 8 倍以上；以血培养和药敏结果选用抗生素，病原微生物不明时，通常选用青霉素、氨苄西林、头孢曲松或万古霉素，并常联用 1 种氨基糖苷类抗生素。

（2）应用方法

①肺炎链球菌及 β – 溶血性链球菌（A、B、C 及 G 组）：青霉素敏感菌株 [最低抑菌浓度（MIC）≤ 0.1mg/L] 可青霉素 1200 万 ~ 1800 万 U/d，分 6 次静脉滴注，疗程 4 ~ 6 周；合并脑膜炎者，应避免使用青霉素，可改用头孢噻肟、头孢曲松联用万古霉素；耐药者可青霉素联用氨基糖苷类 1 ~ 2 周或用万古霉素。

②金黄色葡萄球菌和凝固酶阴性葡萄球菌：β – 内酰胺类联用氨基糖苷类药物，或万古霉素治疗。氨基糖苷类对金黄色葡萄球菌性 IE 的疗效不明显，可用于自体瓣膜性 IE 的初期治疗。金黄色葡萄球菌致左心人工瓣膜心内膜炎者死亡率高（> 0.45%），治疗疗程须延长（6 ~ 8 周），常需早期瓣膜置换。

③耐甲氧西林葡萄球菌：万古霉素治疗 4 ~ 6 周。左心人工瓣膜心内膜炎者加用利福平和氨基糖苷类药物联合治疗。

④肠球菌属：肠球菌对抗生素（如氨基糖苷类、β – 内酰胺类和万古霉素）可能高

度、多重耐受，常需联用具协同杀菌作用的细胞壁抑制剂和氨基糖苷类药物，并且给药时间足够长（6周左右）。

⑤革兰阴性菌：包括 HACEK（嗜血杆菌，放线杆菌，人心杆菌，啮蚀艾肯菌，金氏杆菌属）相关菌及非 HACEK 相关菌。产生β-内酰胺酶的 HACEK 杆菌对头孢曲松、其他第三代头孢菌素及喹诺酮类敏感，氨苄青霉素并非首选。其常用治疗方案：头孢曲松钠 2g/d，持续 4 周。此类患者建议早期手术，并长期（>6 周）联用β-内酰胺类与氨基糖苷类治疗，有时尚需联合喹诺酮类药物或复方新诺明。

⑥真菌类：真菌感染常见于左心人工瓣膜心内膜炎、静脉药瘾及免疫力低下者。真菌性 IE 死亡率高（>50%），常需双重抗真菌药及瓣膜置换。大多数病例可选两性霉素 B 单用或联用唑类抗真菌药。口服唑类需要长期甚至终身应用。

2. 外科手术

约 50% 的患者须行外科手术治疗。2009 年欧洲心脏协会（ESC）公布新版的感染性心内膜炎指南，提出 IE 患者早期手术的三大适应证是心衰、感染不能控制、栓塞。手术按其实施的时间分为紧急手术（24 小时内）、急诊手术（几天内）和择期手术（住院期间抗感染治疗至少 1~2 周后）（表 9-2）。

表 9-2 2009 年 ESC 建议的外科手术治疗主要适应证

外科手术适应证	手术时机	推荐级别	证据水平
1. 心力衰竭			
（1）自身或人工瓣膜 IE 导致的顽固性肺水肿或心源性休克，原因为	紧急手术	I	B
急性重度瓣膜关闭不全或梗阻			
严重的人工瓣功能障碍（裂开或梗阻）			
瘘管			
（2）自身或人工瓣膜 IE 伴严重的瓣膜功能障碍和持续性心衰	急诊手术	I	B
（3）二尖瓣或主动脉瓣 IE 伴重度关闭不全但无心力衰竭	择期手术	Ⅱa	B
（4）严重的人工瓣膜裂开不伴心力衰竭	择期手术	I	B
2. 感染不能控制			
（1）局部感染不能控制（脓肿、假性动脉瘤、瘘管形成、赘生物不断增大）	急诊手术	I	B
（2）持续发热和血培养阳性 >7~10 天	急诊手术	I	B
（3）真菌或耐药微生物引起的感染	急诊或择期手术	I	B
（4）人工瓣膜 IE 为金黄色葡萄球菌，或革兰阴性杆菌感染	急诊或择期手术	Ⅱa	C
3. 预防栓塞			
（1）大的赘生物 >10mm 伴有栓塞事件	急诊手术	I	B
（2）大的赘生物 >10mm 伴其他并发症（心力衰竭、持续感染、脓肿）	急诊手术	I	C
（3）孤立的巨大赘生物 >15mm	急诊手术	Ⅱb	C

注：适用于左心 IE

3. 预防

有易患因素（人工瓣膜置换术后、IE 史、体 – 肺循环分流术后、心脏瓣膜病和先天性心脏病）的患者，接受可因出血或明显创伤而致短暂性菌血症的手术和器械操作时，应予预防 IE 的措施。行口腔、上呼吸道手术或操作，预防药物应针对草绿色链球菌，推荐在操作开始前 30～60 分钟内使用阿莫西林或氨苄西林 2g；对青霉素或氨苄西林过敏的患者可用克林霉素 600mg；高危患者（人工瓣膜置换术后、IE 史、复杂发绀型先天性心脏病和体 – 肺循环分流术后）术后 6 小时重复应用抗生素半量。泌尿、生殖和消化道手术或操作，预防用药应针对肠球菌，高危患者术前 30 分钟内使用氨苄西林加庆大霉素，术后 6 小时重复氨苄西林半量或阿莫西林；中危患者（瓣膜病和除外房间隔缺损的先天性心脏病）术前 30～60 分钟内使用阿莫西林或氨苄西林；青霉素过敏者可用万古霉素 1.0g。

第十章　心肌疾病

心肌疾病是指除心脏瓣膜病、冠状动脉粥样硬化性心脏病、高血压心脏病、肺源性心脏病、先天性心脏病和甲状腺功能亢进性心脏病等以外的以心肌病变为主要表现的一组疾病。心肌病是指伴有心功能障碍的心肌疾病；心肌炎是以心肌炎症为主的心肌疾病。

1995 年世界卫生组织和国际心脏病学协会（WHO/ISFC）工作组根据病理生理学、病因学和发病学将心肌病进行分类（表 10 - 1）。由于心脏超声等影像技术的进步，分子生物学、分子遗传学理论和知识的应用，多中心、大规模临床"循证医学"证据的获得，WHO/ISFC 心肌病标准已不能涵盖和反映心肌病临床现实的需要。2006 年 AHA 强调以基因和遗传为基础将心肌病重新分类（表 10 - 2），废除"特异性心肌病"命名。2007 年 1 月中华心血管病杂志发表《心肌病诊断与治疗建议》仍建议我国临床医师采用 WHO/ISFC 标准。近年来快速心律失常引发的心肌病，即"心动过速性心肌病"已引起重视，但未包括在该分类之中。

表 10 - 1　心肌病的定义与分类（1995 年 WHO/ISFC）

1. 心肌病的定义：伴有心功能障碍的心肌疾病
2. 心肌病分类：根据病理生理、病因学和发病因素
（1）原发性　①扩张型心肌病（DCM）：左心室或双心室扩张，有收缩功能障碍
②肥厚型心肌病（HCM）：左心室或双心室肥厚，通常伴有非对称性室间隔肥厚
③限制型心肌病（RCM）：收缩正常，心壁不厚，单或双心室舒张功能低下及扩张容积减小
④致心律失常型右室心肌病（ARVD/C）：右心室进行性纤维脂肪变
⑤未分类心肌病（UCM）：不适合归类于上述类型的心肌病
（2）继发性　又称特异性心肌病：伴有特异性心脏病或特异性系统疾病

摘自中华医学会心血管疾病分会《心肌病诊断与治疗建议》中华心血管病杂志，2007 年 1 月，第 35 卷，第 1 期

表 10 - 2　心肌病分类（2006 年 AHA）

遗传性原发性心肌病	混合性原发性心肌病	继发性心肌病
肥厚型心肌病	扩张型心肌病	浸润性心肌病（淀粉样变等）
致心律失常性右室心肌病	限制型心肌病	糖原储积病
左室心肌致密化不全		中毒
糖原储积病	**获得性原发性心肌病**	心内膜疾病
传导系统缺陷	炎症性心肌病（心肌炎）	炎症性（肉芽肿性）
线粒体肌病	应激诱发的心肌病	内分泌疾病
离子通道病	围产期心肌病	心脏 - 颜面病
长 QT 综合征	心动过速性心肌病等	神经肌肉/神经性疾病
Brugada 综合征		自身免疫性疾病
短 QT 综合征		电解质紊乱
儿茶酚胺性多形性室速		抗肿瘤治疗后
突然不明原因夜间死亡综合征		放射治疗

摘自 2006 AHA《Definitions and Classification of the Cardiomyopathies》Circulation 2006，113：1807～1816

第一节　原发性心肌病

一、扩张型心肌病

主要特征是单侧或双侧心腔扩大，收缩功能障碍，伴或不伴有充血性心力衰竭。我国发病率（13~84）/10万，男多于女（2.5∶1）。本病病死率较高，预后不良，症状出现后5年生存率40%左右，死亡原因多为心力衰竭和严重心律失常。

扩张型心肌病发病原因尚不十分清楚，但病毒感染、免疫反应失调、遗传基因是目前主要的发病学说，其他因素还包括交感神经系统失调、内分泌异常、化学或毒素作用、心肌能量代谢紊乱、微血管病变等。

扩张型心肌病不同时期可有不同的病理改变。在终末期肉眼可见心腔扩张，室壁多变薄，纤维瘢痕形成，常伴有附壁血栓。瓣膜和冠状动脉多无改变。组织学为非特异性心肌细胞肥大、变性，特别是程度不同的纤维化。

【诊断标准】

1. 临床表现

（1）无症状期　无明显临床症状，心脏轻度增大，射血分数40%~50%。

（2）症状期　主要为疲劳乏力、气促、心悸等，舒张早期奔马律，射血分数20%~40%。

（3）充血性心力衰竭期　出现劳力性呼吸困难、端坐呼吸、水肿和淤血性肝肿大等全心衰竭的表现。主要体征为心脏扩大、心律失常及体肺循环淤血，常可听到奔马律。

2. 辅助检查

为心脏扩大、心律失常和心室收缩功能下降的客观证据。

（1）胸部X线片　肺淤血，心影增大，心胸比例>50%。

（2）心电图　多种异常心电图改变，如房颤、传导阻滞、ST-T改变、肢导低电压、R波减低、病理性Q波等。

（3）超声心动图　心腔扩大以左心室为主。因心室扩大致二、三尖瓣的相对关闭不全，而瓣膜本身无病变；室壁运动普遍减弱，心肌收缩功能下降。

（4）放射性核素检查　核素血池显像可见左心室容积增大，左室射血分数降低；心肌显像表现放射性分布不均匀或呈"条索样"、"花斑样"改变。

（5）心导管检查和心血管造影　心室舒张末压、肺毛细血管楔压增高；心室造影见心腔扩大、室壁运动减弱、射血分数下降。冠状动脉造影正常。

（6）心内膜心肌活检　心肌细胞肥大、变性，间质纤维化等。

3. 鉴别诊断

本病缺乏特异性诊断指标。临床出现心脏增大、心律失常或充血性心力衰竭表现，超声心动证实有心腔扩大及心脏弥漫性收缩运动减弱，应考虑本病。同时需除外其他病因明确的器质性心脏病，如病毒性心肌炎、风湿性心脏病、冠心病、先天性心血管疾病及各种继发性心肌病引起的心力衰竭。

【治疗原则】

本病原因未明，尚无特殊防治方法，主要是控制充血性心力衰竭和心律失常。

1. 一般治疗

限制体力活动，低盐饮食。

2. 抗心衰治疗

长期应用β受体阻滞剂，可以控制心衰、延长生存时间。其他药物包括血管紧张素转换酶抑制剂、利尿剂、洋地黄和扩张血管药物。但本病易发生洋地黄中毒，故应慎重使用。

3. 抗栓治疗

本病易发生附壁血栓，对于合并心房颤动、深静脉血栓等有栓塞性疾病风险的患者，预防性口服阿司匹林；已经出现附壁血栓或发生血栓栓塞的患者，需长期口服华法林抗凝，保持国际标准化凝血酶原时间比值（INR）在 2.0 ~ 2.5。

4. 心脏再同步化治疗（cardiac resynchronization therapy，CRT）

通过双心室起搏同步刺激左右心室，调整左右心室收缩程序，达到心脏收缩同步化，对改善心脏功能有一定疗效。需满足以下条件：左室射血分数（LVEF）小于35%，心功能 NYHA Ⅲ ~ Ⅳ级，QRS 增宽超过 120ms，左右心室收缩不同步。

5. 植入性心脏电复律除颤器（implantable cardioverter and defibrillator，ICD）

对于有严重的、危及生命的心律失常，药物治疗不能控制，LVEF < 30%，伴轻至中度心力衰竭症状、预期临床预后尚好的患者可选择 ICD 预防猝死。

6. 其他治疗

中药黄芪、生脉散和牛磺酸等具有一定的抗病毒、调节免疫、改善心功能作用，可作为辅助治疗手段。此外，还可考虑左心机械辅助循环、左室成形术、心脏移植。

二、肥厚型心肌病

主要特征是左心室和（或）右心室肥厚，常不对称并累及室间隔，左心室血流充盈受阻，舒张期顺应性下降，后期可出现心力衰竭。根据左心室流出道有无梗阻又可分为梗阻性和非梗阻性肥厚型心肌病；根据肥厚部位又可分为四型（表 10 - 3），其中以Ⅲ型最为常见。

表 10 - 3　肥厚型心肌病分型

Ⅰ型	前室间隔肥厚
Ⅱ型	前后室间隔肥厚
Ⅲ型	室间隔与左室前侧壁均肥厚
Ⅳ型	后室间隔、左室侧壁或心尖部肥厚

我国患病率 180/10 万，全世界人群患病率 200/10 万。10 年存活率小儿 50%，成人 80%；死亡原因成人多为猝死，特别是有猝死家族史的患者，而小儿则多为心力衰竭，其次为猝死。

肌节收缩蛋白基因突变是主要的致病因素，被认为是常染色显性遗传疾病。发病促进因子还可能包括儿茶酚胺代谢异常、细胞内钙调节异常、高血压及高强度运动等。

肥厚型心肌病病理特征性改变为非对称性室间隔肥厚（90％）；也可表现为心室均匀肥厚（5％）或特殊部位肥厚（心尖部3％，室间隔后部及侧壁1％，心室中部1％）。组织学特征为心肌细胞肥大，形态特异，排列紊乱。

【诊断标准】

1. 临床表现

主要症状为心悸、胸痛、劳力性呼吸困难，伴流出道梗阻者可在起立或运动时出现眩晕、晕厥，甚至猝死。约1/3患者有明显家族史，部分患者可无症状。主要体征为心脏轻度增大及第四心音，有流出道梗阻者可闻及①胸骨左缘第3~4肋间粗糙的喷射性收缩期杂音。降低心肌收缩力、增加左心室容量可使杂音减轻，如应用β受体阻滞剂、取下蹲位等；相反则可使杂音增强，如应用硝酸酯类药物、强心药物或取站立位等；②心尖部收缩期杂音。因血流通过狭窄的流出道而产生漏斗效应，将二尖瓣引向室间隔，导致流出道狭窄加重、二尖瓣关闭不全。

2. 辅助检查

主要为心肌肥厚的客观证据。

（1）胸部X线片　可无明显异常，如有心力衰竭心影可明显增大。

（2）心电图　最常见的表现为左心室肥大，胸前导联出现巨大倒置T波。侧壁及下壁导联可出现深而不宽的病理性Q波，而室内阻滞及期前收缩也较为常见。心尖肥厚型心肌病特征性心电图改变①左室高电压伴左胸导联ST段压低；②胸前导联出现以V_3、V_4导联为中心的T波深倒。

（3）超声心动图　临床主要的诊断手段。特征性表现为室间隔的非对称性肥厚，舒张期室间隔与左室后壁的厚度比≥1.3；可有间隔运动低下、舒张功能障碍等。伴流出道梗阻的患者可见SAM现象，即收缩期二尖瓣前叶前移。

（4）磁共振心肌显像　心室壁肥厚和室腔变窄，对特殊部位及对称性肥厚更具诊断价值。

（5）心导管检查和心血管造影　左心室舒张末期压上升，梗阻部位前后存在收缩期压差，心室造影可见香蕉状、犬舌状、纺锤状。冠脉造影多无异常。

（6）心内膜心肌活检　心肌细胞畸形肥大，排列紊乱。

（7）相关基因检测　已证实7个基因型、70余种突变与肥厚型心肌病有关。AHA指南推荐对HCM患者本人及其一级亲属进行相关基因检测，协助不典型患者的诊断、鉴别诊断，并对高危患者发病风险有预测价值。

3. 鉴别诊断

根据患者心脏杂音特点，劳力性胸痛和呼吸困难、晕厥等症状，结合典型的超声心动图改变和彩色多普勒测定左室流出道压力阶差，可以诊断肥厚型心肌病。同时依靠超声心动、心血管造影及心肌活检除外高血压心脏病、冠心病、先天性心血管病、主动脉瓣狭窄等。

【治疗原则】

尽可能逆转肥厚的心肌，改善左室舒张功能，防止心动过速及维持正常窦性心律，减轻左心室流出道梗阻，预防猝死提高生存率。

1. 一般治疗

避免剧烈运动、持重或屏气，以减少猝死的发生。

2. 药物治疗

主张应用 β 受体阻滞剂及钙通道阻滞剂。应避免使用增强心肌收缩力、减少容量负荷的药物，如洋地黄、硝酸酯类制剂等。

3. 其他治疗

重症患者可植入双腔 DDD 型起搏器、消融或切除肥厚的室间隔心肌。

三、限制型心肌病

主要特征为单侧或双侧心室充盈受限和舒张容量下降，但收缩功能和室壁厚度正常或接近正常。本病属少见病，可为特发性或继发于其他疾病，预后不良，心力衰竭为最常见死因。

限制型心肌病病因不明。可能与非化脓性感染、体液免疫反应异常、过敏反应和营养代谢不良等有关。心肌淀粉样变性是继发性限制型心肌病的最常见原因。

病理特点为心内膜及内膜下纤维性增厚，心室内膜硬化，扩张受限。首先累及心尖部，继而向心室流出道蔓延，可伴附壁血栓。组织学病理主要为心内膜下心肌间质纤维增生。

【诊断标准】

1. 临床表现

酷似缩窄性心包炎。初始症状为发热、全身倦怠；随后出现充血性心力衰竭症状，分为左心室型、右心室型及混合型，以左心室型最为常见。

（1）左心室型主要表现为左心功能不全，如疲乏、呼吸困难及肺部湿啰音。

（2）右心室型及混合型主要表现为右心功能不全，如水肿、肝肿大、颈静脉怒张、Kussmaul 征（吸气时颈静脉压增高）、腹水等。

（3）第三心音奔马律，心房颤动，血栓栓塞症，低血压伴脉压差减小等。

2. 辅助检查

（1）胸部 X 线片　心影正常或轻中度增大，可有肺淤血表现。偶见心内膜钙化，心包无钙化。有助于本病鉴别。

（2）心电图　缺乏特异性表现，可有各种心律失常（房颤多见）、房室肥大、低电压、T 波低平或倒置。

（3）超声心动　心室壁增厚，心腔大致正常，心房扩大。可见心包积液和附壁血栓。多普勒超声心动图典型表现是舒张期快速充盈，随之突然终止。

（4）磁共振心肌显像　特征性改变为心房高度扩大而心室腔不大，心尖部闭塞伴心内膜条带状强化通常提示心内膜下心肌纤维化。除了显示心室舒张受限外，MRI 检查另一项重要意义在于鉴别缩窄性心包炎。

（5）心导管检查和心血管造影　舒张期心室压力曲线呈早期下陷，晚期呈高原波型，类似缩窄性心包炎。心室造影可见心内膜肥厚、室腔缩小。

（6）心内膜心肌活检　心内膜增厚，内膜下心肌纤维化。

3. 鉴别诊断

临床出现心功能不全表现，而客观检查心室没有明显扩大而心房扩大的患者，应考虑本病可能。主要与缩窄性心包炎鉴别，胸片上显示心包钙化、MRI 提示心包厚度超过 4mm（横断面）以及异常舒张期室间隔运动，是缩窄性心包炎常见表现。此外还需除外肥厚型心肌病、扩张型心肌病、轻型冠心病、系统性硬化症、酒精性心肌病等。

【治疗原则】

1. 一般治疗

避免劳累及呼吸道感染，预防心力衰竭。

2. 药物治疗

（1）抗心衰治疗　本病对常规抗心衰治疗药物反应不佳，以对症治疗为主，常用药物主要包括利尿剂、β 受体阻滞剂、ACEI 类药物等。

（2）抗心律失常治疗　可选用洋地黄类药物和胺碘酮。必要时可植入永久性起搏器。

（3）糖皮质激素通常无效。

（4）合并血栓栓塞症者应给予华法林抗凝治疗。

3. 其他治疗

心内膜剥脱术；或在出现淤血性肝硬化前行心脏移植。

四、致心律失常型右室心肌病（ARVC）

其特征为右室心肌被纤维脂肪组织所替代，早期为区域性，逐渐累及整个右室及左心室，而间隔部相对较少受累。本病多见于青中年男性，常呈家族性发病（30%），多为常染色体显性遗传。

致心律失常型右室心肌病病因未明，可能与心脏 Ryanodine 受体基因突变和盘状球蛋白基因缺陷有关。

病理上病变区心室壁变薄，可伴瘤样扩张。组织学病理特点为局部或全部心肌被纤维或脂肪组织替代，肌小梁变平，偶有少量单核细胞或炎性细胞浸润。

【诊断标准】

1. 临床表现

（1）心律失常型　右心室折返性心动过速多见，可以反复晕厥或猝死为首发症状。

（2）右心衰竭型　出现右心衰竭症状及体征，如颈静脉怒张、肝颈静脉回流征阳性、淤血性肝肿大、低垂部位水肿、浆膜腔积液等。

（3）无症状型　少数患者无临床症状。

2. 辅助检查

（1）心电图　多数为左束支阻滞型室速或频发室早，亦可见多形性室速、病窦等。

（2）超声心动　右心室扩大、室壁变薄或瘤样膨出、收缩活动减弱和局限性反常运动。

（3）心脏核磁共振显像　右心室心肌变薄、心外膜脂肪组织增多，但缺乏特异性。

（4）右心导管检查及心室造影　右心衰时右房室压可增高。右室造影可见三尖瓣下与漏斗部膨出、肌小梁肥大，本检查对诊断的特异性为 96%，敏感性为 87.5%。

（5）电生理检查　右心室传导缓慢，特别是病灶部位，因而形成折返环。

（6）心内膜活检　局部或全部心肌被纤维或脂肪组织替代。但本病常因心室壁菲薄而不宜进行活检或消融治疗。

3. 鉴别诊断

根据反复发作来源于右室的室性心律失常、难治性右心衰竭、猝死等临床表现，结合右心室扩大、心肌组织变薄等影像学改变及电生理检查可确诊。但不典型病例需依赖心内膜活检。

【治疗原则】

控制心律失常，植入埋藏式自动复律除颤装置，或心脏移植。

第二节　特异性心肌病

特异性心肌病（Specific cardiomyopathies）是指伴有特异性心脏病或特异性系统性疾病的心肌病，亦称继发性心肌病。多数临床表现类似扩张型心肌病，即出现心室扩张及心律失常，但淀粉样变性心肌病表现为限制型心肌病，而糖原累积病则表现为肥厚型心肌病。特异性心肌病主要分类见表 10 - 4。

表 10 - 4　特异性心肌病主要分类（1995 年 WHO/ISFC）

缺血性心肌病	代谢性心肌病	肌萎缩
与冠脉病变不相符的收缩功能障碍	内分泌疾病，如甲亢、糖尿病	Duchenne、Becker 型肌萎缩
瓣膜性心肌病	家族性累积性或浸润性疾病	肌强直性肌萎缩
与异常负荷不符的心室功能障碍	营养物质缺乏	神经肌肉性疾病
高血压性心肌病	淀粉样变性	Friedreich 共济失调
左室肥厚伴心力衰竭	结缔组织病	Noonan 综合征、着色斑病
炎症性心肌病	系统性红斑狼疮	过敏性和中毒性反应
伴有心脏功能不全的心肌炎	结节性多动脉炎	酒精性心肌病
围产期心肌病	类风湿关节炎	蒽环类药物性心肌病
首次发生于围产期的心肌病	硬皮病、皮肌炎	儿茶酚胺性心肌病

我国基本采纳上述分类方法，但高血压性心肌病和炎症性心肌病命名暂不予采用。本节主要介绍酒精性心肌病、围产期心肌病、药物中毒性心肌病及克山病。

一、酒精性心肌病

酒精性心肌病指长期大量饮酒、出现酒精依赖，临床出现扩张型心肌病表现者。虽发病原因与慢性酒精中毒相关，但不能确定乙醇是否为直接致病因素。

酒精性心肌病的病理表现为心肌细胞及间质水肿伴纤维化，线粒体变性。

【诊断标准】

（1）临床表现及辅助检查均类似于扩张型心肌病。

（2）长期大量饮酒史。每日纯乙醇摄入≥125ml，即每日啤酒4瓶或白酒150g，持续10年以上。

（3）排除其他心脏疾病。

（4）早期患者戒酒后6个月，心肌病的临床表现可逆转。

【治疗原则】

戒酒可显著改善预后，余治疗同扩张型心肌病。

二、围产期心肌病

于围产期出现的心脏扩大和心功能不全。本病多发生于30岁左右经产妇，如诊断治疗及时，预后良好。

【诊断标准】

（1）既往无心脏病史的女性。

（2）围产期 妊娠末期或产后2~20周。

（3）首次出现类似扩张型心肌病的临床表现。

（4）体循环和肺循环血栓栓塞发病率高。

【治疗原则】

（1）安静休息、增加营养、补充维生素。

（2）抗心衰治疗。如利尿剂、ACEI类药物、洋地黄等。

（3）针对栓塞患者应给予抗凝治疗。

（4）采取避孕措施，预防复发。

三、药物性心肌病

因应用某些有心脏毒性的药物而引起的心肌病，常见药物见表10-5。临床表现类似于扩张型心肌病或非梗阻性肥厚型心肌病。

表10-5 可导致药物性心肌病的常见药物

抗肿瘤药	抗精神病药	三环类抗抑郁药
阿霉素	氯丙嗪	氯丙咪嗪
柔红霉素	奋乃静	阿米替林
	三氟拉嗪	多塞平

【诊断标准】

（1）有心脏毒性药物应用史。

（2）服药后出现类似扩张型心肌病表现。

（3）排除其他心脏疾病。

【治疗原则】

尽可能停用相关药物，不能停药者需预防性给予保护心肌治疗，如辅酶 Q_{10}。余治疗同扩张型心肌病。

四、克山病

又称地方性心肌病，特点为区域性发病、心肌损伤伴急性或慢性心力衰竭，见于中国低硒、环境卫生差、易有病毒感染的地区。

根据病程分为急性、亚急性和慢性。急性克山病病死率高，特别是孕妇，约 1/3 在发病 24 小时内死亡，随着生活水平提高、环境卫生改善以及防治机构建立，发病率及死亡率已大幅度下降，目前主要为慢性克山病。

克山病病因尚不完全明确，缺硒、病毒感染是本病发生的重要因素。

克山病心脏呈肌源性普遍扩张，心室壁通常不增厚；组织学主要为心肌实质性变性、坏死和纤维化。

【诊断标准】

（1）符合流行病学特征，即低硒、环境卫生差、易有病毒感染的地区。

（2）临床出现心肌损伤、心功能不全表现。急性发病者类似于急性重症心肌炎，慢性克山病的临床特点类似于扩张型心肌病。

【治疗原则】

1. 预防措施

（1）补硒。缺硒地区常年口服亚硒酸钠，每 10 天 1 次，成人每次 4mg。

（2）提高生活水平，改善卫生环境。

2. 急性克山病

（1）早期大量维生素 C 静脉注射，首剂 5～10g，24 小时总量 15～30g。

（2）频繁呕吐、烦躁不安者可采用冬眠疗法。

（3）休克型患者需予血管活性药物，如多巴酚丁胺等。

（4）抗心衰治疗。酌情给予正性肌力药物、利尿剂及血管扩张剂等。

（5）抗心律失常，安装临时或永久性起搏器。

3. 慢性克山病

治疗同扩张型心肌病。

第三节 心肌炎

心肌炎（myocarditis）是指病原微生物感染或物理化学因素引起的以心肌细胞坏死和间质炎性细胞浸润为主要表现的心肌炎症性疾病。根据致病因素不同可分为感染性和非感染性，主要感染病原见表 10－6，非感染性因素包括过敏、变态反应（如风湿热）、化学物理或药物。心肌炎组织病理类型见表 10－7。

表 10 - 6　心肌炎主要感染病原

细菌感染	螺旋体感染	寄生虫感染
链球菌	梅毒	锥虫病
肺炎球菌	莱姆病	弓形体病
脑膜炎双球菌	细螺旋体病	血吸虫病
白喉杆菌	回归热	**病毒感染**
沙门菌属	**真菌感染**	柯萨奇病毒 A、B 组
结核杆菌	曲霉菌	孤儿病毒
梭状芽孢杆菌	放射菌病	腺病毒
军团菌	酵母菌病	脊髓灰质炎病毒
布氏杆菌	隐球菌病	风疹病毒

表 10 - 7　心肌炎组织病理类型

淋巴细胞性	中性粒细胞性或混合性	巨细胞或肉芽肿性
特发性	细菌感染、梗死	特发性
病毒综合征	急性药物中毒	肉瘤样病
多发性肌炎	**嗜酸粒细胞性**	感染性
肉瘤样病	特发性	风湿病
Lyme 病	嗜酸粒细胞增多症	药物过敏
皮肤黏膜淋巴结综合征（川崎病）	限制型心肌病	异物反应
获得性免疫缺陷综合征	Churg - Strauss 综合征	
支原体肺炎	寄生虫感染	
药物毒性	药物过敏	

一、病毒性心肌炎

病毒性心肌炎是指嗜心肌病毒感染引起的以心肌非特异性间质性炎症为主要病变的心肌炎。41% ~88% 患者有前驱病毒感染史，大多数患者治疗后可痊愈，极少数患者死于急性期恶性心律失常；部分患者进入慢性期，发展至扩张型心肌病。一般急性期 3 个月，恢复期 3 个月至 1 年，1 年以上为慢性期。

多种病毒感染均可引起心肌炎，肠道及上呼吸道病毒最多见，主要病原是柯萨奇 B 组 2~5 型（约占 30% ~50%）和 A 组 9 型，其次为孤儿（ECHO）病毒和腺病毒。此外还有脊髓灰质炎病毒、流感、风疹、单纯疱疹、脑炎、肝炎（A、B、C 型）及 HIV 病毒等。发病机制包括：①病毒感染对心肌直接损伤；②病毒介导的 T 细胞免疫损伤。

病毒性心肌炎病理改变包括：①心肌损伤改变，包括心肌细胞溶解、坏死、变性和肿胀等；②间质损害改变，包括局灶性或弥漫性心肌间质增生、水肿及充血，多量炎性细胞浸润。

【诊断条件】

1. 临床表现

在前驱病毒感染后 3 周内出现心脏表现。

（1）前驱病毒感染包括上呼吸道感染、腹泻等。

（2）心脏表现包括严重乏力、心悸、胸闷头晕，甚至充血性心力衰竭、阿 – 斯综合征。第一心音减弱，舒张期奔马律、心包摩擦音、心脏扩大。

2. 心电图异常（上述感染 3 周内出现以下任何一项表现）

（1）窦性心动过速，房室传导阻滞，窦房阻滞或束支阻滞。

（2）多源、成对室性期前收缩，自主性房性或交界性心动过速，阵发性或非阵发性室性心动过速，心房或心室扑动或颤动。

（3）两个以上导联 ST 段呈水平或下斜型压低≥0.05mV，或 ST 段异常抬高或出现病理性 Q 波。

3. 心肌损伤参考指标异常

（1）血清 CK – MB、TnI/TnT 明显升高。

（2）超声心动图示心腔扩大或室壁活动异常；或核素心功能检查证实左室收缩或舒张功能减弱。

4. 病原学依据

（1）急性期于心内膜、心肌、心包或心包穿刺液中检测出病毒、病毒基因片段或病毒蛋白抗原。

（2）病毒血清抗体 2 份血清标本（取样间隔 >2 周）检测出同型病毒抗体，并且第 2 份血清抗体滴度较第 1 份升高 4 倍，或一次抗体效价≥640（320 为可疑）。

（3）特异性病毒抗体 IgM ≥320。

【诊断标准】

1. 临床诊断

具备诊断条件 1、2、3 中任意 2 项，并除外其他原因心肌病。

2. 病原学诊断

具备诊断条件 4 中第（1）项可确诊；仅有（2）、（3）项为拟诊。

诊断重症心肌炎需满足以下一项或多项表现。

（1）阿 – 斯综合征发作 心电图可表现为重度传导阻滞或快速心律失常。

（2）充血性心力衰竭伴或不伴心肌梗死样心电图改变。

（3）心源性休克。

（4）急性肾功能衰竭。

（5）持续性室性心动过速伴低血压发作。

（6）心肌心包炎。

3. 鉴别诊断

注意除外 β 受体功能亢进症、甲状腺功能亢进症、二尖瓣脱垂综合征及影响心肌的其他疾患，如风湿性心肌炎、中毒性心肌炎、冠心病、结缔组织病、代谢性疾病及克山病等。

【治疗原则】

（1）卧床休息。无心脏形态功能改变者休息2周，3个月不参加体力活动；重症患者休息1个月，6个月内不参加体力活动。

（2）保护心肌疗法。进食富含维生素及蛋白质食物，或可应用维生素C、辅酶Q_{10}及曲美他嗪等药物。

（3）抗心力衰竭治疗。包括利尿剂、血管扩张剂、ACEI类药物等。

（4）抗心律失常治疗，必要时安装临时性或永久心脏起搏器。

（5）不主张早期应用糖皮质激素，有严重心律失常、难治性心衰、重症或考虑存在免疫介导心肌损害患者可慎重使用。

（6）非常规辅助治疗。包括中医中药或干扰素，有一定抗病毒、调节免疫力作用。

二、风湿性心脏炎

是急性风湿热最重要表现（占60%~80%），可累及心内膜、心肌、心外膜及心包，甚至出现全心炎，同时可伴有急性风湿热心脏外表现。本病发病存在地域差异，发病率与该地区生活水平、居住条件及医疗卫生条件有关，详见风湿热相关章节。

病因尚不完全明确，目前主要假说认为：链球菌表面的M型黏蛋白与心肌细胞存在交叉抗原性，链球菌感染引起的机体变态反应–自身免疫损伤。

风湿性心肌炎病理特征性改变为心肌Aschoff结节，常见于室间隔、左室壁和左心耳。此外，还包括单核细胞浸润、血管炎及结缔组织退行性变。

【诊断标准】

1. 临床表现

（1）心悸、乏力、气短及心前区不适等，重症者可有心力衰竭。

（2）体征　与体温不相称的心动过速，S_3奔马律，瓣膜区杂音及心律失常。

（3）心脏外表现　发热、游走性关节炎、舞蹈病、皮肤病变等系统损害。

2. 辅助检查

（1）心电图、超声心动及心肌损伤标志物参见病毒性心肌炎相关表现。

（2）如合并风湿性瓣膜病，超声心动常见瓣膜瓣叶轻度增厚、脱垂。

（3）心脏反应性抗体阳性，抗心肌抗体吸附试验具有一定诊断价值。

（4）其他风湿热相关检查　ASO阳性；ESR、CRP、C3升高等。

3. 鉴别诊断

急性风湿热Jones诊断标准参见风湿热相关章节

【治疗原则】

1. 一般治疗

卧床休息，避免剧烈体育活动。

2. 控制链球菌感染

首选青霉素，每日80万~120万U肌内注射，疗程2~3周。

3. 抗风湿治疗

轻症者可选用水杨酸制剂，重症者应用糖皮质激素。

4. 抗心衰及抗心律失常治疗

参见病毒性心肌炎章节。

三、其他类型心肌炎

1. 巨细胞性心肌炎

本病非常罕见，多呈爆发性，因嗜酸粒细胞和心肌细胞破坏导致多形核巨细胞出现，但并无肉芽肿形成。常导致进行性左心室功能衰竭并伴有心律失常。本病预后差，出现症状后平均存活时间 5.5 个月，89% 患者死亡或行心脏移植。因此一旦病理活检证实为本病，应及早给予糖皮质激素、环孢素 A 等免疫抑制剂治疗，并准备心脏移植。

2. 过敏性心肌炎

药物引起过敏反应累及心脏所致，较为少见。常见药物为三环类抗抑郁药、抗生素（青霉素、头孢菌素、磺胺类）和抗癫痫药（氯氮平）等。起病年龄通常较大（平均 58 岁）并且同时服用多种药物，临床表现及心电图改变类似病毒性心肌炎，可有发热及肝功能损害。

3. 嗜酸粒细胞性心肌炎

以外周血嗜酸粒细胞异常增生和包括心脏在内的多数组织器官成熟嗜酸粒细胞浸润为特征，主要临床表现为瓣膜关闭不全、充血性心力衰竭、附壁血栓等。可伴发于系统性疾病，如嗜酸粒细胞增多症、Churg – Strauss 综合征和心内膜心肌纤维化症等；也可发生在寄生虫感染，如 Chagas 病、弓形虫病、血吸虫病等。急性坏死性嗜酸粒细胞性心肌炎是其中较为严重的一型，发病急、病死率高。本病通常有赖于病因治疗，有系统性损害者可应用糖皮质激素，心内膜心肌纤维化可考虑外科心内膜剥离。

4. 人类免疫缺陷病毒心肌炎

人类免疫缺陷病毒（HIV）非特异性心肌局灶性浸润所致，表现为左心功能障碍。发病机制尚不清楚，可能继发于 HIV 感染本身，也可能与其他机会病毒感染和交叉感染有关，或由药物治疗本身导致。

第十一章 心包疾病

心包疾病根据病理特性可以分为：心包炎、心包缩窄、渗出性心包疾病（心包积液）等。根据病情进展分为：急性心包炎（伴或不伴心包积液）、慢性心包积液、粘连性心包炎、亚急性渗出性缩窄性心包炎、慢性缩窄性心包炎等。根据病因分类可以分为细菌感染性心包炎、病毒性心包炎、结核性心包炎、心梗后早期心包炎和 Dressler 综合征、尿毒症性心包炎和透析相关心包疾病、肿瘤性心包疾病、自身免疫性和药物性心包疾病、放射性心包炎，还有心包切除、心脏损伤后综合征性心包炎以及先天性心包缺如、心包囊肿。据我国临床资料统计，心包疾病占心脏疾病住院患者的 1.5% ~ 5.9%。

第一节 急性心包炎

急性心包炎：是由细菌、病毒、自身免疫、物理、化学等因素引起的心包脏层和壁层之间的炎症，病程一般不超过 2 周。

一、临床表现

临床症状常和疾病的病理特征有关。以纤维蛋白性为特征的以胸痛为主，可以随着病情而好转或转变为渗出性，此时胸痛逐渐缓解。如果急性心包类以渗出为主时，临床表现主要根据渗出的速度、渗出的量，严重者可导致心脏压塞、循环障碍或衰竭，出现呼吸困难、心悸等。

1. 胸痛

急性心包炎几乎总是以胸痛作为主诉，一部分可主诉气促、发热，如果合并全身性疾病症状可以被原发病掩盖。心包炎的胸痛，以锐痛为主，多位于左胸前区中央并可向上腹部放射，最具特征性的是放射至斜方肌脊，深吸气或平躺时胸痛可加重，坐位前倾时缓解。

2. 呼吸困难

急性心包炎以渗出为主者，心包积液快速增多或心包积液量大时最突出的症状和体征是，患者呈端坐呼吸、身体前倾、呼吸浅速、面色苍白、也可因压迫气管、食管而产生干咳、声音嘶哑及吞咽困难，以及发热和烦躁等。

3. 心包压塞

快速心包积液增加或大量心包积液，出现严重血流动力学障碍时，患者出现心动过速、血压下降、脉压变小和静脉压明显上升，也可由于迷走神经占绝对优势，出现心动过缓，心脏骤停等。

二、体格检查

1. 一般体征

无并发症的心包炎患者常可表现明显不适和焦虑，可有低热和心动过速，当出现循环障碍时，可有呼吸浅速、大汗淋漓、四肢发凉、面色苍白、口唇及指甲床发绀。

2. 心包摩擦音

是纤维蛋白性心包炎的典型体征，因为脏层心包和壁层心包接触、摩擦产生，心室收缩、心室早期舒张期充盈和心房收缩三个时相的嘎吱声，在胸骨左缘第3、4肋间最为明显，并向心尖部传导，坐位身体前倾、深吸气时明显。但随着炎症消失，或炎症以渗出为主时，心包摩擦音可以消失。

3. 奇脉

大量心包积液时，患者桡动脉搏动在深吸气时显著减弱或消失，呼气时复原的现象，血压测量时吸气时动脉收缩压较呼气下降10mmHg或更多。

4. 其他

心音遥远、颈静脉怒张、肝肿大、腹水、双下肢水肿，以及在左肩胛骨下出现浊音及左肺受压迫所引起的支气管呼吸音的心包积液征（Ewart征），都说明心包积液较为显著。

三、实验室检查

1. 血常规

血常规的变化取决于原发病，典型的急性感染性心包炎白细胞数可轻中度升高为$(11 \sim 13) \times 10^9/L$，伴轻度的淋巴细胞增多。明显的升高提示存在其他病因。

2. 心肌酶和肌钙蛋白

急性心包炎无心肌炎或急性心肌梗死也可出现肌酸激酶同工酶、肌钙蛋白I/T的升高。并且心包炎患者有心肌酶升高者，几乎都有ST段抬高。但出现心肌酶升高，还应该积极排除急性心肌梗死、心肌炎。

3. 心电图

心电图是诊断急性心包炎的重要的实验室检查，典型的除aVR导联外，弥漫性的ST段抬高，PR段压低，亦呈动态变化。低电压和电交替提示大量的心包积液，同时常有窦性心动过速。

4. 胸片

胸部X线检查对渗出性心包炎有一定价值，成人积液量大约250ml（儿童小于150ml），可见心脏阴影向两侧增大，心脏搏动减弱或消失。

5. 心脏超声

对于纤维蛋白性心包炎超声心动图检查可正常，但对于判断渗出性心包积液的量有重要意义。心脏压塞时超声心动图有其特征性改变：右心房及右心室舒张期塌陷，吸气时右心室内径增大，左心室内径减少，室间隔左移等。

超声引导下行心包穿刺，不但提高了穿刺成功率及安全性，还可以动态观察心包积液量的变化。

6. CT 和 MRI 影像

对需要快速处理和治疗决策的虚弱患者不建议应用。CT 和 MRI 对于包裹性和局限性心包积液的诊断极有帮助。通过 CT 影像系数衰减可获得心包积液性质（血性、渗出、乳糜样）的线索。

7. 心包穿刺

抽取心包积液行积液常规、生化、病原学培养 + 药敏、病理等检验，以明确病因。同时，心包穿刺可以缓解心脏压塞。也可经穿刺在心包腔内注入抗菌或化疗药物等。

8. 心包镜和心包活检

有助于明确病因诊断。

【诊断标准】

根据临床表现、检验、X 线、心电图及心脏超声检查不难作出心包炎的诊断，但也应注意与以下疾病进行鉴别。

1. 急性心肌梗死

急性心肌梗死常有胸痛，心电图也可见 ST 段抬高、心肌酶和肌钙蛋白升高，并且急性心肌梗死也可见于年轻人，所以出现胸痛时，首要鉴别的是此疾病。急性心肌梗死的胸痛，多为压榨样或烧灼样，可向肩背、颌下放射，伴大汗、恐惧感，心电图有缺血的动态变化、心肌酶和肌钙蛋白的特征性改变，心脏超声可见对应梗死部位的节段性运动障碍。

2. 肺梗死

肺梗死为突然发病，呼吸困难、胸痛、烦躁不安、惊恐甚至濒死感，临床上酷似自发性气胸。患者可有咯血、低热和晕厥，常有下肢和盆腔血栓性静脉炎、骨折、手术后、脑卒中、心房颤动等病史，或者发生于长期卧床的老年患者，大面积肺梗死时可出现血压下降、休克等症状，检查结果 D－二聚体增高，血气分析可见氧分压下降，胸部增强 CT 及肺动脉造影可见动脉内充盈缺损改变。

3. 主动脉夹层

多有结缔组织（马凡综合征）、严重的高血压病史，为剧烈胸痛，并向肩背部等处放射，同时发作时血压较高，可有全身出汗、恶心、呕吐等伴随症状，行主动脉 CT、超声检查可有阳性发现，心肌酶、心电图多无变化。但如果主动脉夹层涉及冠脉，也可以合并急性心肌梗死的发生，出现心肌酶、心电图变化。

还应该与肺炎、胸膜炎、带状疱疹等进行鉴别。如果急性心包炎以渗出为主，出现呼吸困难，应该与心衰、慢性阻塞性肺疾病等进行鉴别。明确急性心包炎诊断后，还应该进行病因学的鉴别。

【治疗原则】

急性心包炎的治疗与预后取决于病因，所以诊治的开始应着眼于筛选能影响处理的特异性病因，检测心包积液和其他超声心动图异常，并给予对症治疗。胸痛可以服用布洛芬 600～800mg，每日 3 次，如果疼痛消失可以停用，如果对非甾体抗炎药物不敏感，可能需要给予糖皮质激素治疗，泼尼松 60mg 口服 1 天 1 次，1 周内逐渐减量至停服，也可以辅助性麻醉类止痛剂。急性非特异性心包炎和心脏损伤后综合征患者可有心包炎症反复发作成为复发性心包炎，可以给予秋水仙碱 0.5～1mg，1 天 1 次，至少 1 年，缓慢减量停药。如果是心包积液影响了血流动力学稳定，可以行心包穿刺。病因明确后应该针对病因进行治疗。

第二节　慢性缩窄性心包炎

慢性缩窄性心包炎是心包长期炎症的最终表现，导致心包密集纤维化、钙化，使壁层和脏层心包粘连，心室舒张期充盈受限、最终导致循环障碍的疾病。

慢性缩窄性心包炎的病因在我国仍以结核性最常见，其他病因有特发性、放射性、外科手术后、感染性、肿瘤性、自身免疫（结缔组织）、尿毒症、创伤后、结节病、麦角新碱治疗、置入性除颤器电极片。

【诊断标准】

一、临床表现

1. 常见的症状和体征

为明显的右心衰竭伴正常或接近正常的射血分数。相对早期症状和体征包括下肢浮肿、腹部不适和一定程度肝淤血。当疾病发展至严重时，肝淤血加重可进展成显性黄疸、腹水或全身水肿以及出现心源性肝硬化。随着肺静脉压升高，出现活动性气促、咳嗽及端坐呼吸。缩窄性心包炎终末期，会出现低心排血量的症状，包括严重乏力、一过性缺血发作和晕厥。

2. 体格检查

可见颈静脉怒张、肝大、腹水、下肢水肿、心率增快，可见 Kussmaul 征。心脏听诊：心尖搏动不明显，心浊音界不大，心音减低，可闻及心包叩击音。如果心排血量下降可见脉搏细弱无力，动脉收缩压降低，脉压变小。

二、实验室检查

1. X 线

X 线检查可见心影偏小。如果合并心包积液，心影可增大。主动脉弓缩小或难以辨认。上腔静脉常扩张，有时可见心包钙化。

2. 心电图

无特异性心电图表现。常可见非特异性 T 波及低电压。左心房肥大。相当一部分患者可出现心房颤动。

3. 超声心动图

心包增厚和僵硬、舒张早期室间隔突然移位。

4. CT 和 MRI

CT 可以检测出微小的心包钙化，MRI 可以提供心包和心脏详细和全面的检查。还可以看见心脏外形的扭曲、肝静脉淤血、腹水、胸腔积液和偶尔有心包积液。电影成像可显示舒张早期异常的室间隔运动。如考虑行心包剥离术、详细描述增厚的部位和程度对外科医生在危险性评估和手术计划有帮助。

5. 心脏导管检查和血管造影

左右心导管和冠脉造影对怀疑有缩窄性心包炎的患者可提供血流动力学生理的证据，辅助鉴别缩窄性心包炎和限制性心肌病。冠脉造影对那些考虑心包剥离术的患者可发现潜在的冠心病。

临床上根据典型的右心衰竭表现、检查提示增厚的心包，可考虑诊断缩窄性心包类，尤其伴有心包钙化。但应该与以下疾病进行鉴别。

（1）限制性心肌病　因为两者临床表现与病程很多方面一致，但治疗方案截然不同，鉴别两者非常重要。超声心动图有一定价值，限制性心肌病常有心室壁增厚，因为淀粉样变的浸润过程，同时伴有双房增大，心电图可见 QRS 低电压。如果胸片见心包钙化，心包 CT 见心包增厚，考虑缩窄性心包炎。心内活检（或淀粉样变时腹部脂肪垫活检），对存在浸润的限制性心肌病诊断有益。

（2）患者存在颈静脉怒张、不明原因的胸腔积液、肝肿大、水肿或腹水时应该怀疑缩窄性心包炎。同时应与上腔静脉阻塞、肾病综合征、肝脏和腹腔内恶性肿瘤以及三尖瓣狭窄、三尖瓣反流、肥厚型心肌病、右房黏液瘤等鉴别。

【治疗原则】

慢性缩窄性心包炎是一个进展性疾病，其心包增厚、临床症状和血流动力学表现不会自动逆转，外科心包剥离术是惟一确切的治疗。内科治疗包括利尿、扩张静脉和限盐。窦性心动过速是一种代偿机制，所以 β 受体阻滞剂应该避免或谨慎使用。房颤伴快心室率，地高辛为首选，并应该在 β 受体阻滞剂和钙离子拮抗剂之前使用，心率控制在 80～90 次/分。

第十二章　原发性心脏肿瘤

第一节　原发性良性心脏肿瘤

　　原发性心脏肿瘤发生率为 0.0017% ~ 0.28%，远远小于转移性心脏肿瘤。原发性心脏肿瘤中约有 70% 为良性肿瘤，且近一半以上为心腔黏液瘤，其他良性心脏肿瘤尚有脂肪瘤、血管瘤、纤维瘤、错构瘤和畸胎瘤等。黏液瘤最常见于左心房腔，约占心脏黏液瘤总数的 75% 左右，其次为右心房黏液瘤，占 20% 左右，心室黏液瘤和多发性心腔黏液瘤则甚为少见。恶性心脏肿瘤几乎全是肉瘤，最常见的是血管肉瘤、横纹肌肉瘤。以下为原发性心脏肿瘤的分类。

表 12 – 1　心脏良性肿瘤类型的比例构成（%）

良性肿瘤	成人	儿童	婴儿
黏液瘤	46	15	0
脂肪瘤	21	0	0
乳头状纤维弹性组织瘤	16	0	0
横纹肌瘤	2	46	65
纤维瘤	3	15	12
血管瘤	5	5	4
畸胎瘤	1	13	18
房室结的间皮瘤	3	4	2
颗粒细胞肿瘤	1	0	0
神经纤维瘤	1	1	0
淋巴管瘤	1	0	0
错构瘤	0	1	0

表 12 – 2　心脏恶性肿瘤类型的比例构成（%）

恶性肿瘤	成人	儿童	婴儿
血管肉瘤	33	0	0
横纹肌肉瘤	21	33	66
间皮瘤	16	0	0
纤维肉瘤	11	11	33
恶性淋巴瘤	6	0	0
骨骼外骨肉瘤	4	0	0
胸腺瘤	3	0	0
神经源性肉瘤	3	11	0

恶性肿瘤	成人	儿童	婴儿
平滑肌肉瘤	1	0	0
脂肪肉瘤	1	0	0
滑膜肉瘤	1	0	0
恶性畸胎瘤	0	44	0

【诊断标准】

1. 临床表现

心脏肿瘤的症状、体征与肿瘤的大小、解剖位置、生长速度等有关。主要取决于肿瘤的组织学类型。

（1）全身表现　心脏肿瘤可以出现非特异性表现，发热、恶病质、不适、关节痛、雷诺现象、皮疹、杵状指等。

（2）心力衰竭　由于不同肿瘤导致心腔流入或流出道的梗阻，室壁收缩、舒张功能干扰可引起充血性心力衰竭，也可引起低输出量性心力衰竭。①左房肿瘤：最常见的原发左房黏液瘤，大多数症状是非特异性。活动、有蒂的肿瘤不同程度的脱入二尖瓣口，造成房室血流阻塞，且常有二尖瓣反流，引起的症状和体征常与二尖瓣病变相仿，如呼吸困难、夜间阵发性呼吸困难、端坐呼吸、肺水肿、咳嗽、咯血、胸痛、周围水肿、晕厥和猝死，但上述症状常为阵发性发作，特征性发生在特别体位且与临床表现不相称；②右房肿瘤：常见疲劳、周围水肿、腹水、肝肿大和颈静脉搏动明显。常被误诊为：Ebstein 畸形、缩窄性心包炎、三尖瓣狭窄、类癌综合征、上腔静脉综合征；③右室肿瘤：由于右室充盈或流出道阻塞，常表现为右心衰竭，出现周围水肿、肝肿大、腹水、呼吸急促、晕厥、猝死；④左室肿瘤：左室肿瘤主要位于室壁内时常无症状或传导障碍、心律失常。当肿瘤阻塞左室流出道，导致晕厥或左室衰竭。如果肿瘤累及或瘤栓栓塞冠状动脉，可出现胸痛。

（3）心律失常　心肌肿瘤可引起各类心律失常。心律失常的类型根据肿瘤位置而有所不同。位于心房或邻近心房的肿瘤可产生室上性心律失常，包括房早、房速、房颤或房扑、异位房速。位于房室结的肿瘤可引起房室传导阻滞，包括完全性传导阻滞和心脏停搏。位于心室肌的肿瘤，可引起室性早搏、室速、室颤，甚至猝死。肿瘤浸润心肌壁可导致心肌破裂。

（4）栓塞现象　肿瘤破裂或其表面栓塞形成，可导致体循环、肺循环的栓塞。瘤栓的分布取决于肿瘤的位置。①左心栓子：引起体循环栓塞症状：脑卒中、内脏梗死、外周肢体缺血及动脉瘤；②右心栓子：右心肿瘤或左向右分流的左心肿瘤可引起肺栓塞。慢性反复的肺栓塞可导致严重肺动脉高压、肺心病。

2. 体格查体

体循环淤血或体循环低灌注的体征，右心衰竭患者可以见到颈静脉充盈怒张和下肢浮肿，严重者可触及肝脾肿大或有腹水征。左心衰竭可见肺淤血，可闻及双肺湿性啰音，如果合并胸腔积液，呼吸音可减弱。如果出现外周循环栓塞可见缺血、淤斑等。脑卒中可见神经系统体征变化。心脏听诊心尖区可听到舒张期或收缩期或双期杂音，部分患者心脏杂音性质和强度可随体位改变而改变，这一特征常被大多数学者所强调作为诊断黏液瘤的依据。心尖区舒张期杂音较短促，杂音部位较局限，杂音传导范围不广，第1心音亢进。在个别病例中偶可听到肿瘤扑落音。当存在肺动脉高压时，肺动脉瓣区可听到喷射音，第2心音亢进或分裂，右房黏液瘤在三尖瓣区可听到舒张期杂音。

3. 辅助检查

（1）心音图　部分患者其杂音强度可随不同体位而改变。心电图无特征性表现，可为正常心电图或出现左房、右室肥大和心肌损害的表现。

（2）心脏 X 线　心脏肿瘤可类似于瓣膜性心脏病，可见全心或部分心腔扩大，酷似二尖瓣病变的表现，两肺野淤血，心界呈轻度到中度增大，主要表现为左心房和右心室扩大，食管钡餐检查可见到食管轻度到中度的压迹。恶性肿瘤累及心包，出现心包积液，可见心影增大。

（3）超声心动图　超声心动图系非创伤性检查，二维超声心动图可提供肿瘤大小、附着物及活动性信息。连续多普勒超声可对瓣膜梗阻或关闭不全进行血流动力学评估。对心脏黏液瘤有特殊性诊断价值。

（4）CT　呼吸门控技术、心动周期门控技术、电子高分辨 CT 及图像重建技术有助于判断肿瘤浸润程度，对横纹肌瘤、纤维瘤、畸胎瘤、黏液瘤、血管瘤、骨肉瘤的诊断有益，对于超声心动图怀疑肿瘤或确诊肿瘤后评估浸润程度、累及范围的最有效方法之一。

（5）磁共振成像　磁共振可以任意平面成像，对心腔、心包及周围结构可以详细了解。电影系列可以详细知晓血流动力学变化。而且，对于某些异质性肿瘤（如黏液瘤、畸胎瘤等）有极好的病理学相关性。磁共振成为心脏肿瘤成像的重要检查方法之一。

（6）放射性核素成像　氟脱氧葡萄糖作为示踪剂的正电子发射断层扫描在诊断恶性肿瘤方面有价值。

（7）心血管造影　心腔内造影对心腔黏液瘤的部位、形态、大小和活动范围可提供参考资料，但由于造影剂在心腔内的稀释和各心腔阴影重叠，可能使显影欠佳。另外与左心房腔血栓的鉴别尚存在一定困难，加之检查设备复杂，耗费较大，故心腔黏液瘤诊断已被超声心动图检查所替代。

【治疗原则】

大多数良性心脏肿瘤的治疗选择是手术切除，而且许多患者能完全治愈。但因为心腔或瓣膜堵塞、周围栓塞和心脏节律或传导障碍的结果所有的心脏肿瘤都有潜在致死性，患者在等待手术期间即可发生死亡，所以一旦确诊要迅速进行手术。为了避免术中可能产生瘤体碎片脱落，在切除瘤体后，心脏各腔室均需用大量生理盐水冲洗，并细心察看各房室腔情况，有无多发性黏液瘤的存在，并察看房室瓣及瓣环有无扩大情况。在个别病例黏液瘤可能引起瓣膜损伤或瓣膜出现黏液样变性，有时需要附加瓣膜成形术，瓣环环缩术或人工瓣膜置换手术，以免术后存在瓣膜关闭不全。心脏恶性肿瘤与良性肿瘤，术前两者难于区别，一般常在术后切除肿瘤标本或尸检解剖中得到正确的病理诊断。心脏恶性肿瘤由于术中难以达到彻底根治，故手术后局部肿瘤复发机会很大或发生身体重要器官的远处转移而死亡。某些恶性肿瘤，即使手术切除肿瘤并辅以放疗、化疗、甚至进行心脏移植，其生存期也只有 1～3 年。对于不能手术切除的恶性肿瘤，放疗、化疗等通过抑制肿瘤的生长速度或减轻肿瘤的压迫或梗阻而延长生存时间。

第二节　心脏继发性肿瘤

继发性心脏肿瘤是心脏之外各种肿瘤经直接蔓延、血液传播或淋巴管扩散转移到心脏，最常见的临床表现为心包填塞、快速心律失常、房室传导阻滞或充血性心力衰竭等。最常见的转移心脏的原发肿瘤依次为：肺癌、乳腺癌、恶性黑色素瘤、淋巴瘤和白血病。肿瘤累及心脏心包、心肌较为常见，心内膜很少累及。右侧心脏较左侧易受累及。

【诊断标准】

1. 临床表现

（1）心包转移　引起恶性心包疾病最常见的原因是肺癌、乳腺癌、纵隔淋巴瘤，广泛转移使心包变厚，并与心肌粘连、大量心包积液，有时直接心肌浸润，从而导致限制性心包填塞和心功能不全。呼吸困难，并在活动时加重，心动过速。

（2）心肌转移　直接转移心肌或心内膜的肿瘤包括肺癌、淋巴瘤或黑色素瘤。可引起心律失常、充血性心力衰竭、心室流出道梗阻和栓塞等。

腔静脉阻塞：肺癌、霍奇金淋巴瘤或非霍奇金淋巴瘤转移至纵隔，压迫上腔静脉，上腔静脉血栓形成，出现面部多血症和头痛，面部和手臂水肿，侧支循环明显。腹膜后肿瘤、肝癌或肾脏肿瘤导致下腔静脉阻塞时，阻碍右房、右室充盈。

（3）心肌淀粉样变　原发性淀粉样变和多发性骨髓瘤导致的继发性淀粉样变都可以累及心脏，主要症状有充血性心力衰竭、低血压、心脏传导阻滞等。

（4）心肌梗死　肺癌、恶性淋巴瘤、白血病最为常见。常由于冠状动脉受压、反复栓塞，有些肿瘤患者也可见动脉粥样硬化。典型的症状为胸痛。

（5）非细菌性血栓性心内膜炎。

（6）伴心内膜转移的嗜酸细胞增多症。

2. 体格检查

心脏继发性肿瘤的体征差异较大，可见水肿，但水肿部位，根据肿瘤影响心脏情况不一样，而有差异。上腔静脉堵塞，可见上肢、颜面部水肿，颈静脉怒张和 Kussmaul 征。下腔静脉阻塞可见腹水，腹部静脉曲张，下肢水肿等。如果合并有心力衰竭，可见相关体征变化。如果有肿瘤堵塞流入道，可闻及肿瘤扑落音。

3. 辅助检查

（1）血常规　红细胞数量增加、血小板增多、白细胞增多。

（2）心电图　可见窦性心动过速、房颤、房扑及完全性传导阻滞。如果发生心脏缺血可见 ST 段和 T 波改变。大量心包积液可见胸前导联低电压。

（3）CT 及核磁共振　胸部 CT 可见胸部及纵隔肿瘤对心脏、心包的压迫。可见心包积液、钙化、心包缩窄。可见心脏流入道、流出道的梗阻。肺动脉 CT 可见肺栓塞。冠脉 CT 可见冠脉狭窄、供血情况。CT 可以了解肿瘤的原发部位，其他部位的转移等情况，对于肿瘤的诊断、预后判断有重要作用。CT引导下经皮经胸腔活检也是有效的诊断方法。

（4）超声检查　对于判断心腔占位、心脏流入及流出道的梗阻诊断有重要作用。彩色多普勒对于瓣膜血流动力学评价有重要作用。血管超声对于判断上腔静脉、下腔静脉阻塞情况有重要作用。

根据患者肿瘤既往史，症状，影像学检查，可以明确心脏继发性肿瘤。以心血管症状为首发的疾病，应该与结核、心脏原发性肿瘤、少见病菌感染、先天性心脏病等鉴别。

【治疗原则】

对于恶性肿瘤继发心脏肿瘤，最常用的一线治疗是放疗、化疗。激素可以减少炎症和肿瘤相关的阻塞，但激素联合放疗或化疗可以增加心肌梗死和心肌病的危险性。氧疗、利尿、低盐饮食、溶栓、血管介入治疗可以缓解心血管症状，也可延长寿命。化疗药物的心脏毒性反应，表现心律失常、心肌功能障碍和心包积液等，可以对症给予减轻后负荷、ACEI、选择性 β 受体阻滞剂。对于恶性心律失常也需要对症治疗。放疗引起的心脏并发症可以影响心包、心肌、瓣膜、冠状动脉和传导系统，甚至会破坏心脏起搏器。糖皮质激素可用于治疗放射相关的心包疾病。患者合适的放疗姿势、和深吸气可减少放射区域心脏辐射。

第十三章　主动脉疾病

第一节　主动脉瘤

主动脉瘤是主动脉一段或几段管腔的病理性扩张。受累主动脉直径较正常大于 1.5 倍。主动脉瘤按其所在部位、大小、形态和病因描述。如主动脉为对称性扩张，即为梭形动脉瘤，如扩张主要累及一壁，则为囊状动脉瘤。此外，假性动脉瘤为血管壁外结缔组织和血液的积累，这可能是主动脉破裂后包裹的结果，须与真性动脉瘤相鉴别。

主动脉瘤的出现是弥漫性主动脉疾病的标志之一。总体而言，在主动脉瘤患者中多发性主动脉瘤约占所有主动脉瘤的 13%，25% ~28% 的胸主动脉瘤患者同时有腹主动脉瘤。因此，对主动脉瘤患者应全面检查整个主动脉以期发现其他部位的主动脉瘤。

腹主动脉瘤比胸主动脉瘤更为常见。年龄是一个重要的危险因子。55 岁以上的男性和 70 岁以上的女性发病率急剧上升，且男性发病率为女性的 5 ~10 倍。最近 10 年中，腹主动脉瘤的发病率似乎增加了 2 ~3 倍。绝大多数腹主动脉瘤发生于肾动脉水平以下的主动脉。胸主动脉瘤中，以升主动脉最为常见，其次为降主动脉，主动脉弓瘤和胸腹主动脉瘤较少见。

主动脉瘤发病原因：①最基本的病因是动脉粥样硬化。粥样硬化破坏主动脉壁中层弹力组织，最终导致主动脉壁的梭形变或囊性扩张，主动脉张力增加促进动脉瘤迅速膨大。②胸升主动脉瘤最主要的病因是囊性中层退行性变（或囊性中层坏死）。尤其在年轻人中，囊性中层退行性变与马凡综合征及 Ehlers – danlos 综合征为最常见。③遗传因素。细胞组织的缺陷也是腹主动脉瘤的发病因素，可表现为主动脉中层弹力纤维断裂和炎症反应，表明遗传性因素在腹主动脉瘤的发展中起一定的作用。且腹主动脉瘤的一级亲属中，约 28% 亦有此瘤发生。马凡综合征即为一种常染色体显性遗传性结缔组织病。④感染是一种可能的原因，许多研究已确认动脉瘤组织内存在病毒性或细菌性抗原。

【诊断标准】

1. 临床表现

（1）症状　大多数主动脉瘤患者没有症状，而是在常规体检或影像检查时意外发现的。

腹主动脉瘤如有症状，最常见的是下腹或下背痛。疼痛常持续性、绞窄性，有时可持续数小时或数天。动脉瘤膨胀或濒临破裂前，可能有新的疼痛症状，或使原有疼痛更加剧烈，常为突发性的。当动脉瘤破裂时，疼痛常伴有血压下降，腹部出现波动性肿块。

胸主动脉瘤患者可能感到胸痛，有时则为背痛。血管合并症如主动脉关闭不全（有时继发心衰）、咳血和血栓栓塞等。动脉瘤增大压迫周邻纵隔组织，能引起局部肿块效应，出现咳嗽、喘息、呼吸困难、声嘶、复发性肺炎、咽下困难等症状发生。

（2）体征　腹主动脉瘤触诊可发现搏动的包块，其范围可从剑下至脐以下。在肥胖的患者很难触诊到，体格检查不能精确地测定其大小。触诊必须轻柔，特别是瘤体有触痛者，这可能是瘤体破裂的前兆。胸主动脉瘤通常缺乏特征性体征，可因升主动脉慢性扩张引起主动脉瓣关闭不全所致的舒张期杂音，在胸骨右缘最响亮。

2. 辅助检查

（1）腹部超声　诊断主动脉瘤常用的筛选工具，可获得瘤体的长轴和短轴图像，可作为随访瘤体增长的理想选择。

（2）计算机体层摄影（CT）　精确了解瘤体的形状以及和分支的空间关系。但价格昂贵、应用不广泛、同时有电离辐射、需用造影剂。

（3）磁共振血管造影（MRA）　可为主动脉瘤术前评估所选用，通过一系列的投影位置进一步观察主动脉及其周围解剖关系。优点是无创、无电离辐射。

（4）主动脉造影　选择性应用于部分病例，是判断肾上段主动脉瘤范围及其与髂股动脉疾病关系的极好方法。缺点是价格昂贵、有潜在风险的有创检查，且需要造影剂、有电离辐射。

（5）经食道超声　显示主动脉根部的很好检测方法，对于马凡综合征的患者尤为重要。因其能很清楚的显示整个胸主动脉，所以非常广泛的用于诊断主动脉夹层分离。

【治疗原则】

1. 内科治疗

主动脉瘤内科治疗的目的是尽量减少动脉瘤膨胀和破裂的风险。包括减少动脉粥样硬化的危险因子及减少血流对动脉瘤的冲击。具体措施包括：①戒烟；②调脂治疗；③控制高血压；④使用 β 受体阻滞剂以降低心肌收缩力；⑤避免引起动脉压力增高的动作如咳嗽、喷嚏等。如不做手术或介入治疗，应定期 CT 随访。

2. 介入治疗

经皮血管内支架型血管置入术，是一种新的有应用前景的治疗方法。支架型血管可作为病变区域的"桥"使动脉血液通过支架腔流到动脉末梢。

3. 手术治疗

大于 6.0cm 的腹主动脉瘤应作修复，大于 5.0cm 而手术条件好的患者也应手术。胸主动脉瘤大于 6.0cm 时，应手术修复。Mafan 综合征患者的动脉瘤大于 5.5cm 时应手术，因为这类患者的破裂风险甚高。主动脉瘤修补术包括主动脉瘤切除术和人造血管植入。

第二节　主动脉夹层

主动脉夹层为主动脉腔内的血液通过内膜的破口进入主动脉壁中层而形成的血肿。为一罕见但能危及生命的病变，早期死亡率高达每小时 1%。

主动脉夹层有 3 种主要的分类方法，①DeBakey Ⅰ 型、Ⅱ 型和Ⅲ 型；②Stanford 分型 A 型和 B 型；③解剖分类法的"近端"和"远端"主动脉夹层。见表 13-1。一般而言，夹层如果累及升主动脉需要手术治疗，而如果不累及升主动脉可以采用药物治疗。

表 13 - 1　常用的升主动脉分类方法

类型	起源及主动脉累及范围
DeBakey	
Ⅰ 型	起源于升主动脉，至少累及主动脉弓，经常累及更远处
Ⅱ 型	起源于升主动脉并局限于升主动脉
Ⅲ 型	起源于降主动脉，沿主动脉向远端延伸，罕见情况下逆行延伸至主动脉弓或升主动脉
Stanford	
A 型	所有累及升主动脉的夹层，不论起源于何处
B 型	所有不累及升主动脉的夹层
描述性	
近端	包括 DeBakey Ⅰ 型、Ⅱ 型或 Stanford A 型
远端	包括 DeBakey Ⅲ 型或 Stanford B 型

发生动脉夹层最重要的两个发病因素是：主动脉中层疾病与高血压：①高血压：四分之三的主动脉夹层患者存在高血压。高血压可使主动脉壁长期处于应激状态，弹力纤维常发生囊性变性或坏死，导致夹层形成；②结缔组织疾病：典型的马凡综合征，由于结缔组织病使主动脉壁变薄，易于受损，可较早触发主动脉夹层，约占主动脉夹层发病率的 1/4；③动脉粥样硬化：发病年龄大多在 60 岁以上，在老化过程中，主动脉夹层也常发生变化，但程度较轻，血流可经由内膜动脉粥样硬化破口进入主动脉夹层；④妊娠：年龄 40 岁以下的女性主动脉夹层患者中，约有半数夹层发生在妊娠期，尤其在妊娠后三分之一期，偶尔也发生在产后早期；⑤创伤：主动脉直接创伤可以引起主动脉夹层，如钝伤、动脉导管或主动脉球囊反搏术、心脏手术等。

【诊断标准】

1. 临床表现

（1）疼痛　是本病的主要和突出特征。疼痛非常剧烈，突然起病并立即达到最严重的程度。疼痛常被患者描述为"撕裂样""撕扯样""刀刺样""锐利地"。疼痛部位常对判断病变部位有帮助。

（2）高血压　患者有面色苍白、出冷汗及四肢发冷，心率加快，神智改变等休克样表现，但与一般休克不同，血压常常较高。

（3）心血管系统　①心脏：约半数患者发生主动脉关闭不全，于主动脉瓣听诊区可闻及舒张期杂音。严重主动脉瓣关闭不全者可发生心力衰竭；②脉搏改变：一侧脉搏减弱或消失，反映主动脉的分支受压或内膜裂片堵塞其起源。

（4）神经系统　夹层累及颈动脉、无名动脉造成动脉缺血，患者可出现头晕、晕厥、脑血管意外、缺血性周围神经病、肢体麻木等。

2. 辅助检查

（1）心电图　可有左室肥厚劳损改变，累及冠状动脉时可出现心肌缺血或心肌梗死等表现。

（2）胸片　纵隔或主动脉弓影增大，主动脉外形不规则，有局部隆起。

（3）超声　对诊断升主动脉夹层有重要意义，且易识别并发症（心包积血、主动脉瓣关闭不全、胸腔积血等）从超声中可见主动脉根部扩大，夹层分离处可见正常的主动脉壁单条回声带变成两分离的回声带。二维超声中可见主动脉内膜片呈内膜摆动征。

（4）主动脉造影　可以显示裂口的部位，明确主动脉分支和主动脉瓣受累情况，估测主动脉瓣关闭不全的严重程度。但其属于有创性检查，术中有一定的危险性。

（5）CT　显示病变的主动脉扩张，发现主动脉内膜钙化优于 X 线，可显示动脉内撕裂所致内膜瓣，此瓣将主动脉夹层分为真假两腔。对降主动脉各层分离准确性高，而动脉升高段由于动脉扭曲可产生假阳性或假阴性。

（6）主动脉 CTA　CTA 断层扫描可观察到夹层隔膜将主动脉分割为真假两腔，重建图像可提供主动脉全程的二维和三维图像，其主要缺点是要注射造影剂，可能会出现相应的并发症，而主动脉搏动产生的伪影也会干扰图像和诊断。

（7）MRI　能直接显示夹层的真假两腔，确定夹层的范围和分型。但其扫描时间较长，不适用于循环状态不稳定的急诊患者，而且也不适用于体内有磁性金属植入物的患者。

3. 鉴别诊断

应与急性心肌梗死、急性肺栓塞、急性心包炎，窦瘤破裂相鉴别。

【治疗原则】

1. 控制疼痛

可用吗啡和镇静剂。

2. 降低与控制血压

迅速有效的控制血压是防止疾病进展的一项重要措施。临床常用血管扩张剂硝普钠，根据血压调节剂量，治疗目标是将收缩压降至 100 ~ 120mmHg（平均压 60 ~ 70mmHg），或是维持重要脏器（心、脑、肾）的最低灌注水平。

3. 降低心肌收缩力与收缩速度

单用硝普钠可以增加左室收缩力，这对夹层的扩展起到潜在的促进作用。所以，同时使用足够剂量的 β 受体阻滞剂是十分必要的。

4. 近端夹层的治疗

急性近端夹层为防止破裂或恶化，应尽早选择手术治疗，慢性期者经观察病情恶化，也需第二次手术。

5. 远端夹层的治疗

缓慢发展的远端主动脉夹层，可以内科综合治疗。

6. 介入治疗

血管内支架已广泛应用于降主动脉夹层的治疗，一般认为只要瘤体距锁骨下动脉超过 2cm，动脉瘤本身无过度纡曲，介入通路通畅，假腔较小，就可以考虑采取覆膜支架介入治疗。

7. 手术治疗

主动脉夹层持续扩大或主动脉壁血肿有即将破裂的危险，应尽快行手术修补。

第三节　多发性大动脉炎

这是一种发生在主动脉及其主要分支的非特异性炎症性疾病，或称大动脉炎，常呈慢性进行性过程，最终导致血管闭塞性病变，少数发生动脉扩张或动脉瘤。性别分布，男∶女约为1∶8，10～30岁女性多见，30岁以内发病者占90%。

多发性大动脉炎病因尚未完全明确，目前认为：①多数认为是一种自身免疫性疾病；②可能与链球菌、结核杆菌、病毒等感染引起的主动脉及其主要分支动脉壁上的炎症反应有关；③其他尚有遗传因素、内分泌失调、营养不良等也可能在其发病中起了一定的作用。

【诊断标准】

1. 临床表现

多发性大动脉炎，一般呈缓慢进行性过程。急性炎症阶段半数患者有全身症状，包括低热、心动过速、出汗、易疲劳、肌痛、食欲不振及体重减轻等非特异性症状。病情发展至血管出现狭窄导致器官缺血，则出现相应器官的缺血症状和体征。按晚期受累动脉的部位，临床上分为4种类型。

（1）头臂动脉型（主动脉弓综合征）　表现有典型的上肢无脉症，患肢出现无力、发凉、酸痛、麻木及肌肉萎缩。患侧颈动脉、肱动脉和桡动脉搏动减弱或消失，血压低于健侧10mmHg以上。约50%的患者于颈部或锁骨上区可闻及二级以上收缩期杂音，如狭窄较轻或完全闭塞，则杂音不明显。有侧支循环形成者，可出现连续性血管杂音。颈动脉和椎动脉狭窄或闭塞，可出现头晕、头痛、眩晕、记忆力减退、视物不清等，严重者可出现反复晕厥、抽搐、偏瘫等脑缺血症状。

（2）胸腹主动脉型　髂动脉受累表现有下肢无力、酸痛发凉及间歇性跛行。肾动脉受累出现高血压，尤其舒张压升高明显。胸主动脉严重狭窄，上肢血压可高于下肢血压，于背部脊柱两侧和胸骨旁、上腹部可闻及收缩期血管杂音。累及冠状动脉，则产生心绞痛甚至心肌梗死。肠系膜上动脉受累，可出现腹痛等腹部症状。

（3）广泛型　即多处病变，具有以上两种类型的表现特征。

（4）肺动脉型　约50%的患者合并肺动脉受累，单纯的肺动脉病变比较罕见。表现有心慌、气短、肺动脉瓣区第二心音亢进。晚期可出现肺动脉高压甚至发生心力衰竭。

2. 辅助检查

（1）实验室检查　活动期出现红细胞沉降率增快、C反应蛋白、ASO、白细胞、α_1、α_2及γ-球蛋白均增高等非特异性的阳性发现。血清抗主动脉抗体阳性对诊断有一定帮助，少数患者抗结核试验呈强阳性反应，甚至伴有活动性结核。

（2）眼底检查　头臂动脉型眼底检查可见视网膜脉络膜炎，视网膜、玻璃体出血，视神经萎缩及视神经乳头周围动静脉花冠状吻合的所谓Takayasu病眼底改变。

（3）影像学检查　胸部X线检查，可见左心室增大，升主动脉扩张、膨隆。超声可以探及相关动脉的狭窄、闭塞或扩张。其他影像学检查包括CT血管造影（CTA）及磁共振血管成像（MRA）能够证实病变程度，具有视野大、非侵入性等优点。

3. 诊断及鉴别

1990 年美国风湿病学会（ACR）关于大动脉炎诊断标准如下：①发病年龄≤40 岁；②肢体间歇性跛行；③一侧或双侧肱动脉搏动减弱；④双上肢收缩压差 > 10mmHg；⑤一侧或双侧锁骨下动脉或腹主动脉区闻及血管杂音；⑥动脉造影异常。符合上述 6 条中 3 条者可诊断本病，同时需除外先天性主动脉狭窄、肾动脉纤维肌性结构不良、动脉粥样硬化、血栓闭塞性脉管炎、贝赫切特病、结节性多动脉炎及胸廓出口综合征。

主要须与先天性主动脉缩窄、动脉粥样硬化、血栓闭塞性脉管炎、肾动脉肌性发育不良等相鉴别。

【治疗原则】

（1）积极控制感染。

（2）糖皮质激素　对活动期患者可用泼尼松 15 ~ 60mg/d，病情好转后递减，直至病情稳定，酌情维持 5 ~ 15mg/d。

（3）对糖皮质激素疗效不佳者可与免疫抑制剂合用，常用环磷酰胺，每日 1 ~ 2mg/kg。其次还可选用硫唑嘌呤、甲氨蝶呤等。

（4）对症治疗　可用周围血管扩张药、改善微循环药物、抗血小板药物、降压药等。

（5）外科手术治疗　对静止期患者，因重要血管狭窄、闭塞，影响脏器供血可考虑手术治疗，如介入治疗、人工血管重建术、内膜血栓清除术、肾切除术、血管搭桥术等。

第十四章　肺源性心脏疾病

第一节　肺源性心脏病

肺源性心脏病（cor pulmonale）简称肺心病，是指各种不同病因损害肺脏的结构和功能所引起的右心室结构或（和）功能改变的疾病。根据起病缓急和病程长短，可分为急性和慢性肺心病两类，前者的主要病理改变为右室扩张，常见于急性大面积肺栓塞；临床上以后者多见，主要为右室肥厚。本节论述慢性肺源性心脏病。慢性肺源性心脏病，是由支气管－肺组织、肺血管或胸廓的慢性病变引起肺组织结构和（或）功能异常，或者原发于呼吸中枢的通气调节功能异常、肺内气体交换障碍等所致肺循环阻力增加，肺动脉压力增高，右心负荷增加，进而引起右心室扩张或（和）肥厚，伴或不伴右心功能衰竭的心脏病，并排除先天性心脏病和左心病变引起者。

慢性肺心病是我国呼吸系统的一种常见病。我国在 20 世纪 70 年代的普查结果表明，14 岁以上人群慢性肺心病的患病率为 4.6‰。慢性肺心病的患病率存在地区差异，东北、西北、华北患病率高于南方地区，农村患病率高于城市，并随年龄增高而增加。吸烟者比不吸烟者患病率明显增多，男女无明显差异。冬、春季节和气候骤然变化时，易出现急性发作。

慢性肺心病的病因按原发病的不同部位和功能的变化，可分为四类。

①支气管、肺疾病：以慢性阻塞性肺疾病（COPD）最为多见，约占 80%～90%，其次为支气管哮喘、支气管扩张、重症肺结核、弥漫性肺间质纤维化、矽肺、结节病、过敏性肺泡炎、嗜酸性肉芽肿、药物相关性肺疾病等。

②严重的胸廓畸形或胸廓运动障碍性疾病：较少见。严重的脊椎后凸、侧凸、脊椎结核、类风湿关节炎、胸膜广泛粘连及胸廓成形术后造成的严重胸廓或脊椎畸形，以及神经肌肉疾患如脊髓灰质炎，均可引起胸廓活动受限、肺受压、支气管扭曲或变形，导致肺功能受损。气道引流不畅，肺部反复感染，并发肺气肿或纤维化。

③肺血管疾病：慢性血栓栓塞性肺动脉高压、肺小动脉炎、累及肺动脉的过敏性肉芽肿病以及原因不明的原发性肺动脉高压，均可使肺动脉狭窄、阻塞，引起肺血管阻力增加、肺动脉高压和右心室负荷加重，发展成慢性肺心病。

④其他：原发性肺泡通气不足及先天性口咽畸形等亦可导致慢性肺心病；还有由于某种原因空气中含氧量降低，如高原性低氧血症引起的肺心病。

【诊断标准】

1. 临床表现

（1）肺、心功能代偿期

146

①症状：间断咳嗽、咳痰、气促，活动后可有心悸、呼吸困难、乏力和劳动耐力下降。

②体征：不同程度的发绀和肺气肿体征。偶有干、湿性啰音，心音遥远，$P_2 > A_2$，三尖瓣区可出现收缩期杂音或剑突下心脏搏动增强，提示有右心室肥厚。部分患者因肺气肿可有颈静脉充盈。

（2）肺、心功能失代偿期

①呼吸衰竭：呼吸困难加重，夜间为甚，常有头痛、失眠、食欲下降，但白天嗜睡，甚至出现表情淡漠、神志恍惚、谵妄等肺性脑病的表现。体征：明显发绀、球结膜充血、水肿，严重时可有视网膜血管扩张、视乳头水肿等颅内压升高的表现。腱反射减弱或消失，出现病理反射。因高碳酸血症可出现周围血管扩张的表现，如皮肤潮红、多汗。

②右心衰竭：气促更明显，心悸、食欲不振、腹胀、恶心等。体征：发绀更明显，颈静脉怒张，心率增快，可出现心律失常，剑突下可闻及收缩期杂音，甚至出现舒张期杂音。肝大且有压痛，肝颈静脉回流征阳性，下肢水肿，重者可有腹水。少数患者可出现肺水肿及全心衰竭的体征。

2. 辅助检查

（1）肺部 X 线检查　有肺动脉高压征，如右下肺动脉干扩张，其横径≥15mm；其横径与气管横径比值≥1.07；肺动脉段明显突出或其高度≥3mm；中央动脉扩张，外周血管纤细，形成"残根"征；右心室增大者可见心尖上翘或圆突，右侧位可见心前缘向前隆凸，心前间隙变小。个别患者心力衰竭控制后可见心影有所缩小。

（2）心电图检查　主要表现有右心房、室肥大改变，前者见肺型 P 波，形态高尖，顶角<70°，振幅≥2mm；后者见电轴右偏、额面平均电轴≥＋90°、重度顺钟向转位、$Rv_1 + Sv_5 ≥1.05mV$。也可见右束支传导阻滞及低电压图形，可作为诊断慢性肺心病的参考条件。

（3）超声心动图检查　通过测定右心室流出道内径（≥30mm）、右心室内径（≥20mm）、右心室前壁的厚度、左、右心室内径比值（<2）、右肺动脉内径或肺动脉干及右心房增大等指标，可诊断慢性肺心病。

（4）血气分析　慢性肺心病肺功能失代偿期可出现低氧血症或合并高碳酸血症，呼吸衰竭时 $PaO_2 < 8kPa$（60mmHg）。

（5）血液检查　部分患者可有继发性红细胞增多。全血黏度及血浆黏度可增加，红细胞电泳时间常延长；合并感染时白细胞总数增高，中性粒细胞增加。

（6）其他　肺功能检查确定有无阻塞性通气功能障碍以及其可逆程度。痰细菌学检查对急性加重期慢性肺心病可以指导抗生素的选用。

3. 鉴别诊断

（1）冠状动脉粥样硬化性心脏病（冠心病）　慢性肺心病与冠心病均多见于老年人，有许多相似之处，而且常有两病共存。冠心病有典型的心绞痛、心肌梗死病史或心电图表现，若有左心衰竭的发作史、原发性高血压、高脂血症、糖尿病史，则更有助鉴别。体检、X 线、心电图、超声心动图检查呈左心室肥厚为主的征象，可资鉴别。慢性肺心病合并冠心病时鉴别有较多困难，应详细询问病史，并结合体格检查和有关心、肺功能检查加以鉴别。

（2）风湿性心脏病 风湿性心脏病的三尖瓣疾患，应与慢性肺心病的相对三尖瓣关闭不全相鉴别。前者往往有风湿性关节炎和心肌炎病史，其他瓣膜如二尖瓣、主动脉瓣常有病变，X线、心电图、超声心动图有特殊表现。

（3）原发性心肌病 本病多为全心增大，无慢性呼吸道疾病史，无肺动脉高压的X线表现等。

【治疗原则】

1. 治疗措施

（1）急性加重期（失代偿期）治疗

1）控制感染：参考下呼吸道病原学检查及药敏试验选择敏感的抗感染药物。在还没有病原学检查结果前，根据流行病学资料经验性选择抗感染药物。常用的有广谱青霉素类、氨基糖苷类、喹诺酮类及头孢菌素类抗感染药物，且必须注意可能继发真菌感染。

2）保持呼吸道通畅：包括清除痰液，缓解气道痉挛。

3）氧疗：纠正缺氧和二氧化碳潴留，鼻导管或面罩吸氧，呼吸衰竭者建立人工气道给予机械通气。

4）心力衰竭的治疗：慢性肺心病心力衰竭的治疗与其他心脏病心力衰竭的治疗有其不同之处，因为慢性肺心病患者一般在积极控制感染、改善呼吸功能后心力衰竭便能得到改善，患者尿量增多，水肿消退，不需加用利尿药。

但对治疗无效的重症患者，可适当选用利尿药、正性肌力药或扩血管药物。

①利尿药：有减少血容量、减轻右心负荷、消除水肿的作用。原则上宜选用作用轻的利尿药，小剂量使用。如氢氯噻嗪25mg，1～3次/日，一般不超过4天；尿量多时需加用10%氯化钾10ml，3次/日，或用保钾利尿药，如氨苯蝶啶50～100mg，1～3次/日。重度而急需行利尿的患者可用呋塞米20～40mg，肌注或口服。利尿药应用后可出现低钾、低氯性碱中毒，痰液黏稠不易排痰和血液浓缩，应注意预防。

②正性肌力药：慢性肺心病患者由于慢性缺氧及感染，对洋地黄类药物的耐受性很低，疗效较差，且易发生心律失常。正性肌力药的剂量宜小，一般约为常规剂量的1/2或2/3量，同时选用作用快、排泄快的洋地黄类药物，如毒毛花苷K 0.125～0.25mg或毛花苷丙0.2～0.4mg加于10%葡萄糖液内静脉缓慢注射。用药前应注意纠正缺氧，防治低钾血症，以免发生药物毒性反应。低氧血症、感染等均可使心率增快，故不宜以心率作为衡量洋地黄类药物的应用和疗效考核指征。应用指征是：感染已被控制、呼吸功能已改善、用利尿药后有反复水肿的心力衰竭患者；以右心衰竭为主要表现而无明显感染的患者；合并急性左心衰竭的患者。

③血管扩张药：血管扩张药可减轻心脏前、后负荷，降低心肌耗氧量，增加心肌收缩力，对部分顽固性心力衰竭有一定效果，但并不像治疗其他心脏病那样效果明显。血管扩张药在扩张肺动脉的同时也扩张体动脉，往往造成体循环血压下降，反射性产生心率增快、氧分压下降、二氧化碳分压上升等不良反应。因而限制了血管扩张药在慢性肺心病的临床应用。钙拮抗剂、一氧化氮（NO）、川芎嗪等有一定的降低肺动脉压效果。

5）控制心律失常：一般经过治疗慢性肺心病的感染、缺氧后，心律失常可自行消失。如果持续存在可根据心律失常的类型选用药物。

6）抗凝治疗：应用普通肝素或低分子肝素防止肺微小动脉原位血栓形成。

7）加强护理工作：因病情复杂多变，必须严密观察病情变化，宜加强心肺功能的监护。翻身、拍背排出呼吸道分泌物，是改善通气功能的一项有效措施。

（2）缓解期的治疗 做呼吸锻炼增强膈肌的活动，提高潮气量，减少呼吸频率；增强机体免疫力，去除诱因，减少或避免急性加重期的发生；家庭氧疗。

（3）肺性脑病的治疗

①去除诱因。

②应用呼吸兴奋剂、机械通气改善通气，纠正缺氧和二氧化碳潴留。

③肾上腺皮质激素的应用。

④脱水剂的应用。

⑤纠正酸碱失衡及电解质紊乱。

⑥适当应用镇静剂。

（4）纠正酸碱失衡及电解质紊乱 慢性肺心病出现呼吸衰竭时，由于缺氧和二氧化碳潴留，当机体发挥最大限度代偿能力仍不能保持体内平衡时，可发生各种不同类型的酸碱失衡及电解质紊乱，使呼吸衰竭、心力衰竭、心律失常的病情更为恶化，对患者的预后有重要影响。应进行严密监测，并认真判断酸碱失衡及电解质紊乱的具体类别及时采取处理措施。

（5）心律失常 多表现为房性期前收缩及阵发性室上性心动过速，其中以紊乱性房性心动过速最具特征性。也可有心房扑动及心房颤动。少数病例由于急性严重心肌缺氧，可出现心室颤动以至心脏骤停。应注意与洋地黄中毒等引起的心律失常相鉴别。

（6）休克 慢性肺心病休克并不多见，一旦发生，预后不良。发生原因有严重感染、失血（多由上消化道出血所致）和严重心力衰竭或心律失常。

2. 预防措施

主要是防治引起本病的支气管、肺和肺血管等基础疾病。

（1）积极采取各种措施，广泛宣传提倡戒烟。必要时辅以有效的戒烟药，使全民吸烟率逐步下降。

（2）积极防治原发病的诱发因素，如呼吸道感染，避免各种变应原、有害气体、粉尘吸入等。

（3）开展多种形式的体育活动和卫生宣教。普及人群的疾病防治知识，增强抗病能力。

第二节 特发性肺动脉高压

世界卫生组织将原发性肺动脉高压（primary pulmonary hypertension，PPH）改称为特发性肺动脉高压（idiopathic pulmonary hypertension，IPH），是一种不明原因的肺动脉高压。在病理上主要表现为"致丛性肺动脉病（plexogenic pulmonary arteriopathy）"，即

由动脉中层肥厚、向心或偏心性内膜增生及丛状损害和坏死性动脉炎等构成的疾病。

美国和欧洲普通人群中发病率约为 2 ~ 3/100 万，大约每年新增 300 ~ 1000 名患者。非选择性尸检中检出率为 0.08‰ ~ 1.3‰。目前我国尚无发病率的确切统计资料。IPH 可发生于任何年龄，多见于育龄妇女，平均患病年龄为 36 岁。

特发性肺动脉高压迄今病因不明，目前认为其发病与遗传因素、自身免疫及肺血管收缩等因素有关。①遗传因素：家族性 IPH 至少占所有 IPH 的 6%，家系研究表明其遗传类型为常染色体显性遗传。②免疫因素：免疫调节作用可能参与 IPH 的病理过程。有 29% 的 IPH 患者抗核抗体水平明显升高，但却缺乏结缔组织病的特异性抗体。③肺血管内皮功能障碍：肺血管收缩和舒张由肺血管内皮分泌的收缩和舒张因子共同调控，前者主要为血栓素 A_2（TXA_2）和内皮素 – 1（$ET-1$），后者主要是前列环素和一氧化氮（NO）。由于上述因子表达的不平衡，导致肺血管处于收缩状态，从而引起肺动脉高压。④血管壁平滑肌细胞钾离子通道缺陷：IPH 患者存在电压依赖性钾离子（K^+）通道（K_v）功能缺陷，K^+ 外流减少，细胞膜处于除极状态，使 Ca 进入细胞内，从而使血管处于收缩状态。

【诊断标准】

1. 临床表现

（1）症状　早期通常无症状，随肺动脉压力升高，逐渐出现全身症状。

①呼吸困难　大多数 IPH 患者以活动后呼吸困难为首发症状。

②胸痛　常于活动或情绪激动时发生。

③头晕或晕厥　常在活动时出现，有时休息时也可以发生。

④咯血　咯血量通常较少，有时也可因大咯血而死亡。

⑤其他症状　还包括疲乏、无力，雷诺现象，声音嘶哑（Ortner 综合征）。

（2）体征　IPH 的体征均与肺动脉高压和右心室负荷增加有关。

2. 辅助检查

对患者进行实验室检查的目的，是为了排除肺动脉高压的继发性因素并判断疾病的严重程度。

（1）血液检查包括肝功能试验和 HIV 抗体检测及血清学检查。以除外肝硬化、HIV 感染和隐匿的结缔组织病。

（2）心电图　不直接反映肺动脉压升高，只提示右心室增大或肥厚。

（3）胸部 X 线检查　提示肺动脉高压的 X 线征象。

（4）超声心动图和多普勒超声检查　反映肺动脉高压及其相关表现。

（5）肺功能测定　可有轻度限制性通气障碍与弥散功能减低，部分重症患者可出现残气量增加及最大通气量降低。

（6）血气分析　几乎所有的患者均存在呼吸性碱中毒。早期血氧分压可以正常，随着病程延长多数患者有轻、中度低氧血症。

（7）放射性核素肺通气/灌注扫描　是排除慢性栓塞性肺动脉高压的重要手段。IPH 患者可呈弥漫性稀疏或基本正常。

（8）右心导管术　是能够准确测定肺血管血流动力学状态的惟一方法。IPH 的血流动力学诊断标准为静息 PAPm > 20mmHg，或运动 PAPm > 30mmHg，PAWP 正常（静息时为 12 ~ 15mmHg）。

（9）肺活检 对拟诊为 IPH 的患者，肺活检有相当大的益处，但对心功能差的患者应避免肺活检术。

3. 鉴别诊断

IPH 必须在除外各种引起肺动脉高压的病因后方可做出诊断，凡能引起肺动脉高压的疾病均应与 IPH 进行鉴别。

【治疗原则】

1. 药物治疗

（1）血管舒张药

①钙拮抗剂：大约 20% 的 IPH 患者有效，使用剂量通常较大，如硝苯地平 150mg/d。急性血管扩张药物试验结果阳性是应用钙离子拮抗剂治疗的指征。

②前列环素：不仅能扩张血管降低肺动脉压，长期应用尚可逆转肺血管重构。常用的前列环素如依前列醇半衰期很短，须持续静脉滴注。现在已有半衰期长且能皮下注射的曲前列尼尔，口服的贝前列素，口服和吸入的伊洛前列素。

③一氧化氮（NO）：NO 吸入是一种仅选择性地扩张肺动脉而不作用于体循环的治疗方法。由于作用时间短，外源性 NO 的毒性问题，限制了临床使用。

④内皮素受体拮抗剂：该药可改善肺动脉高压患者的临床症状和血流动力学指标，提高运动耐量，改善生活质量和存活率。常用非选择性内皮素受体拮抗剂波生坦 62.5 ~ 125mg，每天 2 次。

（2）抗凝治疗 抗凝治疗并不能改善患者的症状，但在某些方面可延缓疾病的进程，从而改善患者的预后。华法林作为首选的抗凝药。

（3）其他治疗 当出现右心衰竭、肝淤血及腹水时，可用强心、利尿药治疗。使用地高辛，对抗钙拮抗剂引起心肌收缩力降低的不良反应。

2. 肺或心肺移植

疾病晚期可以行肺或心肺移植治疗。

第三节 肺血栓栓塞症

肺血栓栓塞症（pulmonary thromboembolism，PTE）是肺栓塞的一种类型。肺栓塞（pulmonary embolism，PE）是以各种栓子阻塞肺动脉系统为其发病原因的一组疾病或临床综合征的总称，包括 PTE、脂肪栓塞综合征、羊水栓塞、空气栓塞等。PTE 为来自静脉系统或右心的血栓阻塞肺动脉或其分支所致的疾病，以肺循环和呼吸功能障碍为其主要临床和病理生理特征。PTE 为 PE 最常见的类型，占 PE 中的绝大多数，通常所称的 PE 即指 PTE。急性 PTE 造成肺动脉较广泛阻塞时，可引起肺动脉高压，至一定程度导致右心失代偿、右心扩大，出现急性肺源性心脏病。

引起 PTE 的血栓主要来源于深静脉血栓形成（deep venous thrombosis，DVT）。DVT 与 PTE 实质上为一种疾病过程在不同部位、不同阶段的表现，两者合称为静脉血栓栓塞症（venous thromboembolism，VTE）。

PTE 和 DVT 发病率较高，病死率亦高。西方国家 DVT 和 PTE 的年发病率分别约为

1.0‰和0.5‰。新近资料显示，美国 VTE 的年新发病例数超过 60 万，其中 PTE 患者 23.7 万，DVT 患者 37.6 万，因 VTE 死亡的病例数超过 29 万；欧盟国家 VTE 的年新发病例数超过 150 万，其中 PTE 患者 43.5 万，DVT 患者 68.4 万，因 VTE 死亡的病例数超过 54 万。未经治疗的 PTE 的病死率为 25%～30%。PTE－DVT 的漏诊率和误诊率普遍较高。

过去我国曾将 PTE 视为"少见病"，但诊断例数已有显著增加。目前尚无准确的流行病学资料。由于 PTE 的发病过程较为隐匿，症状亦缺乏特异性，确诊需特殊的检查技术，使 PTE 的检出率偏低，临床上仍存在较严重的漏诊和误诊现象。

【诊断标准】

1. 临床表现

PTE 的临床表现不具备特异性，提高警惕性是减少漏诊的关键。

（1）常见症状

①不明原因的呼吸困难及气促，尤以活动后明显，为 PTE 最多见的症状。

②胸痛，包括胸膜炎性胸痛或心绞痛样疼痛。

③晕厥，可为 PTE 的惟一或首发症状。

④烦躁不安、惊恐甚至濒死感。

⑤咯血，常为小量咯血，大咯血少见。

⑥咳嗽、心悸等。临床上有时出现所谓"三联征"，即同时出现呼吸困难、胸痛及咯血，但仅见于约 20% 的患者。

（2）体征

①呼吸系统体征：呼吸急促最常见；发绀；肺部有时可闻及哮鸣音和（或）细湿啰音，肺野偶可闻及血管杂音；合并肺不张和胸腔积液时出现相应的体征。

②循环系统体征：心动过速；血压变化，严重时可出现血压下降甚至休克；颈静脉充盈或异常搏动；肺动脉瓣区第二心音（P_2）亢进或分裂，三尖瓣区收缩期杂音。

③其他：可伴发热，多为低热。

2. 辅助检查

（1）血浆 D－二聚体（D－dimer）　敏感性高而特异性差。急性 PTE 时升高。含量低于 $500\mu g/L$，有重要的排除诊断价值。酶联免疫吸附法（ELISA）是较为可靠的检测方法。

（2）动脉血气分析　常表现为低氧血症、低碳酸血症。也可以正常。

（3）心电图　大多数为非特异性的心电图异常。最常见的改变为窦性心动过速。当有肺动脉及右心压力升高时，可出现 V_1～V_4 的 T 波倒置和 ST 段异常、$S_1Q_{III}T_{III}$ 征、完全或不完全性右束支传导阻滞、肺型 P 波、电轴右偏及顺钟向转位等。对心电图改变，需作动态观察，注意与急性冠状动脉综合征相鉴别。

（4）X 线胸片　可显示：①肺动脉阻塞征：区域性肺纹理变细、稀疏或消失，肺野透亮度增加；②肺动脉高压征及右心扩大征：右下肺动脉干增宽或伴截断征，肺动脉段膨隆以及右心室扩大；③肺组织继发改变：肺野局部片状阴影，尖端指向肺门的楔形阴影，肺不张或膨胀不全。

（5）超声心动图　在提示诊断和除外其他心血管疾患方面有重要价值。对于严重的PTE病例，可以发现右心室壁局部运动幅度降低；右心室和（或）右心房扩大；室间隔左移和运动异常；近端肺动脉扩张；三尖瓣反流速度增快；下腔静脉扩张，吸气时不萎陷。若在右心房或右心室发现血栓，同时患者的临床表现符合PTE，可作出诊断。超声检查偶可因发现肺动脉近端的血栓而直接确诊。若存在慢性血栓栓塞性肺动脉高压，可见右心室壁肥厚。

（6）下肢深静脉超声检查　下肢为DVT最多发部位，超声检查为诊断DVT最简便的方法，若阳性可以诊断DVT，同时对PTE有重要提示意义。

（7）螺旋CT　是目前最常用的PTE确诊手段。①直接征象：肺动脉内的低密度充盈缺损，部分或完全包围在不透光的血流之间（轨道征），或者呈完全充盈缺损，远端血管不显影；②间接征象：肺野楔形密度增高影，条带状高密度区或盘状肺不张，中心肺动脉扩张及远端血管分支减少或消失。

（8）放射性核素肺通气/血流灌注扫描　是PTE的重要诊断方法。典型征象是呈肺段分布的肺血流灌注缺损，并与通气显像不匹配。一般可将扫描结果分为三类：①高度可能：其征象为至少2个或更多肺段的局部灌注缺损，而该部位通气良好或X线胸片无异常；②正常或接近正常；③非诊断性异常：其征象介于高度可能与正常之间。高度可能具有诊断意义。

（9）磁共振显像（MRI）　MRI肺动脉造影（MRPA）对段以上肺动脉内血栓的诊断敏感性和特异性均较高。另可用于对碘造影剂过敏的患者。

（10）肺动脉造影　①直接征象有肺动脉内造影剂充盈缺损，伴或不伴轨道征的血流阻断；②间接征象有肺动脉造影剂流动缓慢，局部低灌注，静脉回流延迟等。属有创性检查，应严格掌握适应证。

3. 鉴别诊断

（1）冠状动脉粥样硬化性心脏病（冠心病）　一部分PTE患者因血流动力学变化，可出现冠状动脉供血不足，心肌缺氧，表现为胸闷、心绞痛样胸痛，心电图有心肌缺血样改变，易误诊为冠心病所致心绞痛或心肌梗死。冠心病有其自身发病特点，冠脉造影可见冠状动脉粥样硬化、管腔阻塞证据，心肌梗死时心电图和心肌酶水平有相应的特征性动态变化。需注意，PTE与冠心病有时可合并存在。

（2）肺炎　当PTE有咳嗽、咯血、呼吸困难、胸膜炎样胸痛，出现肺不张、肺部阴影，尤其同时合并发热时，易被误诊为肺炎。肺炎有相应肺部和全身感染的表现，如咯脓性痰、寒战、高热、外周血白细胞显著增高、中性粒细胞比例增加等，抗菌治疗可获疗效。

（3）特发性肺动脉高压等非血栓栓塞性肺动脉高压　CTEPH通常肺动脉压力高，出现右心肥厚和右心衰竭，需与特发性肺动脉高压相鉴别。CTPA等检查显示CTEPH有肺动脉腔内阻塞的证据，放射性核素肺灌注扫描显示呈肺段分布的肺灌注缺损，而特发性肺动脉高压则无肺动脉腔内占位征，放射性核素肺灌注扫描正常或呈普遍放射性稀疏。CTEPH亦需与其他类型肺动脉高压相鉴别。

（4）主动脉夹层　PTE可表现胸痛，部分患者可出现休克，需与主动脉夹层相鉴别。后者多有高血压，疼痛较剧烈，胸片常显示纵隔增宽，心血管超声和胸部CT造影检查可见主动脉夹层征象。

（5）其他原因所致的胸腔积液　PTE 患者可出现胸膜炎样胸痛，合并胸腔积液，需与其他原因所致的胸腔积液相鉴别。

（6）其他原因所致的晕厥　PTE 有晕厥时，需与迷走反射性、脑血管性晕厥及心律失常等其他原因所致的晕厥相鉴别。

（7）其他原因所致的休克　PTE 所致的休克属心外梗阻性休克，表现为动脉血压低而静脉压升高，需与心源性、低血容量性、血容量重新分布性休克等相鉴别。

【治疗原则】

1. 一般处理与呼吸循环支持治疗

对高度疑诊或确诊 PTE 的患者，应进行严密监护，监测呼吸、心率、血压、静脉压、心电图及动脉血气的变化；卧床休息，保持大便通畅，避免用力，以免促进深静脉血栓脱落；可适当使用镇静、止痛、镇咳等相应的对症治疗。采用经鼻导管或面罩吸氧，以纠正低氧血症。对于出现右心功能不全但血压正常者，可使用多巴酚丁胺和多巴胺；若出现血压下降，可增大剂量或使用其他血管加压药物，如去甲肾上腺素等。

2. 溶栓治疗

溶栓时间窗 14 天以内。有明确溶栓指征宜尽早开始溶栓（表 14 - 1）。

表 14 - 1　常用的溶栓药物

药名	适应证	禁忌证	剂量和疗程	并发症
尿激酶（UK）	主要适用于大面积 PTE 病例（有明显呼吸困难、胸痛、低氧血症等）。对于次大面积 PTE，溶栓存在争议，应个体化决定。血压和右心室运动功能均正常的病例，不宜溶栓	绝对禁忌证：有活动性内出血和近期自发性颅内出血。相对禁忌证：2 周内的大手术、分娩、器官活检或不能压迫止血部位的血管穿刺；2 个月内的缺血性脑卒中；10 天内的胃肠道出血；15 天内的严重创伤；1 个月内的神经外科或眼科手术；难于控制的重度高血压（收缩压 > 180mmHg，舒张压 > 110mmHg）；近期曾行心肺复苏；血小板计数 < 100 × 10^9/L；妊娠；细菌性心内膜炎；严重肝、肾功能不全；糖尿病出血性视网膜病变等。对于致命性大面积 PTE，上述绝对禁忌证亦应被视为相对禁忌证	负荷量 4400IU/kg，静注 10 分钟，随后以 2200IU/（kg·h）持续静滴 12 小时。2 小时溶栓方案：按 20000IU/kg 剂量，持续静滴 2 小时	溶栓治疗最严重的并发症是颅内出血。链激酶溶栓颅内出血的发生率在 0.5% 以下，rt - PA 及第三代溶栓药物颅内出血发生率在 0.5% ~ 1%。如患者发生严重头痛、视觉障碍、意识障碍等，应考虑此诊断
链激酶（SK）			负荷量 250000IU，静注 30 分钟，随后以 10000IU/h 持续静滴 24 小时。用药前需肌注苯海拉明或地塞米松。6 个月内不宜再次使用	
重组组织型纤溶酶原激活剂（rt - PA）			rt - PA 50mg 持续静注 2 小时为国人标准治疗方案	

3. 抗凝治疗

为 PTE 和 DVT 的基本治疗方法。应用抗凝治疗前应测定基础 APTT、PT 及血常规（含血小板计数、血红蛋白）（表 14 - 2）。

表 14-2 常用的抗凝药物

药名	适应证	禁忌证	剂量和疗程	不良反应和处理
普通肝素（UFH）	抗凝治疗是 PTE 和 DVT 基础治疗方法。只要没有禁忌证，都应使用。临床疑诊时即可开始使用	抗凝的禁忌证，如活动性出血、凝血功能障碍、未控制的严重高血压等。对于确诊的 PTE 病例，大部分禁忌证属相对禁忌证	予 3000~5000IU 或按 80IU/kg 静脉注射，继之以 18IU/（kg·h）持续静滴。根据 APTT 调整	可引起肝素诱导的血小板减少症（HIT），在使用 UFH 时，第 1 周每 1~2 天、第 2 周起每 3~4 天必须复查血小板计数一次。若出现血小板迅速或持续降低达 30% 以上，或血小板计数 $< 100 \times 10^9$/L，应停用 UFH
低分子肝素（LMWH）			根据体重给药，不需监测和调整剂量	
华法林（warfarin）			在肝素开始应用后的第 1~3 天加用口服抗凝剂华法林，初始剂量为 3.0~5.0mg。与肝素需至少重叠应用 4~5 天，当连续两天测定的国际标准化比率（INR）达到 2.5（2.0~3.0）时方可停止使用肝素，单独口服华法林治疗。应根据 INR 调节华法林的剂量一般口服华法林的疗程至少为 3~6 个月。服雌激素或临时制动，3 个月即可；栓子来源不明的首发病例，至少 6 个月的抗凝；对复发性 VTE、并发肺心病或危险因素长期存在者，抗凝治疗的时间应达 12 个月或以上，甚至终生抗凝	华法林的主要并发症是出血。华法林有可能引起血管性紫癜，导致皮肤坏死，多发生于治疗的前几周。华法林所致出血用维生素 K 拮抗

4. 肺动脉血栓摘除术

仅适用于积极内科治疗无效的紧急情况，如致命性肺动脉主干或主要分支堵塞的大面积 PTE，或有溶栓禁忌证者。

5. 肺动脉导管碎解和抽吸血栓

适应证为肺动脉主干或主要分支的大面积 PTE，并存在以下情况者：溶栓和抗凝治疗禁忌；经溶栓或积极的内科治疗无效；缺乏手术条件。

6. 放置腔静脉滤器

为防止下肢深静脉大块血栓再次脱落阻塞肺动脉，可考虑放置下腔静脉滤器。对于上肢 DVT 病例，还可应用上腔静脉滤器。置入滤器后如无禁忌证，宜长期口服华法林抗凝。

7. CTEPH 的治疗

若阻塞部位处于手术可及的肺动脉近端，可考虑行肺动脉血栓内膜剥脱术；口服华法林 3.0~5.0mg/d，根据 INR 调整剂量，保持 INR 为 2.0~3.0；反复下肢深静脉血栓脱落者，可放置下腔静脉滤器。

8. 预防措施

（1）机械预防措施，包括加压弹力袜、下肢间歇序贯加压充气泵和腔静脉滤器。

（2）药物预防措施，包括皮下注射小剂量肝素、低分子肝素和口服华法林。

第十五章 特殊心电图检查

第一节 动态心电图

受检者随身携带一个小型心电监测仪，连续不断地记录 24 小时（或更长时间）心电信息，经过动态心电图系统回放分析与编辑，经激光打印机打印出动态心电图报告，这就是临床医学领域里盛行的诊断心肌缺血和心律失常的无创性的检查技术——动态心电图（ambulatory electrocardiogram，AECG；或称 danaymicelectrocardiogram，DCE）。这项技术是美国 Holter 发明的，又称 Holter 监测。1961 年动态心电图应用于临床，五十多年来，动态心电图技术得到了快速发展，目前已经普及到各个医疗单位。遥测心电图，远程心电图监测技术开始应用于临床，为临床诊治心脏疾病提供重要信息。

目前，动态心电图应用最多的仍是心律失常、心肌缺血的诊断。

【诊断与鉴别诊断】

一、动态心电图表现

成年人 24 小时平均窦性心率为 60～80bpm，并且随着年龄的增加而下降，但白天最高心率的降低更明显。老年人最高心率一般不超过 130bpm。女性比男性高 5～10bpm。窦性心动过速在动态心电图上十分常见，年轻人运动时窦性心率可高于 180bpm。但是，在夜间，在睡眠中最低窦性心率可位于 35～60bpm 间，尤其是凌晨 4～5 时。如果夜间最低心率低于 35bpm，应考虑迷走神经张力增高或窦房结功能低下。

（一）心律失常

1. 窦性心律失常

在正常人，可以出现窦性心律不齐和窦性停搏，与呼吸和自主神经张力的变化有关。窦性停搏的时间一般为 1.2～2.0 秒，极少数情况下（如运动员）可出现 >2.5 秒的停搏，如果出现在一般的成年人或老年人，应视为异常。

2. 室上性心律失常

正常人中，50%～70% 可以监测到室上性心律失常，并且随年龄的增加而增加。孤立的无症状的室上性异位搏动见于 64% 的健康年轻人，发作的次数较少。随着年龄的增长，早搏的次数和发生率均逐渐增加，90% 的老年人有房性早搏，98% 的室上性早搏的患者其早搏的次数低于 100 次。年轻人短阵房速的出现率 2%～5%，老年人高达 50%。

3. 室性心律失常

动态心电图监测室性早搏发生率为 60%。室性早搏的总数通常较少，96% 的人在 24 小时内室性早搏次数不到 100 次，但在 60 岁或以上的人群中，室性早搏的发生率明显升高，24 小时早搏的次数也增多，大于 80 岁的健康老年男性和女性 100% 有早搏。

4. 房室传导阻滞

2% ~8% 的正常人可出现短暂性的Ⅰ度或Ⅱ度房室传导阻滞（多为文氏型传导阻滞），常在夜间睡眠心率缓慢时出现，可能与迷走神经张力增高有关。主要见于年轻人和睡眠中。专业运动员可存在各种缓慢型心律失常。

（二）ST 段改变

动态心电图的 ST 段改变较正常的体表心电图更容易发生，因为进行动态心电图检查时患者常有体位改变、电极片粘贴不紧等问题存在，会影响动态心电图的记录，可出现 ST 段上斜型压低。

二、冠心病心肌缺血的诊断与评价

Holter 检测已用于检查不稳定性心绞痛或冠脉痉挛性心绞痛，检测无痛性心肌缺血和评价抗心绞痛药物的治疗。动态心电图是惟一可用于评价日常活动中心肌缺血及其严重性的方法。

（一）对心肌缺血的诊断

1. 诊断心肌缺血的价值

研究表明，动态心电图记录的 ST 段变化和冠心病之间有很好的相关性，因而可以作为心肌缺血的诊断手段。12 导联动态心电图的出现能够更敏感地反映不同部位心肌缺血的表现，提高了心肌缺血检出的敏感性。

动态心电图与冠脉造影结果的比较，动态心电图诊断冠状动脉疾病的敏感性 91%，特异性 78%。没有心绞痛的临床表现，但动态心电图或心电图可以记录到缺血型 ST 段和 T 波改变，则诊断为无症状性心肌缺血。由于无症状性心肌缺血发作时患者没有明显症状，难以及时记录心电图，因此动态心电图监测是其诊断的主要工具。

2. 心肌缺血的诊断标准

1984 年美国国立心肺血液研究院根据 Deanfield 医师提出的"三个一"标准或"1 × 1 ×1"标准，即 ST 段压低至少 1mm（0.1mV），发作持续时间至少 1 分钟，两次发作间隔至少 1 分钟。1986 年我国部分心血管专家通过讨论决定我国也采用该标准作为动态心电图诊断心肌缺血的依据。1999 年，ACC/AHA 的动态心电图指南中建议将"三个一"标准中的持续时间≥1 分钟改为≥5 分钟。这一标准的修改更符合心肌缺血发作时的临床和病理生理过程。

由于引起 ST 段偏移的因素很多，发生的比例也比较高，因此在做出心肌缺血诊断和评价时，应注意排除其他因素的影响。

（二）动态心电图对心肌缺血的评价

动态心电图检测到心肌缺血预示着不良的预后。对临床特征、冠心病危险因素、运动试验参数以及动态心电图监测结果的多变量回归分析显示，心肌缺血总负荷是心脏相关死亡的最强且独立的危险预示因子（$P < 0.01$）。

动态心电图对变异型心绞痛的诊断价值较大，可以确认变异型心绞痛患者疼痛发作时 ST 段改变的严重程度和持续时间以及两者的关系。同时也能确定变异型心绞痛发作时是否合并室性心律失常，这对判断患者的预后很重要。

（三）对缺血发作时伴随心律失常的诊断

心律失常与心绞痛发作可以互为因果，即心律失常（特别是快速心律失常）发作时可以诱发心绞痛，而心绞痛（特别是严重型，如变异型心绞痛）的发作也可伴发心律失常（特别是室性心律失常）。对不稳定型心绞痛患者进行的连续心电图监测发现，50%的病例有严重的心律失常，包括室速、室颤、复杂的室性异位节律、Ⅱ度或以上房室阻滞、窦性停搏等。这些心律失常主要见于有明显 ST 段抬高（4mm 或以上）的患者，严重的室性心律失常通常见于前壁导联 ST 段抬高的心绞痛患者，而缓慢性心律失常见于下壁导联 ST 段抬高的患者。在 ST 段抬高最高期或治疗使 ST 段回降期都可能发生室性心律失常。ST 段抬高期出现的心律失常代表缺血相关性心律失常，ST 段回降期出现的心律失常代表再灌注性心律失常，心肌缺血时间持续的越长，出现后者的机会就越多。

（四）抗心绞痛治疗效果的评价

动态心电图也是一种客观评价抗心绞痛药物疗效的手段。通过动态心电图监测可以对用药前后缺血型 ST 段变化来客观判定治疗效果。早期采用 ST 段变化的定量分析，如发作性 ST 段压低的次数等，来进行用药前后的比较。

动态心电图也可用来评价心肌血运重建治疗手段（如介入治疗和冠脉搭桥术）的疗效。

三、心律失常诊断和评价

动态心电图为确定心律失常与症状间的关系提供了特殊的技术。与心律失常有关的症状主要是心悸、心慌、晕厥或先兆晕厥。由于这些症状常常是偶发的，在症状出现时又很难及时记录心电图，因此动态心电图在确定这些症状与心律失常的关系时常常起着举足轻重的作用。症状频繁出现时，容易获得有价值的资料，如果症状偶尔出现，可能需要延长记录时间。

（一）明确症状相关的心律失常的诊断

1. 晕厥患者的评价

晕厥是一组由多种原因引起的突然的、短暂的意识丧失，意识恢复后不伴随神经系统的定位体征。心律失常是导致心源性晕厥的常见原因。可以引起晕厥的心律失常包括心动过缓 <40bpm，心动过速 >150bpm，心跳停搏大于 3～5 秒，在动态心电图监测过程中发生晕厥，可以确定是否由心律失常引起。

2. 心悸

有些症状如心悸、心慌、胸部颤动等可由心律失常引起，特别是早搏和短阵心动过速。动态心电图监测对判断这些症状与心律失常的关系具有重要意义。短暂的心脏传导阻滞或心动过缓也可引起心悸等症状，通过动态心电图检查也可以明确诊断。

3. 病窦综合征

病窦患者常有下列动态心电图改变：①24 小时全部心搏数 <70000 次；②最高窦性心率 <90bpm；③最低窦性心率 <35bpm；④平均窦性心率 40bpm；⑤出现频发的窦性停搏或窦房传导阻滞，如伴有房室阻滞或交界区逸搏与前一窦性 P 波间距 >3.0 秒者，提示双结病变；⑥慢快综合征。病窦的诊断还应该结合患者的临床情况，包括病史、病因及临床症状进行综合判断。

（二）心律失常的定性和定量分析

动态心电图对心律失常可作出准确的定性和定量分析，它不仅可确定心律失常的有无、心律失常的种类和数量，而且可确定心律失常的起始时间以及与日常生活和自觉症状之间的关系，还可以了解不同心脏病心律失常发作的特点。

（三）心律失常的鉴别诊断

各型室上速的起止时间各有其特点，动态心电图可以了解心律失常发作前后的全貌，因此对某些常规心电图无法明确诊断的心律失常，动态心电图有助于鉴别诊断。动态心电图对鉴别不同机制引起的心动过速更有价值，特别是折返机制与非折返机制的心动过速。前者表现为心动过速发作呈突发突止的特点，发作时的心律比较整齐，后者表现为发作时心律不甚整齐，可有温醒和冷却现象，即发作时心率呈逐渐增快的形式（温醒现象），终止前有逐渐减慢的趋势（冷却现象）。

（四）心律失常的危险分层

根据快速心律失常的类型可以明确其严重性和危险程度，如快速心房颤动、持续性室速、多形性室速、心室颤动等常可导致血流动力学异常，属于复杂性心律失常或恶性心律失常。动态心电图通过对有无心律失常以及室性心律失常的定性和定量分析，有助于把患者较精确地危险分层。

虽然室性早搏分级的方法比较多，但是应用最多的仍然是 Lown 分级方法（表 15 - 1）。

表 15 - 1　室性心律失常的 Lown 分级标准

0 级	无室性早搏
1A 级	室性早搏 < 30 次／小时和 < 1bpm
1B 级	室性早搏 < 30 次／小时和偶尔 > 1bpm
2 级	室性早搏 > 30 次／小时
3 级	多形性室性早搏
4A 级	成对室性早搏
4B 级	短阵室速（连续 3 个或 3 个以上的室性早搏）
5 级	落在 T 之上的室性早搏（R - on - T 现象）

许多临床研究发现，R - on - T 只在有急性心肌缺血时才有诱发室速及室颤的危险。在正常人群，Lown 分级的临床意义不大。

（五）评价抗心律失常药物

评价抗心律失常药物疗效和不良反应的方法有多种，包括临床观察、体表心电图、床边心电监护、心室晚电位和心内电生理检查等，但最重要的仍然是动态心电图。

1. 抗心律失常药物疗效的评价

动态心电图可广泛用于抗心律失常药物的评价，特别对室性心律失常的治疗。药物治疗有效是指药物能够明显抑制室性心动过速的发作或使室性早搏明显减少。动态心电图评价抗室性心律失常药物疗效，达到以下标准才能判断治疗有效：①室性早搏减少≥70%；②成对室早减少≥80%；③短阵室速减少≥90%，15 次早搏以上室速及运动时≥5 次早搏的室速完全消失。

2. 抗心律失常药物致心律失常作用的评价

抗心律失常药物即可治疗心律失常，同时又可引起新的心律失常，又称为抗心律失常药物的致心律失常作用（proarrhythmia）。几乎各种抗心律失常药物都有致心律失常的作用。虽然评价抗心律失常药物致心律失常作用的方法有多种，但最常用的无创性方法仍然是动态心电图。Velebi 等根据动态心电图监测提出抗心律失常药物致心律失常作用的诊断标准。

（1）用药后平均每小时室性早搏频率较用药前基础值增加 4 倍。

（2）用药后平均每小时成对室性早搏或非持续性室性心动过速的发作次数增加 10 倍。

（3）用药后首次出现持续≥60 秒的持续性室性心动过速或室颤。

（4）室性心律失常的加剧必须出现在给药后的 1 小时。

（5）心律失常的加重至少持续 60 分钟。

（6）心律失常的严重程度必须超过用药前 48 小时动态心电图监测及极量或次极量运动负荷试验时所发生者。

四、心脏起搏器功能评价

起搏器植入后，需要对起搏器的工作状态进行定期的随访，以了解起搏器的功能是否正常、起搏器的设置是否满足患者的生理和治疗的需要。了解起搏器功能状态的方法有多种，包括临床资料的收集、常规体表心电图、磁铁试验、起搏器的问询等，动态心电图在评价起搏器的功能和障碍方面，比常规心电图具有自己的优势。

动态心电图本身具有的心律失常分析功能也有助于起搏功能的判断。例如，当植入起搏器患者的 24 小时动态心电图监测显示，患者的最低心率不应低于起搏器的基础起搏频率（除非具有睡眠功能），否则应考虑起搏器存在起搏异常或感知灵敏度设置得不合理。植入 DDD 起搏器患者如果动态心电图记录到突然发作的、接近上限频率的快速心室起搏，应考虑起搏器介导性心动过速。在下列情况下，应考虑用动态心电图来评价起搏器的功能状态。

（一）间歇性起搏和感知障碍

患者出现可能与心律失常或起搏器功能障碍相关的症状，而体表心电图及其他检查又没有发现明显异常者，应进行动态心电图监测。因为起搏器的功能障碍有时呈间歇性，如电极导线部分断裂可以引起间歇性起搏和感知功能障碍。有时，由于起搏器参数设置的不适当，或设置后人体的心律或生理状态发生了变化，也可表现出间歇性的异常心电图。例如，活动时胸肌收缩产生的肌电干扰可以引起 DDD 起搏器的快速心室起搏跟踪甚至心脏停搏，从而使患者产生症状。电池耗竭前可先出现间歇性起搏功能障碍。这些间歇性异常通过常规心电图检查往往难以发现，而通过动态心电图则很容易发现。

（二）功能复杂的双腔起搏器功能评估

随着起搏器工程技术的不断发展，起搏器的功能越来越复杂，如自动模式转换功能、频率骤降应答（抗晕厥功能）、终止 PMT 功能等。由于这些功能自动开启的机会不多，因此，需要动态心电图监测才能捕捉到。此外，由于起搏器的功能的复杂化，通过动态心电图的起搏标记通道可以清楚地显示出起搏信号，为可程控多功能起搏器的特性和功能的分析提供了不可缺少的检测手段。

（三）**发现无症状的起搏器功能异常**

有些起搏器功能的异常不会引起明显的症状，如单纯的心房感知低下、心室感知低下等。此时，由于患者没有明显症状不会引起注意，体表心电图记录时间短也可能反映不出来，对这类情况动态心电图监测是提供确诊的最佳方法。

现在新型的动态心电图仪具有较高的时间分辨率和较完善的软件分析系统，除了对心律及心律失常进行分析外，还可直接对起搏器的工作状态进行分析，并对起搏器功能进行初步诊断，大大方便了心电工作者。

五、心率变异性

心率变异性（heart rate variability）是指窦性心律下 R－R 间期的逐搏变异，它是由交感和副交感神经的共同作用决定的。虽然心率变异性可以反映自主神经功能障碍，但更主要的是用它对心脏性死亡的预测。急性心肌梗死存活者的心率变异性是预测长期预后的一个有价值的指标。也有研究认为，心率变异性是充血性心力衰竭患者心脏性死亡的独立预测因素。影响心率变异性的因素很多，因此这种预测同时具有的很大的不确定性。

六、其他

动态心电图也已广泛应用于其他心脏病患者，如心脏瓣膜病、原发性心肌病等，用于评价这些疾病伴随的心律失常，特别是室性心律失常，以及预测其心脏性猝死的发生。

第二节　运动平板试验

运动试验是检测心肌缺血最常用的实用技术。冠心病患者尽管发生了单支、双支或三支严重狭窄，在安静状态下，冠脉血流量仍能维持生理需求，不发生心肌缺血，心电图正常或基本正常。但是，对于冠状动脉病变患者，给予负荷试验，由于冠状动脉狭窄，冠状动脉血流量不能随运动负荷量的增加而相应增多，即发生病变相关部位心肌缺血与损伤，通过运动心电图，以提供缺血的程度、发生的部位及持续时间。

对于临床已确诊的冠心病，运动试验心电图可以筛选高危患者，确定多支血管病变的罪犯血管，选择患者作冠状动脉造影，根据造影结果，选择 PCI 或冠状动脉旁路移植术（CABG）。

心电图运动试验还广泛应用于心脏病药物治疗或 PCI 或 CABG 的疗效的评价、预后的预测、心肌梗死患者出院前心功能的评估和冠脉病变程度的了解及治疗决策的确定、客观安排患者活动量、体育疗法及运动处方的确定。

对于可疑或已知心血管病，特别是冠心病进行临床评估的最重要和最有价值的无创性诊断试验。

心电图运动试验对运动员体力状态鉴定、飞行员体检等。特别是结合超声心动图、运动核素心肌显像、运动血池扫描和冠状动脉造影等，为临床诊断与鉴别诊断提供重要证据。

运动负荷试验心电图的临床意义还在于以下几方面。

1. 运动负荷试验心电图用于检查诊断目的

①帮助诊断不明原因的胸痛。

②早期检出高危患者中隐性冠心病。

③了解各种和运动有关的症状（如晕厥、心悸、胸闷等）的病因。

④了解运动引起的心律失常。

⑤帮助检出无痛性缺血发作。

⑥检出早期不稳定性高血压。

2. 运动负荷心电图还可用于评价疾病预后或治疗效果

①了解冠心病的预后，检出高危患者。

②了解心肌梗死患者的预后。

③了解冠心病的药物治疗，介入治疗和外科治疗效果。

④了解冠心病缺血阈值，冠脉储血及心功能情况。

3. 用于研究目的，如评估

抗心律失常药物疗效及了解各种心血管病变对运动的反应。

4. 用于指导康复治疗目的

①心肌梗死后患者运动处方的制定。

②指导有心肌缺血的患者选择运动方式和运动量。

③指导其他心血管病患者的康复治疗。

【适应证与禁忌证】

运动试验能为临床提供重要信息。应当引起重视的是运动中常常引起严重的缺血反应、室性心动过速、心脏停搏或心室颤动，甚至引起猝死。为减少并发症，确保运动试验的安全性，必须选择好适应证和禁忌证。

（一）**适应证**

1. 用于查体目的

男性 30 岁以上，女性 50 岁以上的人群，这部分人群数量少，无明显器质性疾病，运动试验并发症发病率很低。是安全性最大的群体，但也不可掉以轻心。

2. 用于诊断目的

（1）帮助诊断胸痛原因。

（2）早期检出冠心病中的高危人群。

（3）检出早期高血压。

（4）了解运动引起的心律失常。

（5）了解各种和运动有关症状（如胸闷、心悸）的原因。

（6）鉴别多支冠脉病变中的罪犯血管。

（7）鉴别 PCI 或 CABG 术后再狭窄。

（8）鉴别心肌梗死后有无存活心肌。

3. 用于研究目的

（1）评估抗心律失常药物的疗效。

（2）评估抗心肌缺血药物的疗效。

（3）评估冠状动脉再血管化的疗效。

（4）了解各种心血管病对运动的反应。

4. 用于评估目的

（1）评估冠心病预后。

（2）检出冠心病中高危患者，筛选冠脉造影患者。

（3）评估冠心病药物及再血管化治疗效果。

（4）评估心肌梗死患者的预后。

（5）评估冠心病缺血阈值、冠脉储血及心功能状况。

5. 用于康复治疗

（1）制定心肌梗死后患者运动量。

（2）制定心绞痛患者治疗后运动量。

（3）制定其他心血管患者的康复治疗情况。

（二）禁忌证

1. 绝对禁忌证

（1）急性心肌梗死（3～5天以内）。

（2）不稳定型心绞痛（5天以内反复发作）。

（3）严重且未被控制的引起症状或血流动力学异常的各种类型的窦性心动过速、心脏停搏、心室颤动等心源性心律失常。

（4）急性心脏炎、心肌炎、心包炎、风湿热、感染性心内膜炎。

（5）严重症状的主动脉瓣狭窄或关闭不全。

（6）未被控制的心力衰竭。

（7）严重高血压或显著低血压。

（8）急性肺栓塞或肺梗死。

（9）运动引起加重或影响运动的非心源性疾病（如多种感染性疾病、肾功能不全、甲亢）。

（10）下肢动脉栓塞。

（11）患者拒绝接受运动试验。

2. 相对禁忌证

（1）左主干病变。

（2）中度狭窄的瓣膜疾病。

（3）严重贫血。

（4）未控制的严重高血压或肺动脉高压。

（5）心动过速（150bpm以上）或心动过缓（<35bpm）。

（6）高度房室传导阻滞或希氏束远端阻滞。

（7）洋地黄用药期或中毒。

（8）电解质紊乱。

（9）饮酒后、镇静止痛药、雌激素等药物作用。

（10）预激综合征并发极速型心房颤动等。

（11）R－on－T 现象室性早搏。

【诊断与鉴别诊断】

平板运动试验是目前世界上最常用的运动心电图试验，因其参与作功的肌群多，包括双下肢、躯干部和双臂，是最接近理想的生理运动形式。在每级增加运动量过程中，有一充分的"温醒"阶段。结合超声心动图试验或核素检查，可以进一步提高试验的阳性率和准确性。运动量可由改变平板机转速及坡度而逐渐增加，每级运动时间为 3 分钟，运动中连续监测 12 导联心电图和动态血压，安全性较高。

准确把握运动终点，及时终止运动量是保证运动试验安全性的最重要措施。普遍采用终止运动试验的标准有达到目标心率（极量运动试验和次极量）和出现症状（症状限制性运动试验）两类。

（一）极量运动试验和次极量运动试验

目标心率反映人类能够达到的最大氧耗量。我国普遍采用的是简化的修订标准，即目标心率 = 220 － 年龄；次极量（85%）目标心率 = 195 － 年龄。90% 极量级运动试验目标心率 = （220 － 年龄）×90%。表 15 － 2 是美国和中国预期最大心率表（非运动员）。

表 15 － 2　美国和中国预期最大心率表（非运动员）

心率（次/日）	年龄										
	20	25	30	35	40	45	50	55	60	65	70
预期最大心率（美国）	197	195	193	191	189	187	184	182	180	178	176
85% 最大心率（美国）	167	166	164	162	161	160	156	155	153	151	150
预期最大心率（中国）	200	194	188	182	176	171	165	159	153		
85% 最大心率（中国）	170	165	160	155	150	145	140	135	130		

达到目标心率以后即可终止运动试验。身体素质较好，又能耐受的受试者，可适当继续增加运动量。

（二）症状限制性运动试验

1. 普通患者运动终止指标

（1）达到目标心率。

（2）出现典型心绞痛。

（3）出现 ST 段水平型或下斜型下降 ≥0.15mV 或损伤型 ST 段抬高 ≥0.2mV。

（4）出现恶性心律失常如室性心动过速、心室颤动、R－on－T 室性早搏、室上性心动过速、频发多源室性早搏、心房颤动、心脏停搏等。

（5）收缩压不升或降低至伴低血压引起的全身反应。

（6）血压超过 220mmHg（1mmHg = 0.133kPa）。

（7）明显症状和体征　呼吸困难、苍白、紫绀、头晕、眼花、步态不稳、运动失调、缺血性跛行。

（8）运动引起室内传导阻滞。

（9）患者要求结束运动。

2. 心肌梗死后运动终止指标

（1）患者要求结束运动。

（2）明显症状和体征　呼吸困难、苍白、紫绀、头晕、疲劳、胸痛、中枢神经系统症状等。

（3）出现恶性心律失常　室性心动过速、心室颤动、R－on－T现象室性早搏、室上性心动过速、心房颤动、频发多源室性早搏。

（4）最大心率≥120bpm（应用β受体阻滞剂者≥110bpm）。

（5）运动时血压低于运动前血压。

（6）心率随运动量增加而下降。

（7）ST段下降≥0.20mV或非穿壁性心肌缺血的导联上ST段抬高≥0.20mV。

（8）运动引起室内传导阻滞。

（三）运动试验阳性判断标准

1. 阳性标准

（1）ST段水平型或下斜型下降（J点后80毫秒处）≥0.1mV，如果静息心电图上已有ST段压低，则运动中运动后在原来压低水平上，再下降≥0.1mV，持续≥1分钟。

（2）ST段凸面向上型抬高（J点后80毫秒处）≥0.1mV（1mm）。

（3）运动中及运动后出现典型的心绞痛症状。

（4）运动中诱导发急剧血压下降（收缩压下降10mmHg以上）。

2. 运动诱发 T 波高尖或运动中及运动后急性心肌梗死

3. 可疑阳性标准

（1）ST段水平下斜型下降，在0.05~0.10mV之间，持续≥1分钟。

（2）ST段在J点后80毫秒处下降≥0.15mV或ST段斜率<1mV/S，持续1分钟。

（3）孤立性U波倒置。

4. 阴性标准

凡是不能满足上述阳性和可疑阳性标准的均为运动试验阴性。

（四）运动试验的安全性

运动试验已被证明是一种安全的无创性检查。有极少数情况，如发生冠脉小粥样斑块脱落或心内膜下出血，导致冠脉血管堵塞，心肌梗死或死亡，是难以预测和预防的。从80个医疗中心总结近26万人次试验资料分析，运动试验的死亡率约为0.1%，并发症发生率约为0.24%，在9万例次运动试验中发生非致命性心肌梗死13例，死亡3例。严格选择患者，掌握终止运动的指征，严密的心电及血压监护以及严密注意患者的主观症状和表现，有效的预防并发症的发生。

（五）运动负荷试验的临床应用

1. 运动试验对冠心病诊断和预后的评价

（1）怀疑冠心病　运动试验结果阳性本身就是冠心病的危险因素，而对于临床上可疑冠心病的患者进行运动试验，结合运动核素、超声心动图试验对于鉴别冠心病有着特殊意义。根据心电图运动试验和冠状动脉造影的对比研究，运动心电图诊断单支病变的敏感性是 37%~60%，双支病变为 69%，左主干或三支病变的敏感性可达 90%以上。

（2）冠心病患者

①无症状心肌缺血：临床上无症状心肌缺血发生心源性猝死的机率较高。对无症状心肌缺血的患者及时采取有效的治疗，降低病死率，提高患者生活质量。

②心绞痛：临床上已明确有心绞痛的患者，运动试验有其特殊的意义。运动试验可以帮助筛选高危患者、评价临床药物或手术治疗效果、确定患者运动耐量及了解患者预后等。平板运动试验阳性而运动耐量低于 5METs 的患者，预示多支病变或左主干病变，这类患者应进行冠脉造影，选择进行 PCI 或 CABG 术。运动试验出现血压不升或下降的患者，50% 存在左主干病变或多支病变。文献报道冠脉显著狭窄的 2290 例患者进行运动心电图试验，并随访 4 年，发现运动试验阳性者病死率是阴性者的 3 倍。心绞痛患者，冠脉明显狭窄、运动心电图试验 ST 段下降 ≥ 2mm，随诊发现生存率与运动时间密切相关，能完成 Bruce 方案 4 级者 5 年存活率是 100%，完成 3 级者存活 86%，完成 2 级者存活 73%，完成 1 级者存活率是 52%。

③PCI 术：近年来，我国 PCI 的患者数量激增。药物洗脱支架术后 12 个月再狭窄率是 10%，运动试验不仅可以为 PCI 术前多支病变患者确定罪犯血管，而且还可以检测 PCI 术后再狭窄、预测术后心脏病事件的发生率。特别是结合运动核素、超声心动图运动试验价值更大。

④CABG 术：运动试验对于 CABG 术前患者的选择和术后疗效的评价及术后是否发生桥或原有血管的再狭窄有着非常重要的意义。CABG 后如果冠脉再通良好，术后运动试验明显改善，主要表现为运动耐量增加，心绞痛减少，缺血的程度减轻，结合运动心肌核素，可以显示心肌灌注也明显改变，CABG 术后运动耐量 ≥9METs 显示有良好预后。相反，如果移植血管阻塞则运动试验无改善或加重，预后不良。

⑤心肌梗死：心肌梗死后进行运动试验的目的是：检测有无缺血心肌或存活心肌；制定运动量，鉴定劳动能力；检测高危患者，预测心脏病事件的发生率；选择药物治疗方案；选择再血管化治疗的患者；评价心功能。

心肌梗死后无严重并发症，2~3 周进行运动试验是安全的。但是需要严格掌握适应证，病例应该选择急性期无严重合并症（休克、心力衰竭、梗死后心绞痛、严重心律失常、严重高血压），无二尖瓣关闭不全、重度主动脉瓣关闭不全，已下床活动的患者。

心肌梗死后运动心电图试验出现 ST 段下降，心绞痛发作和严重心律失常，属于高危患者，心脏病事件的发生率较高，预后较差。

2. 运动试验对心律失常的评价

运动试验已成为心律失常的诊断和预后判断的有效方法之一。

（1）对室性心律失常的评价　运动试验可用于评价室性心律失常，在已知冠心病患者及其他心脏病变患者中，运动诱发的室性早搏的分级越高（lown 分极），出现室早时间越早，提示预后较差或病情严重。

运动试验时引起的室性心动过速，可发生在各种器质性心脏病患者及健康人中。

一部分由于运动而引起的室性心动过速，如分支型室性心动过速、右室源性室性心动过速及一些多形性室性心动过速等，其机制可能是由于诱发了触发机制所致。这类由运动诱发的室性心动过速常可发生在心脏正常的青年人中，且可导致猝死，运动试验对检出这部分高危患者有特殊意义。

运动诱发心室颤动的发生率很低。已报道的几例运动诱发室颤患者，大多数发生于多支血管病变的患者，但亦可发生于正常人。室颤大多发生在运动后，但亦可在运动早期（2 分钟）或运动峰值时发生。

（2）对抗心律失常药物疗效的评价　运动试验尚用于抗心律失常药物疗效的评价、室上性心律失常的检测、慢性心房颤动患者的治疗，以及揭示抗心律失常药物的致心律失常作用。服用 Ia 类抗心律失常药物患者在运动时 QTc 增加 10ms，常提示该抗心律失常药物可能发生致心律失常效应；如果服用 Ic 类抗心律失常药物治疗的患者在运动时QRS 波群增宽，则有发生折返性室性心动过速的可能，这都是药物引起室速的可靠预测指标。

3. 心脏瓣膜疾病

45 岁以上的风心病患者大约有 40% 合并冠心病。外科手术前进行运动试验筛选出需要冠脉造影的患者是非常重要的。

（1）主动脉瓣病变　运动性晕厥是诊断主动脉瓣狭窄的重要依据，临床上将中、重度主动脉瓣狭窄作为运动试验的相对禁忌证，因为可能会出现晕厥或心脏停搏。

主动脉瓣狭窄患者运动时收缩压反应异常或症状出现时收缩压比静息时下降的患者应该选择外科手术治疗。

对于主动脉瓣关闭不全患者，运动中出现 ST 段下降，心率下降、高峰氧耗量降低预示左心功能不全。

（2）二尖瓣狭窄　二尖瓣狭窄患者运动时心率可明显增加，心输出量减少，常出现低血压。运动时二尖瓣狭窄患者出现胸痛或 ST 段下降的原因可能是冠脉灌注不足或者是肺动脉高压。ST 段下降可能是由于心输出量降低引起冠脉灌注不足，右心室负荷过重引起心肌耗氧量增加造成的。45% 的病例合并冠状动脉粥样硬化，运动引起 ST 段下降也可能是心肌缺血的表现。

（3）二尖瓣关闭不全　二尖瓣关闭不全患者，运动时由于乳头肌缺血造成二尖瓣关闭不全，患者可能出现收缩压降低。重度二尖瓣关闭不全运动时常出现心输出量降低和运动耐量降低。因为，二尖瓣关闭不全患者心肌耗氧量并无明显增加，所以很少出现 ST 段下降。但是可能会出现低血压和心律失常。

（4）二尖瓣脱垂　运动试验中二尖瓣脱垂患者 ST 段下降的原因有：乳头肌缺血、冠状动脉异常、左前降支心肌桥、冠脉痉挛及原发心肌病等。

4. 高血压

高血压有心电图异常和左室肥大，运动试验假阳性率较高，分析运动试验的结果时应该考虑高血压的影响。

5. 心肌病

运动试验可以确定扩张性心肌病患者运动耐量，评估左室功能不全对肺循环的影响及治疗效果。

运动可以引起肥厚梗阻性心肌病患者猝死。临床上常伴有胸痛、常规心电图异常及运动引起的ST段下降。运动可以诱发心律失常、心肌缺血、左室流出道梗阻的杂音及晕厥前征兆。

心尖肥厚性心肌病临床上没有任何症状，仅仅表现心电图 ST 段下降，巨大倒置 T 波，运动试验常有 ST 段明显降低，多无任何症状，结合心肌核素和超声心动图可以明确诊断。

第十六章　心脏常用操作技术

第一节　心包穿刺术

【适应证】

（1）大量心包积液有心脏压塞症状时放液治疗，化脓性心包炎穿刺排脓。

（2）诊断性穿刺。抽液化验检查，以明确液体性质及病因。

（3）心包腔内注射药物。

【禁忌证】

超声心动图证实积液位于后心包腔，无穿刺窗口，粘连性、局限性心包积液或心包积液过少。

【方法】

（一）**术前准备**

（1）有条件时术前患者取心包穿刺常用体位（半卧位），行超声定位。

（2）药品　消毒碘酒、乙醇或碘，1%利多卡因及各种抢救药品，静脉切开包一个。

（3）无菌注射器 10ml 和 50ml 各一副，消毒手套、纱布及试管、量杯等。

（4）如需持续引流，应备导管盒 1 个，包括特制心包引流管（或硅胶管、单腔或双腔静脉导管），导丝、扩张管，穿刺针、尖刀片 1 把。

（5）备用心电图机，心脏复律除颤器和气管插管等急救设备。

（6）向患者说明穿刺目的，家属签署知情同意书。

（二）**操作方法**

（1）患者取半卧位，建立静脉输液通路，行心电监护和血压监护。

（2）严格消毒心前皮肤，铺无菌孔巾，选择心尖或剑突下穿刺行局部麻醉。

（3）诊断性穿刺　将穿刺针连接注射器，在麻醉部位进针。若已行超声检查则根据超声定位方向及深度，保持负压进针，待抽出液体后停止进针。抽取积液留标本，术毕拔出针头，覆盖消毒纱布后胶布固定。

（4）心包引流　进针方法同诊断性穿刺。待抽出液体后，沿穿刺针送入导丝，取出穿刺针，在导丝入皮处切 3mm 小口，沿导丝送扩张管至心包腔，撤出扩张管，再沿导丝钢针送入引流管至心包腔内后撤出导丝。抽液留标本化验，导管与引流袋相连。若为双腔导管，另端以肝素帽封堵备用，缝针固定导管。引流结束后，拔出引流管，无菌纱布包扎。

【注意事项】

（1）穿刺，送导丝、扩张管和引流管时，动作要轻柔，遇阻力不可强行送入。

（2）若抽出血性积液，与血液无法鉴别时，应急查抽出液血红蛋白，并观察抽出液是否凝集，以资鉴别。

（3）术中应持续心电、血压监测，观察引流的数量和性质。导管留置如无特殊情况不需应用抗生素，如可疑有感染则用。

（4）液体引流速度不宜过快，应适当控制。如有血压下降，应注意有无并发症，并明确有无心脏压塞。如有上述情况应立即停止放液或用升压药物治疗，待血压稳定后再行放液。

（5）穿刺引流时，要备好抢救物品，一旦出现意外，应立即停止操作，进行抢救。

第二节　心内膜心肌活检术

【适应证】

（1）心脏移植术后判定有无排斥反应，指导治疗。

（2）确定继发性心肌病的病因。

（3）协助心肌炎的诊断和随访。

【禁忌证】

（1）急性感染期间。

（2）出血性疾病或在抗凝治疗中。

（3）心脏显著扩大，心壁薄者。

（4）心力衰竭和严重心律失常。

（5）心室有附壁血栓。

【方法】

（一）术前准备

（1）药品　消毒碘酒、乙醇或碘伏，1%利多卡因、肝素溶液（300ml 液体内含肝素 25mg）及各种抢救药品。

（2）穿刺针及静脉穿刺鞘，导引钢丝，心肌活检钳。经股静脉途径时还要活检长鞘和右心导管。

（3）盛有 4%甲醛液小瓶以固定活检的组织。

（4）心脏监护仪、心脏电复律除颤仪和氧气、气管插管、心包穿刺包等。

（5）向患者说明手术中需要与医生配合的事项，签署手术知情同意书。

（二）手术方法

（1）采用经皮股静脉穿刺方法置入与活检钳相匹配的静脉鞘，在 X 线透视下送入套有右心导管的活检钳长鞘到右心室，退出右心导管，留置内含有肝素液体的活检长鞘在右心室腔内。经颈内静脉穿刺途径可直接经相匹配的静脉鞘送入活检钳。

（2）将活检钳导入右心室，操纵钳尾把柄使头端的钳口张开，缓慢推送至室间隔上中部，在双平面透视下顶住心内膜，迅速拉紧活检钳尾端的力柄，钳口紧闭咬住心内膜心肌组织，小心轻柔地向外牵拉，将活检钳迅速撤出体外。

（3）打开钳口，用小针挑取出活检的组织，置入4%甲醛液中固定。然后将钳身和钳口用肝素液浸洗后再次重新操作，每例在不同的部位取 3～5 块活组织送检。

（4）检查结束后，拔出鞘管，局部压迫止血、加压包扎。

（5）术后静卧 12 小时，严密观察脉搏、呼吸、血压情况。

【注意事项】

（1）术中应监测心率、心律和血压，注意患者主诉，观察心影大小、搏动的强弱、心包有无积液。

（2）并发症处理

①室上性或室性心律失常：在活检钳接触心房和心室壁、钳取活组织时出现，脱离接触后即消失。若仍持续存在，应按照治疗心律失常方法治疗，必要时终止检查。

②心力衰竭或肺水肿、晕厥、休克应终止检查进行抢救。

③空气栓塞：注意避免空气进入心导管和静脉。

④心肌穿孔：立即终止手术。行超声心动图检查，并根据情况做相应处理，若有心脏压塞时作心包穿刺抽液，若破口较大出血不止，应紧急手术修补。

第三节 血液动力学监测

【适应证】

（1）急性心肌梗死合并心泵衰竭或疑有心泵衰竭者，心源性休克或低血压疑有血容量不足者。

（2）心脏外科术后监护。

（3）其他各科危重患者需了解其血液动力学变化者。

（4）观察药物对急慢性心功能不全的治疗的血液动力学效应。

【禁忌证】

（1）急性感染期间。

（2）出血性疾病或在抗凝治疗中。

（3）心脏显著扩大，心壁薄者。

（4）心室有附壁血栓。

【方法】

（一）术前准备

（1）手术器械的准备 消毒碘酒、乙醇或碘伏，1% 利多卡因、肝素溶液（300ml 液体内含肝素 25mg）及各种抢救药品。备无菌手术包 1 个（内含手术刀 1 把、止血钳 2～4 把、大小镊子各 1 个、大小剪刀各 1 把、弯盘 1 个、不锈钢手术碗 2 个、小方巾 8～10 张、中单及大单各 1 张、手术衣 2 套），几双无菌手套及口罩帽子若干个。

（2）气囊漂浮导管的准备 导管准备：目前均使用一次性导管，导管使用前用生理盐水反复冲洗导管表面和各腔道，尔后各腔道内注入含 0.01% 肝素生理盐水。用 2ml 干燥空针吸 1.2～1.5ml CO_2 气或空气充盈气囊，反复多次，以检查气囊是否漏气或气囊有否偏移及其回缩性能等，然后抽空气囊使其内成负压。

（3）紫外线照射病室 30 分钟。

（4）患者准备 手术部位备皮，早期多取左上肢贵要静脉切开术，目前多采用锁骨下静脉穿刺法或股静脉穿刺法。

（5）心电及血液动力学监护系统调试 根据所选用的监护系统或仪器性能进行调试，固定压力转换器使之与患者心脏中轴线水平同高，然后校正零点。

（6）心脏监护仪、心脏电复律除颤仪和氧气、气管插管、心包穿刺包等。

（7）向患者说明手术中需要与医生配合的事项，签署手术知情同意书。

（二）手术方法

常规无菌操作和局麻，切开或穿刺静脉，导管插入该静脉内，缓缓推进至 30 ~ 45cm 时，即将端孔管与压力转换器相连接进行压力监测，并同时向气囊内注入 CO_2 气体 1.2ml，然后在压力监护下继续缓缓插入导管，此时，由于气囊的漂浮作用，导管顺血流向前推进，压力监测依次可见右心房、右心室及肺动脉压、肺毛细血管嵌压等图形，然后抽空气囊气体，继之，端孔管连接于压力转换器并通过三通接头与 0.01% 肝素生理盐水相连接，中心静脉压管可做输液用，气囊抽空并保持负压。术后静卧 12 小时，严密观察脉搏、呼吸、血压情况。

热稀释法测定心输出量：从右房水平快速均匀注入一定量（5ml/3 秒，一般为 5ml）冰水（0℃ ~5℃），导管尖端热敏电阻即可感知注射冰水前后血温之差，这个温差与心输出量间存在着一定的关系，这样，通过心输出量测定仪的计算机便可直接显示心输出量。

（三）各监测指标及计算参数的临床意义

通常监测中心静脉压（CVP，实为右房压），肺动脉压（PAP），肺毛细血管嵌压（PCWP），动脉压、心排血量（CO）及心排血指数（CI）等。

1. 中心静脉压（CVP）

代表右心房或上、下腔静脉近右心房处的压力，它反映右心室充盈压的变化。血容量、静脉张力、静脉回流量、右心室功能、胸腔内压力、心包腔内压力等变化均可影响其测得值。所以，它不是反映右室充盈压或循环血容量的可靠指标，更不能反映左室充盈量或左心功能状态。在某些情况下 PCWP 已高至 20 ~30mmHg，但 CVP 仍可正常或低于正常。当增加血浆容量时，二者数值成比例地上升，因此，在无条件进行PCWP 测定时，CVP 对输液量的适度与否的监测仍有一定价值。在右心衰（包括右心室梗死），三尖瓣关闭不全，心包填塞等情况下 CVP 均可增高；在血容量不足时，或血容量充足但无右心衰者，虽有左心功能不全，CVP 亦可不高。一般说，CVP 降低反映血容量不足。归纳起来，CVP 升高见于：右心衰（右室梗死等）、三尖瓣关闭不全、心包填塞（积液、缩窄）、补液量过快过大。CVP 降低主要为血容量不足。

2. 肺毛细血管嵌压（PCWP）与肺动脉舒张末压（PAEDP）

一般情况下，PCWP 可较好地反映左房平均压及左室舒张末压（LVEDP），两者相差 ±2mmHg 这是因为 PCWP 水平与左心室容量负荷有关。在急性心肌梗死时，监测 LVEDP 非常重要，它能反映左心室收缩功能受损的程度、射血功能及左心室壁心肌的顺应性。监测 PCWP 的目的在于给左室选择最适宜的前负荷，使之维持在低于可能导致肺充血的范围内，但又需达到最大限度地利用其 Frank - Starling 原理维持足够的前负荷使心肌纤维适当地伸长以维持足够的心输出量，这个充盈量的最佳量是把 LVEDP 维持在 15~20mmHg。实验证明，急性心肌梗死时，心室长度 - 张力曲线的顶峰发生在左室充盈压 20~24mmHg 范围内，超过此值，心功能极少改善反而有害。故有时在急性心肌梗死时，在血液动力学监测指导下可使 PCWP 增到上述范围。

PCWP 不同程度升高所产生的后果如下：

PCWP < 18mmHg	罕见发生肺充血
18~20mmHg	开始出现肺充血
21~25mmHg	轻 - 中度肺充血
26~30mmHg	中 - 重度肺充血
>30mmHg	可发生急性肺水肿

有时导管气囊不能满意地嵌入肺小动脉，而不能准确地记录到 PCWP。此时，可将测得的 PAEDP 减去 1.69mmHg 或平均肺动脉压减去 5.96mmHg 即相当于 PCWP。但在某些肺血管病变（肺栓塞等）患者，其 PAEDP 可明显超过 PCWP；而在某些继发和原发性肺动脉高压者，PAEDP 和 PCWP 均会显著升高，此时的 PCWP 已不能代表左房压。在急性二尖瓣关闭不全，由于二尖瓣反流产生较大的 V 波，使平均 PCWP 可超过 PAEDP。在二尖瓣狭窄者，虽 PCWP 相当于左房压，但此时的左房压亦不能代表左室充盈压。当左室顺应性降低（如心内膜弹力纤维增生症、原发性限制性心肌病、缩窄性心包炎等），LVEDP 高于 PCWP。心率过快致左室舒张期过短，其 PCWP 可大于 PAEDP。心源性休克时 PAEDP 和 PCWP 均升高。PCWP 升高见于：左心功能不全、心源性休克、二尖瓣狭窄、二尖瓣关闭不全、左室顺应性下降、血容量过多。PCWP 降低见于血容量不足。平均肺动脉压升高见于肺血流量增加（左向右分流型先天性心脏病等）、肺血管阻力增加（各种继发或原发性肺动脉高压）、二尖瓣狭窄、左心功能不全。平均肺动脉压降低则见于肺动脉瓣狭窄。

3. 动脉压

动脉压是维持各组织器官血液灌注的基本条件。在冠状动脉硬化者，冠状动脉僵硬，其阻力比较固定，因而冠状动脉血流主要靠动脉压。收缩压维持在 90~100mmHg，平均动脉压 80mmHg 时，冠状动脉血流基本能保证。然而，血压过高可增加心脏后负荷及心肌氧耗量，从而扩大心肌梗死范围，甚至造成心脏破裂穿孔等。因此，急性心肌梗死时既要考虑到维持冠状动脉循环血流量又要注意心肌耗氧量。研究证明当主动脉平均压低于 65~75mmHg 时，冠状动脉微循环血流曲线趋于垂直下降，降至 30mmHg 时，冠状动脉微循环则关闭。当急性心肌梗死患者收缩压在 60~70mmHg 时，其平均动脉压相当于 40~45mmHg，接近于微循环关闭水平，这样低的血压位于曲线垂直下降部分的开始处，此时只要平均动脉压轻微下降，冠状动脉的灌流量就急剧减少，产生严重心肌缺氧。故在急性心肌梗死患者，对轻微的血压下降都是非常敏感的，因而维持一定血压十分重要。

用血管升压药时，使平均动脉压保持在 70~80mmHg，约相当于收缩压 90mmHg 对冠状动脉血流量最为有利。在本来有高血压的患者，宜将其收缩压维持在 100~110mmHg。在休克状态，由于外周小血管剧烈收缩，袖带式血压计测压有时不准确，此时做动脉插管测压甚为重要，以免盲目加大血管收缩剂用量。

4. 心输出量

心输出量是左心功能的最重要指标，在没有分流的情况下，左右心输出量是相等的。心输出量显著减少［CI 1.8～2.2L/（min·m²）］表现为组织的低灌注状态，可以出现或不出现低血压；心输出量极度减少［CI＜1.8L/（min·m²）］时出现心源性休克；然而仅有轻度心输出量减少的患者［CI 2.3～2.6L/（min·m²）］可以没有低灌注临床表现且血压正常（亚临床抑制）。在某些高动力性心衰如甲亢、贫血等心输出量仍可高于正常。每搏量（SV）与搏血指数（SVI）：可分别用公式 CO÷HR（心率）和 CO÷HR÷BSA（体表面积）。搏血指数正常值 41～51ml/m²。

5. 周围血管阻力（SVR）与阻力指数（SVRI）

SVR 表明心室射血期作用于心室肌的负荷。当血管收缩剂使小动脉收缩或因左室衰竭，心源性休克，低血容量休克等使心搏血量减低时，SVR 均增加。相反，血管扩张剂、贫血、中度低氧血症可致周围血管阻力降低。SVR 增高可加重心脏负荷及其氧耗量，并使 CO 下降，进一步减少组织内脏的血流灌注及供氧。所以，在周围血管阻力增高的情况下，过度使用血管收缩药升压，在理论上和实践上都不够正确。周围血管阻力增高在临床上表现四肢及末梢苍白、紫绀、发凉、潮冷、尿少、动脉压低、脉压小。在心梗早期，由于急性心输出量减少，周围小动脉反射性收缩可维持血压在正常水平或偏高。

计算公式：SVR＝（ABPm－CVP）/CO×80dyne/（s·cm⁵）

式中，ABPm 为平均动脉压。

正常值：770～1500dyne/（s·cm⁵）。

6. 肺血管阻力（PVR）及阻力指数（PVRI）

正常情况下，PVR 只及 SVR 的 1/6，当肺血管病变时，PVR 增加，从而大大增加右心室负荷。

计算公式：PVR＝（PAPm－PCWP）/CO×80dyne/（s·cm⁵）

式中，PAPm 为平均肺动脉压。

正常值：100～250dyne/（s·cm⁵）。

7. 左室心搏功指数（LVSWI）

左室心搏功指数指左室每次心搏所做的功。心室作功常用重量单位（g·m）/m²来表示。

正常值：50～62（g·m）/m²。

计算公式：LVSWI＝0.0136×（平均动脉压－左室舒张末压）×SVI

以左室舒张末压（LVEDP）为横坐标及心搏功率（LVSW）或其指数（LVSWI）为纵坐标，将其变化绘出心室功能曲线。如 LVEDP 接近正常（＜12mmHg），可用容量负荷试验进一步了解左心储备情况（当 PCWP＞20mmHg，CVP＞12mmHg 时不宜做容量负荷试验）。

具体方法：

（1）PCWP 或 PAEDP＜15mmHg 或 CVP＜9mmHg，此说明左右心室的前负荷尚可增加，可作容量负荷试验，即在 5 分钟内输入右旋糖酐 100ml，如临床情况好转（血压上升、尿量增加、肺部湿啰音不增加），或 PCWP 不变或上升不大于 2mmHg（或 CVP

上升不大于 2 ~ 3mmHg），此表明左心室的前负荷尚未达到高限，可于 10 分钟内再输液 200ml，再观察其症状、体征及压力指标，如 PCWP 上升不大于 2mmHg 或其绝对值不大于 16mmHg（或 CVP 不超过 11mmHg），可再于 1 小时内输液 500 ~ 1000ml，以使 PCWP 维持在 15 ~ 18mmHg（CVP11mmHg），若第一或第二次快速输液负荷试验结果 PCWP 增至 16mmHg 以上（或 CVP 一次增加 3 ~ 4mmHg），提示循环血量不是主要问题 而是心脏泵衰，应停止快速输液；若给液前 PCWP 在 5mmHg 以下或 CVP < 3mmHg，肯定有血容量不足。根据负荷试验可绘制心室功能曲线：容量负荷试验使 LVEDP 升至 18 ~ 20mmHg 可得到三条曲线：即①心功能好，曲线向上，幅度大（即随 LVEDP 逐渐升高，SW 逐渐增加）；②心功能较差，曲线平坦（即 SW 不随 LVEDP 升高而增加，仍处在试验前水平）；③心功能极差，曲线向下（即随 LVEDP 逐渐升高，SW 逐渐下降，提示心功能极差）。

（2）如 LVEDP 高于 15mmHg，则不能用容量负荷试验的办法，因有发生肺水肿的危险，此时可用止血带扎于四肢，减少静脉回流，使 LVEDP 下降，同样可以得到三条曲线：①心功能好，曲线向下，幅度大（即随 LVEDP 下降，LVSW 减少）；②心功能较差，曲线向下幅度小；③心功能极差，曲线平坦（即 LVSW 不随 LVEDP 下降而变化）。左室心搏功指数减低可能需要加强心肌收缩力，而左室心搏功指数增加则意味着氧耗量增加，有冠状动脉供血不足者，可诱发心绞痛，对急性心肌梗死的恢复亦不利。

8. 右室心搏功指数（RVSWI）

计算公式：$RVSWI = 0.0136 \times$（平均肺动脉压 - 右房平均压）$\times SVI$

正常值：$7.9 ~ 9.7$（$g \cdot m$）$/m^2$。

右室心搏功指数是右室收缩功能的反映，其意义与左室心搏功指数相似。

【注意事项】

（一）术中注意事项

（1）术中监测心率、心律和血压，注意患者主诉，观察心影大小、搏动的强弱、心包有无积液。

（2）压力转换器应与压力计隔膜紧密接触，压力室内充满液体，不能有空气。

（3）参考零点 右房水平为标准零点，仰卧时该点在腋中线。

（4）导管端与左房水平相应的位置 研究证明当导管尖端置于左房水平以下（即肺下区）时，能较正确地反映左房压的水平。然而当导管尖端高于左房水平（肺中央或以上区域）时，其测得的 PCWP 值可能高出实际的左房压。这是因为肺中上区域在呼气终末正压通气的各个阶段肺泡压均超过实际的左房压，此肺泡压传至导管尖端所致。

（5）气囊问题 导管位于较小肺动脉分支时可出现气囊偏心充气而损伤血管壁，理想的位置是位于较大的肺动脉内，充气时向前嵌入，放气后又退回原处。

（6）呼吸对肺动脉压的影响 深吸气时测得肺动脉压低于平静时，测压时应嘱患者平静呼吸。

（7）保持各监测管腔通畅，导管端孔宜持续缓慢 0.01% 肝素生理盐水滴注，且每 2 小时冲 1 次。如管腔已堵塞，切不可用力推注液体，以免栓子脱落造成栓塞。

（8）手术侧肢体不宜过度活动，以防止导管脱落移位。

（二）并发症及处理

1. 局部血管痉挛

经贵要静脉切开插管时导管刺激血管导致血管痉挛。此时可在伤口局部滴入数滴1%利多卡因或奴夫卡因注射液，也可滴入少许氯丙嗪溶液或经导管注射1%利多卡因2~3ml，可使血管痉挛缓解。经锁骨下静脉或颈内静脉、股静脉穿刺插管则很少发生痉挛。

2. 血栓和栓塞

操作过程中，由于肝素用量不足，可在导管顶端形成血栓，血栓脱落造成肺循环栓塞。术中应注意保持导管内充满肝素盐水，如发生栓塞可行溶栓治疗。

3. 心律失常

由于导管刺激心脏可引起各种心律失常，偶可发生心脏停搏或心室颤动等严重并发症，应立即撤除导管。

4. 心肌穿孔和心包填塞

由于操作不当，导管尖端刺破心壁造成心肌穿孔或心包填塞。轻度的心房肌穿孔较少发生心包填塞，可不做处理。如穿孔较大、临床表现心包填塞症候，则应立即行心包穿刺引流或外科开胸手术修复。

5. 导管打结或折断

由于操作不当或导管质量问题，导管可在心腔内打结或折断。若发生导管打结或折断，应在X线透视下松解结扣或用心腔内取异物导管取出断离的残留导管。

6. 静脉血栓形成

多见于穿刺血管，由于静脉鞘管或导管损伤血管壁内膜而发生局部的血栓形成。可予溶栓或用取血栓导管取栓。

7. 感染

局部伤口感染较多见，全身性感染罕见。术后应给予抗生素预防感染。

第四节　右心导管术

【适应证】

（1）各种类型的先天性心血管疾病的诊断并决定其手术治疗指征和方案。

（2）临床怀疑某种先天性心血管疾病的确诊。

（3）心脏瓣膜病（二、三尖瓣，肺动脉瓣）的血液动力学研究，决定其手术指征。

（4）心包疾病（缩窄性心包炎、心包肿瘤等）的诊断。

（5）某些类型的心肌疾病（限制性心肌病、心内膜弹力纤维增生症、心肌淀粉样变等）的血液动力学和心肌活组织检查。

（6）研究心脏的排血功能、心肌生化代谢以及药物对心脏和循环的影响。

（7）病窦综合征及其他类型的心脏传导系统病变的心内电生理研究。

（8）预激综合征和各种类型阵发性室上性心动过速和室性心动过速的心内膜心电图标测。

【禁忌证】

（1）急性感染期间。

（2）出血性疾病或在抗凝治疗中。

（3）心脏显著扩大，心壁薄者。

（4）心力衰竭和严重心律失常。

（5）亚急性细菌性心内膜炎须在痊愈后 3 个月以上始可做此项检查。

（6）活动期风湿病、心肌炎活动期。

（7）显著肺动脉高压合并严重的右心功能不全或有晕厥发生者，晚期缺氧性肺源性心脏病及二尖瓣狭窄合并急性肺水肿发作者。

【方法】

（一）术前准备

（1）药品 消毒碘酒、乙醇或碘伏，1% 利多卡因、肝素溶液（300ml 液体内含肝素 25mg）及各种抢救药品。

（2）右心导管检查备皮 如从贵要静脉或其分支切开插管，应将双上肢肘部以肘正中线为中点上下 20cm 范围备皮。如选股静脉穿刺插管，则应以腹股沟韧带为中心上下 20cm 范围及会阴部备皮，剃除备皮范围内的全部皮毛或阴毛。

（3）心导管的选择 常用的右心导管管口开在顶端，长约 100cm，儿童适用 4~6F 等型号，成人则多用 6~8F 大小的导管。右心造影管有三种类型：端侧孔造影管、侧孔造影管和猪尾型造影管。

（4）心脏监护仪、心脏电复律除颤仪和氧气、气管插管、心包穿刺包等。

（5）向患者说明手术中需要与医生配合的事项，签署手术知情同意书。

（二）手术方法

1. 静脉穿刺法

主要从股静脉穿刺，选右或左股静脉在腹股沟韧带下约 1cm 处做穿刺点，股静脉平行地紧贴近股动脉内侧，故触摸到股动脉后用 16 号或 18 号穿刺针，取与皮肤约成 45°角沿股动脉内侧穿刺股静脉。穿入股静脉后，见有暗红色静脉血流出，即可向针腔内插入导引钢丝，拔出穿刺针并保留导引钢丝，先在皮肤上作一小切口，再沿导引钢丝插入 6~8F 特制静脉鞘管。拔出鞘管内芯，即可从鞘管的外套管内插入诊断或造影用心导管进行心脏的压力测定、抽血标本或进行选择性心腔造影。检查完毕，拔出静脉鞘管，局部加压 10 余分钟止血，无需缝合伤口。

2. 压力测定的方法

目前常用电压力计测定法，电压力计通过压力转换器、放大器和记录器将测定的压力以毫米汞柱为单位显示记录，并同时描记出压力波的波形。测压时，将心导管尾端接一延长管与压力转换器相连接，调整压力转换器于零点位置（患者仰卧时此点相当于腋中线）并校正零点。然后，即可测定和记录压力值和波型，记录速度一般为 25 毫米/秒。

3. 各心血管腔压力正常值

见表 16 – 1。

表 16 – 1　心血管腔压力正常值

部位	压力 kPa（mmHg）	
	平均值	范围
上腔静脉		0.40～0.80（3～6）
下腔静脉		0.67～0.93（5～7）
右心房平均压	0.53（4）	0.27～0.93（2～7）
右心室收缩压	3.20（24）	2.40～4.00（18～30）
舒张压	0.53（4）	0～1.07（0～8）
肺动脉收缩压	3.20（24）	2.90～3.73（15～28）
舒张压	1.33（10）	0.67～2.13（5～16）
平均压	2.13（16）	1.33～2.53（10～19）
肺动脉嵌压	1.20（9）	0.80～1.60（6～12）

4. 各心腔压力波形识别及压力异常的意义

（1）右心房压力波　右心房压力波基本上由三个向上和与之相应的三个向下波（凹）组成。依次为 a 波：右心房收缩而产生；X′ 凹：右心室收缩时房间隔向下动作反射波；c 波：在 a 波的下降支上一较小的向上波，由房室瓣关闭反射所致。X 凹：右心室喷血期，右心房舒张所产生；V 波：右心室喷血后期，腔静脉血回流到右心房形成；Y 凹：右心室舒张，三尖瓣开放，血流向右心室、右心房内压力下降而形成 Y 倾斜。右心房压力增高见于右心衰竭、三尖瓣狭窄或关闭不全、缩窄性心包炎、心包积液、心内膜弹力纤维增生症等。肺动脉高压、肺动脉口狭窄引起右心室压力显著增高时，亦可引起右心房压力升高。

（2）右心室压力波　在右心房等张收缩期中，压力曲线逐渐上升，至右心室喷血期压力曲线迅速上升，而在整个喷血期压力曲线仍维持于高水平而形成高原型。喷血完毕，右心室舒张开始，故压力曲线开始下降，至等张舒张期压力曲线迅速下降、往往到达零点。此后由于心室迅速充盈，压力曲线略有回升，然后维持此水平直到下次心室收缩。右心室压力升高主要见于继发或原发性肺动脉高压及肺动脉瓣狭窄。右心衰竭时右心室舒张压升高。缩窄性心包炎者，舒张早期压力曲线下降后又迅速上升，并维持较高水平直至下次心室收缩，呈现舒张早期下陷和晚期高原波的特征性右心室压力曲线。

（3）肺动脉压力波　肺动脉压力波曲线于右心室收缩和肺动脉瓣开放迅速上升到一定高度后略回降，然后又上升至一较圆钝的收缩期顶峰，在右心室喷血期的后期，压力逐渐下降，当肺动脉瓣关闭时，压力略回升，在压力曲线上形成一小切凹。随之，右室舒张，压力平稳地下降，但不降至零点水平。平均肺动脉压升高见于肺血流量增加（左向右分流型先天性心脏病）、肺血管阻力增加（各种继发或原发性肺动高压）、二尖瓣狭窄和左心功能不全。肺动脉压降低见于肺动脉瓣狭窄。

（4）肺动脉嵌压（肺毛细血管压）　肺动脉嵌压压力曲线类似右房压力曲线，但

a、c波融合，V波明显。肺动脉嵌压升高见于二尖瓣狭窄、左心功能不全或心源性休克。二尖瓣关闭不全时，V波显著增高，可致平均肺动脉嵌压升高。

5. 心腔及血管腔内氧含量分析

表 16 - 2 正常人心腔及血管腔内血氧饱和度

部位	血氧饱和度（%）	
	平均值	范围
上腔静脉	77	67～87
下腔静脉	83	77～89
右心房	80	74～89
右心室	79	71～87
肺动脉	78	73～83
动脉	98	96～100

表 16 - 3 正常人各心血管腔血液标本含氧量差

部位	氧饱和度差（%）	氧含量差（容积%）
右心房与上腔静脉间	<8	<1.9
右心房与下腔静脉间	<4	<1.0
右心室与右心房间	<3	<1.0
肺动脉与右心室间	<2	<0.5

【注意事项】

（一）术中注意事项

应监测心率、心律和血压，注意患者主诉，观察心影大小、搏动的强弱、心包有无积液。

（二）并发症及处理

1. 局部血管痉挛

经贵要静脉切开插管时导管刺激血管导致血管痉挛。此时可在伤口局部滴入数滴1%利多卡因或奴夫卡因注射液，也可滴入少许氯丙嗪溶液或经导管注射1%利多卡因2～3ml，可使血管痉挛缓解。经大静脉穿刺插管则较少发生血管痉挛。

2. 静脉血管撕裂或断离

经贵要静脉切开插管时，由于操作不当可造成静脉撕裂或断离。如损伤的血管较小，局部压迫止血即可。如损伤血管较大，则应进行手术修复。

3. 血栓和栓塞

操作过程中，由于肝素用量不足，可在导管顶端形成血栓，血栓脱落造成肺循环栓塞。术中应注意保持导管内充满肝素盐水，如发生栓塞可行溶栓治疗。

4. 心律失常

由于导管刺激心脏可引起各种心律失常。如窦性心动过缓或过速，房室传导阻滞或束支传导阻滞，心房颤动或扑动、室上性心动过速、室性早搏，室性心动过速等，偶可发生心脏停搏或心室颤动等严重并发症，应立即撤除导管。

5. 心肌穿孔和心包填塞

由于操作不当,导管尖端刺破心壁造成心肌穿孔(心房肌多见)或心包填塞。轻度的心房肌穿孔较少发生心包填塞,可不做处理。如穿孔较大、临床表现心包填塞证候,则应立即行心包穿刺引流或外科开胸手术修复。

6. 肺血管痉挛致休克或心脏骤停

重度原发或继发性肺动脉高压、重度紫绀型先天性心脏病患者在行右心导管或肺动脉造影过程中,较易发生血管痉挛而致休克或心脏骤停。如果一旦发生应积极抢救,异丙肾上腺素能解除肺血管痉挛,可作为首选急救药品。

7. 导管打结或折断

由于操作不当或导管质量问题,导管可在心腔内打结或折断。若发生导管打结或折断,应在 X 线透视下松解结扣或用心腔内取异物导管取出断离的残留导管。

8. 静脉血栓形成

多见于穿刺血管,由于静脉鞘管或导管损伤血管壁内膜而发生局部的血栓形成。可予溶栓或用取血栓导管取栓。

9. 感染

局部伤口感染较多见,全身性感染罕见。术后应给予抗生素预防感染。

第十七章　冠心病介入诊断和治疗技术

第一节　选择性冠状动脉造影

冠状动脉造影是确定有无冠状动脉疾病的主要检查方法之一，通过冠状动脉造影可以明确冠状动脉解剖和冠状动脉管腔的狭窄程度。目前临床上冠状动脉造影主要用于下述情况：判断冠状动脉病变是否存在并对其进行评价；各种血运重建术前评价不同治疗方法的可行性；评价治疗效果与冠状动脉粥样硬化的进展和转归。

【适应证】

1. 诊断方面

（1）有或疑有冠心病的无症状患者。

（2）有或疑有冠心病的有症状患者。

（3）原因不明不典型胸痛，不能解释的心脏功能不全及（或）心律失常者。

（4）怀疑有冠状动脉畸形者。

2. 治疗或评价方面

（1）临床上已明确诊断冠心病，需行经皮冠状动脉介入治疗（PCI）或外科搭桥术（CABG）者。

（2）急性冠状动脉综合征（ACS）患者。

（3）陈旧性心肌梗死并发室壁瘤，需了解病变程度决定治疗方案者。

（4）PCI 术后或 CABG 术后需了解血运重建情况。

（5）45 岁以上患者需行瓣膜置换术或其他大手术，术前需要了解冠状动脉情况。

（6）先天性心脏病，疑有冠心病或冠状动脉畸形者。

（7）肥厚性梗阻型心脏病，疑合并冠心病或准备经皮室间隔心肌消融术和拟行外科手术治疗者。

【禁忌证】

一般情况下，冠状动脉造影和左室造影无绝对禁忌证，相对禁忌证如下：

（1）尚未控制的心力衰竭和严重心律失常。

（2）电解质紊乱，如低钾血症。

（3）严重肝、肾功能不全者，及其他不能控制的全身疾病（如晚期肿瘤）。

（4）不能解释的发热，未治疗的感染。

（5）严重造影剂过敏反应史。

（6）急性心肌炎。

（7）凝血功能障碍。

（8）经桡动脉途径穿刺还存在以下禁忌证：无桡动脉搏动；Allen 试验阴性；肾透析患者的桡动静脉短路；已知桡动脉近端存在阻塞性病变。

【方法】

一、术前准备

1. 物品准备

（1）设备　心导管室配有 X 线机、影像增强装置、电影摄像设备、导管检查床、多导生理记录仪、血压心电监测系统等设备。

（2）手术器械　用于介入性操作的穿刺针、鞘管、导丝、电极导管、导引导管、临时起搏器及主动脉内球囊反搏装置（IABP）等。

（3）救护设备　除颤器、氧气供给设施、简易人工呼吸器、气管切开器械等，有专人定期检测其功能状况，并保持其功能完好状态。

（4）药品准备　用于抗过敏、抗心律失常、扩张冠状动脉、升压、抗栓等常备药及各种抢救药品。

2. 术前检查及与患者谈话

（1）了解上、下肢动脉搏动情况。了解桡动脉以及股动脉手术、外伤史。在做桡动脉导管术前，需做 Allen 试验。即双手同时压迫尺动脉和桡动脉使手掌变白，松开对尺动脉的压迫，继续压迫桡动脉，观察手掌颜色变化，若手掌颜色 10 秒钟内迅速变红或恢复正常，表明尺动脉和桡动脉间存在良好的侧支循环，即 Allen 试验阳性，可以经桡动脉进行介入治疗，若手掌颜色 10 秒钟后仍为苍白，则 Allen 试验阴性，表明手掌侧支循环不良，不应选择桡动脉行介入治疗。

（2）了解过敏史（尤其造影剂过敏史）。了解患者的临床病史、体格检查、辅助检查结果及目前治疗情况。

（3）向患者及家属交代手术注意事项，帮助患者消除恐惧心理，并签知情同意书，向患者说明手术中需要与医师配合的注意事项。

二、造影方法

1. 经股动脉途径冠状动脉造影

（1）选择穿刺点　最可靠的标志是股骨头中下 1/3 处，此处对应的是股总动脉，体表位置是腹股沟韧带下 2～3cm 处股动脉搏动最强点。

（2）穿刺部位局部麻醉　消毒铺洞巾后 1% 利多卡因 5～10ml 在穿刺点处局部麻醉。

（3）穿刺并置入动脉鞘管　采用单壁穿刺技术经皮穿透股总动脉前壁，见搏动性血流从穿刺针流出，送入导丝，移除穿刺针，切开穿刺点皮肤后，沿导丝将扩张套管和动脉鞘管送入股动脉。将导丝和扩张套管一并退出，外鞘管留于股动脉内。

（4）分别送入相应的导管行左、右冠状动脉和桥血管的多体位造影。

2. 经桡动脉途径冠状动脉造影

（1）选择穿刺点　因心血管造影机按照医生站在患者右侧操作设计，故多选择患者右桡动脉，左侧也可进行操作。穿刺前仔细摸清桡动脉走行，选择桡动脉搏动最强，行走最直的部位为穿刺处，一般距腕横纹 2～3cm 处。

（2）1%～2% 利多卡因 1～2ml 在选择穿刺处局部行表浅麻醉。麻醉药不易过多，否则穿刺处肿胀，易导致穿刺不成功。

（3）穿刺时进针方向与桡动脉走行方向一致，见血喷出后左手固定穿刺针，右手轻柔送入导丝。另一种方法为穿刺针穿透后壁，再缓慢退针至尾部有动脉血喷出时停止退针，左手固定穿刺针，右手送入导丝并轻轻向前推送。

（4）导丝应保持在透视视野范围内，经桡动脉－肱动脉－腋动脉－锁骨下动脉－升主动脉路径前进，不可盲目送入导丝，可使用多功能造影导管同时行左、右冠状动脉造影而不必更换导管。

【注意事项】

（1）穿刺股动脉时尽量不要损伤后壁，否则容易形成血肿。动脉血呈喷射状时才能送入短导丝；导丝推送遇到阻力时应停止推送，在荧光屏下观察局部和判明原因，股动脉过于纡曲时更换泥鳅导丝在 X 线下小心向前推送，切忌遇到阻力时用力推送导致动脉夹层或斑块脱落造成动脉栓塞等并发症。

（2）整个造影系统应始终保持密闭状态，时刻注意排除气泡，持续监测心电和血压。

（3）右冠状动脉造影要特别防止导管尖端插入过深、超选或口部痉挛引起血压下降或室颤。

（4）桡动脉造影时推送导管动作要轻柔，以防止沿途动脉段发生痉挛。如果发生痉挛导致导管不能推送或转动时，应停止操作，自鞘管或造影导管内给予 $100 \sim 200 \mu g$ 硝酸甘油或异搏定注射，也可舌下含服硝酸甘油。待痉挛解除后再行操作。

（5）冠脉造影操作与对结果的解释应当力求完美。完整的检查包括左心室造影，以确定左心室功能以及是否存在室壁运动异常。检查左冠状动脉的体位通常有 6 个，以保证能最佳显示某一段冠状动脉。右冠状动脉检查体位至少有 2 个。对血管造影结果的评价包括描述冠脉病变的形态与严重程度，以及是否存在侧支循环。

（6）术中注意压力监测和心电监测。

（7）术后注意观察患者的血压、心率、心电图、尿量情况、观察伤口渗血情况、血肿、足背动脉搏动及皮肤温度变化。

（8）常见并发症

①穿刺部位并发症：相对较多见，常见的有局部出血、血肿、假性动脉瘤、动静脉瘘等。

②栓塞：除冠状动脉外，也可发生于脑或周围动脉。

③动脉夹层：可发生于冠状动脉或外周动脉。

④严重心律失常：如室性心动过速、心室颤动及传导阻滞等。

⑤低血压：预防低血压的关键是及时发现原因和处理血管迷走反射、大量出血、心包填塞等并发症。

⑥造影剂相关并发症：造影剂过敏、急性肾功能不全。

⑦桡动脉穿刺的并发症：桡动脉途径血管较细小，介入诊疗过程中桡动脉及肱动脉或锁骨下动脉可发生痉挛，术前应给患者做好解释工作，消除紧张情绪，如穿刺失败宜休息片刻待痉挛缓解后再行穿刺。桡动脉穿刺后若压迫过紧时间过长，宜导致术后桡动脉闭塞。

第二节　经皮冠状动脉介入治疗

经皮冠状动脉介入治疗（PCI）包括经皮冠状动脉腔内成形术（PTCA）、冠状动脉内支架置入术、旋磨术、激光血管成形术等。近年来介入技术发展迅速，PCI 的适应证和禁忌证也在发生着变化。

【适应证】

1. 慢性稳定型心绞痛

PCI 是缓解慢性稳定性冠心病患者症状的有效方法之一。有证据表明，在有较大范围心肌缺血的患者中 PCI 比药物治疗具有优势。因此，PCI 应主要用于有效药物治疗的基础上仍有症状的患者以及有明确较大范围心肌缺血证据的患者。

2. 非 ST 段抬高急性冠脉综合征

包括不稳定性心绞痛和非 ST 段抬高心肌梗死，这些患者的 PCI 是建立在危险分层的基础上。危险分层的指标是将患者症状、体征、心电图、心肌生物标志物及其他辅助检查指标进行分析，权重后总结而来。危险度越高的患者越应尽早行 PCI，术前、术中的用药如抗血小板治疗、抗凝治疗等也随着危险度的增加应适当的加强。

3. 急性 ST 段抬高心肌梗死（STEMI）

直接 PCI 是降低 STEMI 死亡率最有效的方法，在有条件的医院应大力提倡。及时（＜12 小时）、有效（PCI 后 TIMI 血流 3）和持久（较低的再闭塞率）的开通梗死相关动脉（IRA）是手术成功的关键。对所有发病 12 小时内的 STEMI 患者采用介入方法直接开通梗死相关血管称为直接 PCI，对于 STEMI 患者直接 PCI 是最有效降低死亡率的治疗。越危重的患者获益越显著（如心源性休克），但年龄 ＞75 岁，发病时间 ＞12 小时以及伴随疾病越多其风险也随之显著增加，应权衡利弊。对于胸痛基本已缓解，冠状动脉残余狭窄轻，TIMI 血流 3 级的患者冠状动脉再发事件的概率较低，应十分慎重选择 PCI。

【禁忌证】

（1）稳定的无保护左主干患者，其冠脉解剖不适合行 PCI 者。

（2）对 STEMI 患者，不应对非梗死相关动脉进行 PCI，对症状发生 ＞24 小时血流动力学及电稳定且无严重缺血证据的 STEMI 患者，不应行直接 PCI。

（3）若患者不能接受双重抗血小板治疗，则不应行 PCI 治疗。

【方法】

一、术前准备

（1）知情同意　作为一种有创性治疗手段，PCI 术前介入医生需和主管医生讨论手术的指征和风险，并与患者及其家属讨论介入治疗、CABG 及药物治疗的优劣，并阐明收益与风险，包括手术中、术后可能出现的各种并发症，以征得患者理解和同意，并签署知情同意书。

（2）术前至少 5 天开始应用氯吡格雷和阿司匹林。

（3）肾功能不全或对比剂肾病高危的患者，术前需要水化，建议患者使用对肾功能影响相对较小的对比剂。

二、操作过程

1. 球囊扩张成形术

由于冠状动脉内支架术可明显减少靶病变再次血管重建，仅在某些冠状动脉病变和临床情况时选择单纯球囊扩张术。简要操作步骤如下。

（1）手术入路选择　见冠状动脉造影部分，目前认为选择桡动脉入路可降低入口处并发症风险，但用 6F 或 7F 鞘管不能完成的治疗更适合经股动脉途径。

（2）进行基础冠状动脉造影。

（3）导引导丝的送入　送入导引导丝通过拟扩张的病变血管，直至远端。

（4）球囊扩张　球囊扩张可以是置入支架的准备，即预扩张，也可以作为单独的血管成形的手段，即单纯 PTCA。预扩张的目的在于扩张高度狭窄的病变，减小置入支架时的阻力；根据预扩张时的反应，估计支架置入后是否可以充分打开。另外，也有助于判断支架的直径和长度。单纯 PTCA 通常用于不准备置入支架的、较小、较次要的血管。

通常选择比参照血管直径小 0.5mm 直径的球囊进行预扩张，为置入支架做准备。对于不计划置入支架的病变，则可以按照参考血管直径决定球囊直径。对于高度狭窄病变或者慢性完全闭塞病变，则需要从更小直径的球囊开始。

（5）扩张完毕，退出球囊导管进行重复冠脉造影。

2. 支架置入术

充分预扩张病变后，即可准备置入支架，有些病变也可直接支架置入。支架置入过程和球囊类似，支架到达病变部位后，行多体位造影以充分评估支架置入部位的准确性。释放支架时，应根据支架球囊的充盈压及病变情况决定扩张压力的大小及扩张时间。释放支架后需要行多体位造影或应用其他方法（如血管内超声）评价支架贴壁情况及有无血管内膜撕裂等并发症。必要时应用非顺应性球囊进行后扩张。

3. 旋磨术

冠状动脉斑块旋磨术是用物理的方法将动脉硬化斑块祛除，是临床上应用较多的一种祛除粥样硬化斑块的手段。

（1）适应证　在血管内膜呈环形表浅严重钙化、导引钢丝已通过病变但球囊导管不能跨越，或者在支架置入前预扩张球囊不能对狭窄病变作充分扩张时，可考虑使用冠状动脉斑块旋磨。

（2）禁忌证　血栓性冠状动脉病变或急性心肌梗死（有溃疡或血栓的病变，旋磨可加重血栓倾向，易发生慢血流或无血流现象）；退行性变的大隐静脉桥病变旋磨治疗易发生血管内栓塞或无复流现象；严重的成角病变（＞60°）；有明显内膜撕裂的病变。

（3）操作过程　①置入导引导管；②经导引导管将导丝送至冠状动脉病变血管的远端；③准备旋磨头及推进器；④体外测试。开启操纵控制台的开关，测试并调节旋磨头的转速；⑤将旋磨导管沿导丝经导引管送至距靶病变 1～2cm 的正常血管段处，松开旋磨器控制手柄的调节锁，开始旋磨。

（4）冠状动脉斑块旋磨对操作者的技术和介入中心的软硬件条件要求较高，并发症发生率较高，通常有：①冠状动脉痉挛：如硝酸甘油不能缓解冠状动脉血管痉挛，必要时可经静脉或冠脉给予维拉帕米或地尔硫䓬，但需要密切注意患者的血压及心率，避免发生低血压及心动过缓；②无血流/慢血流现象：旋磨产生的细小斑块碎粒阻塞冠状动脉循环下游，可产生慢血流或无复流。无血流/缓慢血流现象发生时可采用如下方法处理：冠状动脉内给予硝酸甘油或其他血管扩张剂（钙离子拮抗剂或腺苷类药物）；从病变血管远端开始低压力短时间球囊扩张；在整个治疗过程中均应维持有效的冠状动脉灌注压；③内膜撕裂：一旦证实有内膜撕裂发生，则不宜继续增大旋磨头；内膜撕裂的处理与球囊扩张术相同，可酌情置入支架；④冠脉穿孔：一旦确认已发生冠脉穿孔，应立即将旋磨头退出，保留导引钢丝在病变血管内；根据冠脉穿孔的严重程度和患者血流动力学状态进行相应处理。各种并发症的处理详见下面的注意事项。

【注意事项】

1. 术后处理

（1）严密观察患者的心率、血压、尿量情况。

（2）观察患者有无胸痛，描记心电图，进行心电监测。

（3）定时观察患者穿刺处有无出血、血肿及穿刺动脉的搏动情况。

（4）置入支架的患者双重抗血小板治疗。

2. 并发症

因经皮冠状动脉介入治疗的一切操作均在有病变的冠状动脉内进行（包括导引钢丝的通过、球囊扩张、支架置入等），对冠状动脉损伤产生严重并发症的风险比冠状动脉造影明显增加，并发症的严重程度也较冠状动脉造影明显加重，一旦出现应积极处理。

（1）冠状动脉痉挛　冠状动脉检查、治疗过程中均可诱发冠状动脉痉挛，特别是在冠脉介入治疗过程中（PTCA、旋磨、激光治疗等）更易发生。持续、严重的冠状动脉痉挛常可导致急性冠脉闭塞，引起急性心肌梗死，甚至死亡。及时发现和处理常可使冠脉痉挛迅速缓解，一般不会造成严重后果。若发生首先予硝酸甘油（200～300μg）经冠状动脉内注入，常使痉挛迅速缓解；钙离子拮抗剂维拉帕米或地尔硫䓬冠脉内注射可使应用硝酸甘油后再次发生的血管痉挛解除。

（2）冠状动脉内膜撕裂（夹层）　冠状动脉内膜撕裂是一种血管非闭塞表现，在冠状动脉支架广泛应用之前，内膜撕裂造成的急性冠状动脉闭塞是住院期间死亡、急性心肌梗死和紧急CABG术主要原因。冠状动脉支架的应用使其发生率大大降低。但冠脉内膜撕裂依然是急性缺血并发症的重要原因，常表现为支架边缘的内膜撕裂而造成支架内血栓形成。

冠状动脉内膜撕裂的防治：操作导管要规范，切忌粗暴，特别是在使用一些特殊类型导管时尤显重要；避免将导引导管过深插入冠状动脉内，对一些确实需通过深插导管以增加主动支撑力的情况，应轻柔操作，当球囊、支架到位后，应迅速轻柔回撤导管。一旦出现内膜撕裂等情况，应及时置入冠状动脉支架以覆盖撕裂的内膜。

（3）急性冠状动脉闭塞　是发生在冠脉介入治疗过程中或之后的病变靶血管的完

全闭塞。复杂的冠状动脉夹层是急性冠脉闭塞的独立预测因子。为防止急性冠状动脉闭塞，操作应轻柔规范，以避免导引导管、导引钢丝、球囊及支架直接损伤冠状动脉，造成夹层。充分了解病变血管的特点，选择适合病变血管特征的手术器械（导丝、球囊、支架）。

（4）支架内血栓　冠状动脉支架置入可以降低急性血管闭塞的发生率，减少 PTCA 术后再狭窄。但是尽管术前术后辅助积极的抗栓治疗，急性、亚急性支架内血栓仍时有发生。为预防支架内血栓的发生，应充分抗血小板、抗凝药物治疗，包括阿司匹林、氯吡格雷等的应用。若发生支架内血栓需即刻进入导管室进行冠脉造影，再次扩张病变，同时加强抗栓治疗如血小板 Ⅱ b/ Ⅲ a 受体拮抗剂的应用。

（5）冠状动脉穿孔　是冠脉介入治疗中少见但非常严重的并发症，发现和处理不及时，常可危及患者生命。冠状动脉穿孔关键在于预防：使用具有亲水涂层的导丝处理慢性闭塞病变时，应轻柔操作以避免损伤血管内膜，特别是分支部位血管。切忌在未证实导丝在血管真腔情况下，盲目进行扩张，造成冠状动脉严重破坏。应根据病变特点及血管直径选择合适的球囊导管，忌用大球囊、高压力反复扩张病变血管。

冠状动脉穿孔一旦发生，应及时发现并积极处理。冠状动脉穿孔的处理措施包括：持续低压力球囊扩张；若持续的低压球囊压迫仍不能使破孔封闭，应立即于破孔处置入 PTFE 带膜支架；冠状动脉穿孔常引起急性心包填塞，X 线透视及超声可以迅速明确诊断。心包压塞一旦发生，应立即心包穿刺引流，若仍出血不止，需紧急手术治疗。

第三节　冠状动脉血管内超声检查术

血管内超声（IVUS）通过导管技术将微型化的超声探头置入血管腔内进行显像，可提供血管的横截面图象，不仅可以了解管腔的形态，还能直接显示管壁的结构，了解管壁病变的性质，进行定量测量和定性分析，被认为是血管检查的新的"金标准"。目前采用的超声换能器频率为 20～50MHz，轴向分辨率为 100～200μm，侧向分辨率为 200～250μm。

【适应证】

1. 准确判断冠状动脉狭窄程度

如评价临界病变、左主干病变及血管造影不能明确诊断的病变如临床表现高度提示冠心病，但冠状动脉造影却未发现冠状动脉有明显的狭窄。

2. 明确病变形态

血管内超声可准确分析斑块的形态和组成，尤其对钙化的识别非常敏感，亦可帮助识别易损斑块。因此它可以指导选择合适的技术治疗特定的病变，以达到更好的效果。

3. 评价治疗效果

评价支架置入后的效果，协助诊断冠状动脉介入过程中的并发症。

4. 远期随访性研究

血管内超声可用于研究支架置入后的远期效果，并可用于评价动脉粥样硬化斑块的进展与消退。

【禁忌证】

血管内超声没有绝对的禁忌证，心导管检查的禁忌证亦即可说是血管内超声的禁忌证。

【方法】

在进行血管内超声检查前，动脉鞘管内推注肝素（100U/kg），冠状动脉内注入硝酸甘油 100~200μg 以预防血管痉挛。冲洗血管内超声导管排出导管内的气泡，同时避免导管打折，在血管内超声机器上标记冠状动脉名称。然后沿着导引钢丝将超声导管送入要检查的冠状动脉病变的远端，采用自动回撤装置，缓慢从远端以 0.5mm/s 的速度自动回撤超声导管至导引导管内，实时记录 IVUS 图像。

【注意事项】

血管内超声的常见并发症（处理详见第二节的注意事项）。

1. 血管痉挛

冠状动脉内超声检查中最常见的合并症即为冠脉痉挛。

2. 急性冠状动脉闭塞

冠状动脉的急性闭塞是血管内超声检查出现的严重的合并症。

3. 冠状动脉夹层及血栓形成

冠状动脉内超声检查的过程中可发生夹层及血栓形成。

4. 其他合并症

可在原有的严重狭窄基础上因血管内超声导管的插入而出现血管腔阻塞，引起缺血的其他症状，如心绞痛、窦性心动过缓、窦性停搏、频发室性早搏，甚至室性心动过速等。

第四节　冠状动脉血管腔内光学相干断层成像检查术

光学相干断层成像（OCT）是一种新的高分辨率断层成像技术，它通过收集反射的近红外光来成像。OCT 的最大优势在于它的高分辨率，分辨率大约为 10μm。近几年，OCT 逐渐应用到冠心病的介入诊治中，在诊断临界病变、识别易损斑块、指导介入治疗、研究再狭窄机制、评价介入治疗效果等方面，均具有重要的应用价值。

【适应证】

1. 检测冠状动脉粥样硬化病变

OCT 技术提供的图像接近组织学分辨率，能识别血管壁和管腔的形态学改变，包括管腔大小、斑块情况、血管夹层、血栓、组织裂片等方面，比 IVUS 能提供更多的形态信息，可提高对各种斑块的特征认识。

2. 指导冠状动脉内介入治疗

对于介入治疗来说，管腔的评价是最重要的，OCT 可以清晰地显示管腔和血管壁以及支架间的界线，准确的评价最小管腔面积、管腔闭塞程度、支架的位置和扩张情况、管腔获得、晚期管腔丢失、新生内膜增生和再狭窄等，有助于选择合适的介入治疗方式和介入器械，可细致评价介入治疗的即刻效果和长期效果。

【禁忌证】

在检查过程中需阻断血流，术中可导致心肌缺血的发生，因此不能用于冠状动脉开口部位的病变。另外 OCT 的穿透性较差，不能用于显像直径较大的血管，也不适用于显像血管壁深层的结构如深部的钙化、血管的外膜等。

【方法】

1. 放置阻断球囊导管（OBC）和成像导丝

通过导引导丝送入阻断球囊导管。通过 OBC 管腔插入光纤成像导丝。注意成像导丝不能弯曲塑形。成像导丝尾端连于 OCT 成像系统。

2. 成像过程

冲洗血管腔，扩张阻断球囊阻断血流，在扩张的过程中，通过透视观察，确保球囊直径不要超过血管直径。当 OCT 影像清晰显示血管时，开始回撤扫描，当回撤结束时立即释放球囊，并停止冲洗。

【注意事项】

由于 OCT 在检查过程中会短时间、人为地阻断冠脉血流，操作过程中应严密观察患者的生命体征，特别是心电图和动脉压力的变化。

OCT 的并发症主要与操作有关，可出现与缺血相关的症状，患者可能发生胸痛和心律失常的表现，球囊压力过高可能导致血管损伤，出现冠状动脉痉挛、血栓栓塞等。

第十八章　心律失常的介入治疗和手术治疗

第一节　心脏电复律

一、快速性心律失常直流电复律

心脏电复律是利用高能电脉冲直接或经胸壁作用于心脏，使心肌各部位在瞬间同时除极，治疗多种快速异位心律失常并转复为窦性心律。该方法具有操作简单、安全、迅速和高效的特点，并可避免用大剂量抗心律失常药物所引起的各种毒性反应和副作用。所用的仪器称为电复律器或电除颤器。目前电除颤器均为直流电复律。根据电脉冲与心动周期的关系分为同步电复律和非同步电复律两种。同步电复律依靠心电图上自身的 R 波触发，放电与心搏同步，以避开心室的易损期，适用于心室颤动以外的快速心律失常。非同步电复律在任何时期放电，适用于心室颤动、心室扑动、快速的室性心动过速及预激综合征合并快速心房颤动，后二者发生时均有宽大的 QRS 和 T 波，除颤仪在同步工作方式下无法识别 QRS 波，而不放电，此时也可用低电能非同步电除颤，以免延误病情。

【适应证】

（1）无论何种原因引起的心室颤动或心室扑动都是非同步电复律的绝对适应证。

（2）室性心动过速持续发作而药物治疗无效，或已出现严重血流动力学障碍。

（3）药物治疗无效的阵发性室上性心动过速。

（4）心房扑动。

（5）心房颤动　持续时间不超过 1 年的心房颤动，既往窦性心率不低于 60 次/分；或药物控制不满意的心房颤动，并因此诱发或加重心力衰竭、心绞痛者；先心病修补术后 2~3 个月，风心病瓣膜置换或修复后 3~6 个月以上，心房颤动继续存在；甲状腺功能亢进症状已被控制，但其引起的心房颤动仍持续存在；预激综合征引起的快速心房颤动。

【禁忌证】

除了心室颤动、心室扑动及其他紧急除颤以外，择期除颤有以下禁忌证。

（1）风湿性心脏病伴巨大左房者。

（2）心房颤动已持续 1 年以上者。

（3）有病态窦房结综合征或房室传导阻滞患者，如必须做电复律，应先安装心脏起搏器。

（4）洋地黄中毒引起的快速异位心律失常者。

（5）严重水、电解质紊乱，特别是低钾血症、酸碱中毒时。

（6）合并风湿活动、感染、甲亢未控制者。

（7）不能耐受抗心律失常药物维持治疗者。

（8）严重心衰，心脏明显扩大，急性心肌炎，并且不稳定者。

【方法】

（一）电复律前的准备

（1）控制心力衰竭，纠正水、电解质紊乱，并确认无感染和风湿活动，停用洋地黄制剂 24 小时以上。

（2）心房颤动或心房扑动患者复律前 1 天开始口服奎尼丁（试验剂量后，每次 0.2g，每 6 小时 1 次），或者在复律前 3～5 天开始口服胺碘酮（每次 0.2g，每日 3 次）。

（3）正在抗凝治疗者，应测定凝血酶原时间和活动度。

（4）紧急电复律时无需上述准备。

（二）操作方法

1. 胸外电复律

（1）复律前禁食 4～6 小时；排空大小便，卸去假牙。

（2）患者应去枕仰卧；准备好抢救复苏器械和药品；建立静脉补液通道；擦拭清洁安放电极板的皮肤；测量血压、脉搏、呼吸，记录十二导联心电图。

（3）测试复律器同步性能，选择心电图上 R 波为主且较高的导联来检查同步性能，注意电脉冲应落在 R 波的下降支上。

（4）麻醉使用地西泮 20～40mg，缓慢静脉注射，使患者进入嗜睡状态，睫毛反射消失。或咪唑安定 0.3～0.35mg/kg，静脉注射时间不少于 20 秒，总量不超过 20mg。

（5）在复律电极板上均匀涂上导电糊或用生理盐水纱布包裹，两块电极板分别置于胸骨右缘第 2、3 肋间与心尖区，之间距离不小于 10cm，用力压紧皮肤。安装永久起搏器患者，两块电极板分别置于胸骨左缘第 2 肋间与心尖区，用力压紧皮肤，电极板距离起搏器 10cm 以上。

（6）将复律器充电，充电量取决于心律失常类型。房扑：50～100J；室上速 100J；房颤：150～200J；室速：100～200J。

（7）按同步复律电钮，放电后立即心脏听诊，观察心电图有无窦性 P 波出现和测量血压。如果未转复，应立即充电，再次电复律。再次复律时应增加充电量。连续复律一般不要超过 3 次。

（8）心室颤动或心室扑动时按心脏骤停复苏处理，选择非同步复律，首次就使用较高电能 360J。

（9）电复律后记录十二导联心电图、监测心电、呼吸和血压直到患者完全清醒。

2. 胸内电复律

用于治疗开胸手术时发生的急症心律失常，将消毒后的两块电极板用生理盐水纱布包裹，一个电极板置于右室面，另一个电极置于心尖部，充电后直接电击，充电量 20～30J，一般不超过 70J。若一次电击无效，先继续按压心脏并准备行再次电除颤，必要时提高电能。

3. 经食管内低能量电复律

近年来，国内外学者尝试经食管低能量同步直流电复律心房颤动，取得成功。这种直流电同步电复律技术所需电能较小（20～60J），患者不需要麻醉即可耐受，同时皮肤烧伤亦可避免。但仍需对食管电极导管设计和安置进行不断改进，将来有望成为一种有前途的处理快速性心律失常的新方法。

4. 经静脉电极导管心脏内电复律

通常采用四极电极导管，在 X 线透视下将导管电极通过肘前或颈静脉插入右心，该导管可兼作起搏、程序刺激和电复律之用。经静脉心内房颤电复律所需电能一般为2～6J，患者多能耐受，因而不必全麻，但患者可略感不适。初始电击从低能量开始，然后逐渐增加电能。主要适用于心内电生理检查中发生的房颤。目前亦有报告经静脉心内电复律用于室速、室颤者，但尚无成熟的经验。

【注意事项】

（1）电复律治疗引起的并发症

①心律失常　复律后可出现一过性的各种期前收缩、逸搏，一般无需治疗。频繁或多源室性期前收缩，可用利多卡因治疗。若出现持续室性心动过速，心室扑动或心室颤动时，应立即给予同步或非同步电复律治疗。复律发生严重心动过缓，甚至心脏停搏，多见于有病窦或房室传导阻滞者，需紧急安置起搏器治疗。

②皮肤灼伤　电极板下皮肤发红或出现水泡，复律时将电极板贴紧皮肤可减轻局部灼伤。

③心肌损害　复律后可出现心电图上一过性 ST 段压低或抬高，心肌酶谱轻度升高，数小时后可恢复正常。

④肺或周围动脉栓塞　复律后从附壁脱落的血栓可引起动脉栓塞，有动脉栓塞史或可疑附壁血栓者，复律后应予华法林抗凝治疗 4 周。复律后应注意观察，注意有无晚期发生的栓塞。

⑤低血压或急性肺水肿　较少见，见于复律前已有左心功能不全的患者。

⑥起搏器功能异常及人工瓣膜损坏。

（2）电复律不成功时，可根据心律失常类型及血流动力学状况给予静脉抗心律失常药物，5～10 分钟后再予电复律，以提高复律成功率。

（3）电复律成功后，应继续病因治疗，维持内环境稳定，并根据心律失常类型及电复律前的用药继续抗心律失常治疗，以巩固电复律疗效。

二、埋藏式心脏除颤起搏器

【适应证】

（1）非一过性或可逆性原因引起的室颤或室速所致的心脏骤停。

（2）伴有器质性心脏病的自发的持续性室速。

（3）原因不明的晕厥，在电生理检查时能诱发有血流动力学显著临床表现的持续性室速或室颤，药物治疗无效，不能耐受或不可取。

（4）伴发于冠心病、陈旧性心肌梗死和左心室功能障碍的非持续性室速，在电生理检查时可诱发持续性室速或室颤，不能被 I 类抗心律失常药物所抑制。

（5）无器质性心脏病的自发性持续性室速，对其他治疗无效。

（6）心肌梗死后 1 个月和冠脉血运重建术后 3 个月，LVEF≤30％的患者。

【方法】

（一）术前准备

（1）设备　安装 ICD 需要具备一定条件和设备，包括手术间、专业人员、仪器（X 线机、起搏分析仪、心电图监护记录仪、除颤器、麻醉机及急救药品）。

（2）术前应和患者家属谈话交代病情，安装 ICD 的适应证和并发症，并履行签署知情同意书手续。

（3）术前 4 小时禁食，停用阿司匹林，如使用抗凝治疗，应保持 INR < 1.5，肝素术前 4 小时停用，避免伤口渗血，发生血肿。

（4）麻醉　植入 ICD 的麻醉不同于安装心脏起搏器，除了充分局麻外，还应配合适当的静脉麻醉，因不需气管插管，故不能麻醉太深。手术开始前给予少量镇静、镇痛剂，可减轻患者恐惧心理和制作囊袋时的疼痛。当需要诱发室速/室颤、进行除颤阈值测定时，应给予静脉麻醉，使患者处于昏睡状态。

（二）手术方法

（1）术区充分消毒，铺手术巾。

（2）ICD 的电极导线较起搏导线粗，一般选用锁骨下静脉穿刺。

（3）于锁骨下静脉下缘 5 ~ 8cm 作横切口，分离皮下组织至胸大肌筋膜，做一与脉冲发生器大小相适应的囊袋，充分止血。对于比较瘦，胸部脂肪少的患者可采取肌肉下埋植。大多数患者采用左前胸制作囊袋，放入 ICD，使除颤电流通过左心室面大，除颤效果佳。

（4）在 X 线透视下，操纵调整电极，使心室电极头端固定于右心室心尖部。

（5）应用起搏分析仪测定 ICD 起搏阈值和感知阈值；静脉麻醉下，测定除颤阈值。

（6）将电极导线尾端插入脉冲发生器相应孔中，旋紧固定。将脉冲发生器置入囊袋中，逐层对紧缝合皮下、皮肤组织。

（7）应用起搏器程控仪，设定室性心律失常的识别、诊断及治疗方案。

（三）术后处理

（1）回病房后应给予 24 小时心电监护，了解心律和心率变化，观察伤口有无渗血。

（2）术区沙袋压迫 8 ~ 12 小时，平卧 24 ~ 48 小时，禁下地 48 ~ 72 小时。

（3）术侧上肢避免剧烈活动、扩胸运动等 3 个月。

（4）预防性应用抗生素 3 ~ 5 天。监测体温、血像变化。

（5）定期门诊随访，ICD 放电后及时随诊。

【注意事项】

（1）为保证患者手术安全，减少并发症，手术室应做到消毒无菌，备有自动血氧饱和度和血压监测，有 1 ~ 2 台性能优良的体外除颤器。

（2）术中注意心影大小、搏动的强弱、心包有无积液。监测心率、心律和血压。

（3）术后观察有无胸痛、腹痛，警惕心肌穿孔、心脏压塞等症状。

（4）穿刺局部有无血肿和出血。

【并发症】

见永久起搏器并发症。

第二节 心脏起搏治疗

心脏起搏器是一种植入于体内的电子治疗仪器。应用脉冲发生器发放人工脉冲电流，刺激心脏使之激动和收缩，以模拟心脏的冲动发生和传导等电生理功能，起到治疗由于某些心律失常所致的心脏功能障碍的目的。自 1958 年第一台心脏起搏器植入人体以来，起搏器制造技术和工艺快速发展，功能日益完善。随着起搏工程技术的发展和对心律失常机制认识的深入，心脏起搏技术的发展经历了固定起搏器、程控起搏器、双腔起搏器和频率适应性起搏器等阶段。目前植入起搏器治疗已成为临床上一种常规治疗技术，成功挽救了无数患者的生命。

一、临时心脏起搏器安置术

【适应证】

（1）药物中毒（洋地黄、抗心律失常药物过量）等引起的有症状的窦性心动过缓、窦性停搏等。

（2）可逆性的或一过性的房室阻滞或三分支阻滞，伴有阿－斯综合征或类似晕厥发作。

（3）潜在性窦性心动过缓或房室阻滞，需做大手术或分娩者，置入临时起搏器以作为保护性起搏。

（4）获得性尖端扭转型室性心动过速，药物治疗无效，置入临时起搏器以提高心率。

【方法】

（一）术前准备

（1）所需物品　①药品：消毒用碘伏或碘酒，70% 乙醇，局部麻醉药：1% 利多卡因或 1% 普鲁卡因。②穿刺针及静脉穿刺鞘，双极临时起搏导管，临时起搏器。③心电监护仪和心脏电复律除颤器和氧气、气管插管等。

（2）向患者说明手术中需与医师配合的事项，签署手术知情同意书。

（3）备皮，建立静脉通道。

（二）手术方法

（1）采用经皮股静脉或锁骨下静脉穿刺的方法，在 X 线透视下，将起搏导管置入右心室心尖部。

（2）确认电极导管接触右心室满意后，测定起搏阈值小于 1V，将导管的尾部与起搏器连接，以增加 3 倍阈值电压或更大电压按需起搏。

（3）将静脉鞘退出皮肤外，穿刺处缝一针或以消毒胶布固定导管，加压包扎。

（三）术后处理

（1）患肢尽量制动，平卧位或左侧斜位。

（2）心电图或心电监护仪监测起搏和感知功能。

（3）预防性应用抗生素。

【注意事项】

（1）术中注意心影大小、搏动的强弱、心包有无积液。监测心率、心律和血压。

（2）术后观察有无胸痛、腹痛，警惕心肌穿孔、心脏压塞等症状。

（3）穿刺局部有无血肿和出血。

【并发症】

1. 近期阈值增高

提高输出电压。

2. 导管移位

应在 X 线透视下重新调整导管位置。

3. 心肌穿孔

在 X 线和心电监测下渐退导管，重新调整导管位置。同时做好心包穿刺的准备，必要时行手术修补。

二、永久性人工心脏起搏器安置术

【适应证】

（1）病态窦房结综合征　表现为症状性心动过缓；或必须使用某些类型和剂量的药物进行治疗，而这些药物又可引起或加重心动过缓并产生症状者。

（2）因窦房结变时性不良而引起症状者。

（3）任何阻滞部位的三度和高度房室阻滞伴下列情况之一者：①有房室阻滞所致的症状性心动过缓（包括心力衰竭）；②需要药物治疗其他心律失常或其他疾病，而所用药物可导致症状性心动过缓；③虽无临床症状，但业已证实心室停搏≥3 秒或清醒状态时逸搏心率≤40 次/分；④射频消融房室交界区导致的Ⅲ度房室阻滞；⑤心脏外科手术后发生的不可逆性房室阻滞；⑥神经肌源性疾病伴发的房室阻滞。

（4）任何阻滞部位和类型的Ⅱ度房室阻滞产生的症状性心动过缓。

（5）双分支或三分支阻滞伴间歇性Ⅲ度房室阻滞。

（6）双分支或三分支阻滞伴Ⅱ度Ⅱ型房室阻滞。

（7）交替性双侧束支阻滞。

（8）反复发作的颈动脉窦刺激导致的晕厥，或在未使用任何可能抑制窦房结或房室传导药物的前提下，轻微按压颈动脉窦即可导致超过 3 秒的心室停搏者。

【方法】

（一）术前准备

（1）设备　安装心脏起搏器需要具备一定条件和设备，包括手术间、专业人员、仪器（X 线机、起搏分析仪、心电图监护记录仪、除颤器、麻醉机及急救药品）。

（2）与患者及家属充分沟通，使其了解植入起搏器的必要性及风险，向患者说明术中需与医师配合的事项，签署知情同意书。

（3）术前停用一切活血药、抗血小板和抗凝制剂，以免囊袋内渗血形成血肿，继发感染。

（4）麻醉 除非不能配合手术的年龄太小儿童和少数老人，经静脉插入心内膜电极导线安装起搏器一般均采用局麻。术前可给予少量镇静剂（如地西泮），特别是对于精神紧张的患者。

（二）手术方法

（1）术区充分消毒，铺手术巾。

（2）穿刺锁骨下静脉或切开头静脉建立导线插入的静脉通路。

（3）于左侧或右侧锁骨下第 1 肋间作一约 5cm 横切口，分离皮下组织至胸大肌筋膜，做一与脉冲发生器大小相适应的囊袋，充分止血。

（4）在 X 线透视下，操纵调整电极，使心房电极头端固定于右心房心耳部，使心室电极头端固定于右心室心尖部。

（5）应用起搏分析仪测定心房及心室电极的阈值电压、阻抗、P 波和 R 波振幅等，调整导线位置，直至各项测定值良好。

（6）将电极导线尾端插入脉冲发生器相应孔中，旋紧固定。将脉冲发生器置入囊袋中，逐层对紧缝合皮下、皮肤组织。

（三）术后处理

（1）术区沙袋压迫 8 ~ 12 小时，平卧 24 ~ 48 小时，禁下地 48 ~ 72 小时。

（2）术侧上肢避免剧烈活动、扩胸运动等 3 个月。

（3）预防性应用抗生素 3 ~ 5 天。监测体温、血像变化。

（4）术后连续心电图检查 3 天，观察起搏器工作情况。

（5）定期门诊随访，起搏器程控。

【注意事项】

（1）术中注意心影大小、搏动的强弱、心包有无积液。监测心率、心律和血压。

（2）术后观察有无胸痛、腹痛，警惕心肌穿孔、心脏压塞等症状。

（3）穿刺局部有无血肿和出血。

【并发症】

1. 血肿形成

对早期轻度血肿可采用局部压迫如沙袋加压，可使出血停止，血肿逐渐吸收；不主张引流以防增加感染机会，但应严密观察。如局部囊带很紧，皮肤肿胀饱满，波动感明显，可在严格消毒无菌的条件下抽吸血液；但应避免重复抽吸增加感染机会。

2. 感染

起搏器植入术后感染的发生率 <2% ，临床上最常见的是脉冲发生器周围的局部感染，败血症并不多见。感染发生后，细菌可黏附于起搏系统的表面形成菌落，用抗生素治疗常难以奏效，最彻底的解决方法是将起搏系统全部取出。

3. 心肌穿孔

严密观察生命体征，做好心包穿刺的准备，必要时行手术修补。

4. 导线移位和微移位

必要时切开，在 X 线透视下电极复位。

5. 锁骨下静脉穿刺并发症

包括气胸、血胸、误入锁骨下动脉、静脉空气血栓等。

第三节　导管射频消融治疗快速性心律失常

一、阵发性室上性心动过速经导管射频消融术

阵发性室上性心动过速常见于无器质性心脏病者，主要包括由房室结快径和慢径之间折返形成的房室结折返性心动过速（A-Vnodal reentry tachycardia，AVNRT），以及房室结和房室旁路之间折返形成的房室折返性心动过速（A-V reentry tachycardia，AVRT）。据不完全统计，2000年1年我国完成射频消融病例已逾万例（136家医院），成功率达到96.6%，复发率和并发症发生率分别为2.8%和0.9%。

【适应证】

1. 明确适应证

（1）预激综合征合并阵发性心房颤动伴快速心室率。

（2）房室折返性心动过速、房室结折返性心动过速呈反复发作性者。

（3）房室折返性心动过速、房室结折返性心动过速合并有心动过速心肌病者。

（4）房室折返性心动过速、房室结折返性心动过速有血液动力学障碍者。

2. 相对适应证

（1）预激综合征合并阵发性心房颤动心室率不快者。

（2）预激综合征无心动过速但是有明显胸闷症状，排除其他原因者。

（3）房室折返性心动过速、房室结折返性心动过速发作次数少、症状轻。

3. 非适应证

（1）预激综合征无心动过速、无症状。

（2）房室折返性心动过速、房室结折返性心动过速发作次数少、发作时症状轻。

（3）不适当的窦性心动过速药物治疗效果好。

【禁忌证】

（1）未控制的感染性心内膜炎与败血症、周身感染性疾病及局部脓肿者。

（2）有出血倾向或出血性疾病。

（3）严重电解质紊乱及酸碱失衡。

（4）急性心肌梗死、心肌炎。

（5）严重肝肾功能不全。

（6）血管（四肢静脉、腔静脉）有静脉血栓栓塞症，超声心动图确诊心脏内有血栓。

（7）恶病质及疾病终末期。

（8）患者或家属拒绝心脏电生理检查。

（9）不具备进行心脏电生理检查和导管射频消融条件的医疗机构。

【方法】

1. 术前准备

（1）应详细了解病史，复习心电图（窦性心律与心律失常）并作出初步诊断。

（2）常规体检，生化检查。超声心动图和X线胸片等资料。

（3）停用所有抗心律失常药物至少5个半衰期。

（4）对有器质性心脏病的患者。应认真做好心脏病性质和心功能的评价，用药控制心绞痛和心力衰竭；了解心脏、主动脉和周围动脉病变情况（足背动脉搏动）。

（5）向患者和其家属说明手术过程，以取得患者密切配合，解释术中可能出现的并发症并签署知情同意书。

（6）需全身麻醉者应事先联系好麻醉科。

（7）手术医嘱和手术野备皮。

2. 环境及器械要求

（1）有符合放射防护条件的正规心导管室。

（2）心导管室具有手术室消毒条件。

（3）心导管室配备C臂或U臂X线造影机（并配有影像增强系统）或心血管造影机、多导电生理记录仪、心脏程控刺激器、具有记录功能的心电及压力监测设备、心脏除颤器及心肺复苏设备。

（4）穿刺血管用穿刺针、导引钢丝、血管鞘及多极导管。

（5）氧气、输氧设备、气管插管设备、吸痰器及心包穿刺包。

（6）药物、消毒用聚维酮碘和乙醇溶液、利多卡因、肝素、异丙肾上腺素、阿托品、三磷酸腺苷及各种必要的抢救药品。

3. 房室结折返性心动过速的电生理诊断和导管消融术操作方法

（1）静脉穿刺和心腔内置管　常规消融铺巾后，经皮穿刺右侧或左侧颈内或锁骨下静脉，并插入6F或7F动脉鞘管，经鞘插入6F10极冠状窦（CS）电极至CS。经皮穿刺右侧和左侧股静脉并插入2根6F和1根8F动脉鞘管（右侧）。分别将2根6F4极导管经鞘插入并放置于右心室心尖部、高位右心房，将1根4极His束导管经右侧8F鞘插入并放置于His束区。不同电极导管经尾线连接至多导生理记录仪，同步记录Ⅰ、Ⅱ、aVF、V_1、V_6导联心电图和高位右房（HRA）、希氏束（HBE）、冠状窦（CS）、右心室（RVA）局部心腔内电图。

（2）电生理检查方法　电生理检查内容包括房室激动顺序、房室传导特性、房室逆行激动顺序、房室逆行传导特性及诱发心动过速，心房S_1S_2刺激不能诱发心动过速时可采用$S_1S_2S_3$刺激或快速S_1S_1刺激诱发心动过速，必要时加用异丙肾上腺素诱发心动过速。尽管如此仍有少部分病例不能诱发心动过速。

无论在射频消融前是否已明确诊断AVNRT，均应放置冠状窦标测电极，原因有以下几个方面：首先，对于AVNRT的诊断具有参考价值；其次，在确定消融部位方面具有和希氏束电极同样重要的意义；另外，冠状窦电极记录的A波振幅较大，且图形稳定，判断放电过程中的房室关系最为简单可靠。

（3）AVNRT分型和诊断　AVNRT分为典型和不典型两种。典型的AVNRT又称为慢快型，占AVNRT的95％以上；不典型的AVNRT包括快慢型和慢慢型，应注意其与房性心动过速和顺向型房室折返性心动过速进行鉴别。

AVNRT 的诊断须符合如下电生理表现：①窦性心律时心房和心室刺激，其 A－V 和 V－A 传导均有频率和周期依赖性递减传导特点。且心室和心房激动顺序正常；②心房程序期前刺激可显示房室结跃增性传导，即房室结双径传导（DAVNP）。不典型 AVNRT 者，心室程序期前刺激可显示房室结逆向双径传导；③心房和心室电刺激可重复诱发和终止心动过速，且有临界性刺激频率或周期；④AVNRT 的 A－V 传导比例多为 1:1 关系，也可表现为 2:1，多发生在心动过速的起始时。典型的 AVNRT 的 A 波和 V 波融合，不典型 AVNRT 的 A 波紧随 V 波（RP/RR＜1）而类同于 AVRT，或 A 波远离 V 波（RP/RR＞1）而类同于慢旁道参与的 AVRT，但心动过速时与 H 波同步刺激不改变心房激动周期和激动顺序。

（4）消融途径和导管选择与操作　常规采用股静脉途径标测与消融，可采用多种类型消融导管。对导管不易稳定贴靠于有效靶点部位者可采用 SR0 号的 SWARTZ 鞘管加强支持，例如永存左上腔静脉畸形、冠状静脉窦口巨大者。

常用投照角度包括 RAO30°和 LAO45°，RAO30°可精确判断消融电极的前（心室）、后（心房）、上（希氏束）、下（冠状窦）位置，LAO45°可判断消融电极的上、下和左（游离壁）、右（冠状窦）位置。LAO45°的意义在于明确消融电极与间隔的位置关系，即明确消融电极是否贴靠于间隔，减少导管未贴靠间隔情况下的无效放电。

（5）消融靶点的确定　自希氏束至冠状静脉窦口依次分为上、中、下 3 个区，首先在中 1/3 段与下 1/3 段交界处附近标测，如果消融无效可向下或略向上寻找靶点，但是仍应满足以下条件：①局部双极心内膜电图呈碎、宽、小的 A 波和大 V 波；②局部心内膜电图无希氏束电位；③电极稳定贴靠于间隔。

（6）消融　一般采用温度控制消融，预设温度为 60 度。非温度控制消融时根据消融电极贴靠程度选择功率 15～30W，放电过程中严密监测阻抗和心律。放电 15s 后无交界心律出现者应重新标测。放电方法有时间递增法、能量递增法和固定能量连续放电等方法，通常情况下采用固定能量连续放电法。放电过程中交界心律逐渐减少是消融成功的间接指标，放电时间一般在 60s 以上，当然在有停止放电指征时应随时停止。

多采用在窦性心律下消融，放电过程中严密监测以下内容：①消融电极位置：要保持电极位置稳定，放电过程中因交界心律的影响电极易移位，因此需在持续 X 线透视下放电，并且需要适当动态调整以保持消融电极位置，当导管明显移位时应停止放电并重新标测，但在有效放电部位受心脏随呼吸的移动和交界心律的影响，导管如仅有一定程度的摆动，则可继续放电；②交界心律频率：交界心律频率过快（130BPM）提示消融部位邻近快径或希氏束，易发生 VA 阻滞，应立即停止放电，并在偏低部位标测与消融；③VA 阻滞：VA 阻滞是指交界心律 VA 间期明显延长或 A 波脱落。交界心律是消融有效的表现，其 V:A＝1:1 且 VA 间期在 0ms 左右，是因消融慢径后激动同时沿希氏束下传和经快径路逆传，VA 阻滞说明消融慢径的同时阻断了快径，因此这种心电表现是发生房室阻滞的前兆，出现 VA 阻滞应立即停止放电，以避免造成不可逆性损伤。部分病例即使在远离希氏束的较低位置消融也易造成 VA 阻滞，如果在多次放电中反复出现 VA 阻滞，而停止放电后房室传导完全正常，可逐渐延长每次放电时间至消融成功；④PR 间期延长应立即停止放电。

（7）消融成功标准　①房室结前传跳跃现象消失，并且不能诱发 AVNRT，心动过速诱发可不用异丙肾上腺素；②房室结前传跳跃现象未消失，但是用异丙肾上腺素后仍不能诱发 AVNRT；③无 I 度以上的房室传导阻滞。

4. 房室折返性心动过速的电生理诊断和导管消融术操作方法

（1）静脉穿刺和心腔内置管　同房室结折返性心动过速。

（2）房室旁路的电生理诊断　房室旁路的分区：房室旁路主要沿二尖瓣环和三尖瓣环分布位于左侧或右侧游离壁，少部分位于间隔部（图 18 - 1）：①右侧房室旁路，在 X 线 RAO45°~60°投照体位，将三尖瓣环想象成面对观察者的一个时钟面，CS 口处为 5 点，His 束处为 1 点左右，可将右侧房室旁路依次划分为右前间隔旁路、中间隔旁路、右后间隔旁路、右后壁旁路、右后侧壁旁路、右侧壁旁路和右前侧壁旁路；②左侧房室旁路，一般采用旁路距 CS 口的距离定位为左后间隔旁路、左后壁旁路、左后侧壁旁路、左侧壁旁路和左前侧壁旁路。

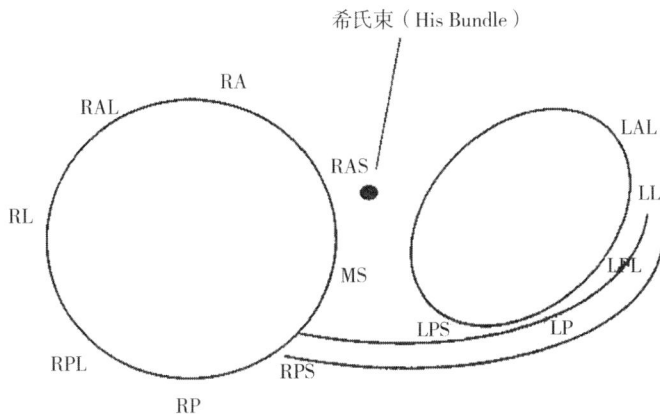

图 18 - 1　房室旁路定位示意图

RA 右前壁，RAL 右前侧壁，RL 右侧壁，RPL 右后侧壁，RP 右后壁，RAS 右前间隔，MS 中间隔，RPS 右后间隔，LAL 左前侧壁，LL 左侧壁，LPL 左后侧壁，LP 左后壁，LPS 左后间隔

窦性心律和心房刺激下标测：在部分体表心电图上预激成分表现不明显的显性预激或隐性预激，可在窦性心律和心房刺激下，通过上述放置的电极，记录 His、RVA 和 CS 电极电图。分析各部位 A 波和 V 波的刺激顺序关系，找出最早心室激动及最短的 AV 间期，最早 V 波出现处即为心室预激部位。

心室刺激标测：在心室刺激时，可通过心腔各部位的电极导管记录到偏心心房激动顺序，根据最早心房激动部位和最短 VA 间期进行旁路定位，可作为隐匿性旁路的旁路诊断和定位。逆向性 AVRT 则与窦性心律下标测一样，通过记录到最早心室激动地点判断旁路部位。

（3）房室旁路的消融

①右侧房室旁路的消融：经股静脉插入 8F 加硬消融导管至右心房，在 LAO45°投照体位下沿三尖瓣环依次标测，必要时可以辅助以 Swartz 鞘管稳定消融导管。显性右侧旁路可在窦性心率下标测，以 AV 融合并提前于体表心电图最早标测点作为消融靶

点，必要时可应用心室起搏观察 AV 融合及是否提前来验证靶点；隐性旁路需在心室起搏下标测 VA 融合并将提前的标测点作为靶点，某些旁路可记录到旁路电位作为靶点，二者也均可在 AVRT 发作时标测。多采用温控消融，预设温度为 50℃ ~ 60℃。使用非温控消融可以选择功率 20 ~ 30W，放电过程中严密监控阻抗和心率变化。显性旁路多在窦性心率下进行消融，隐性旁路多在心室起搏下消融。放电 5 秒内旁路阻断者为有效靶点，继续放电至 60 ~ 120 秒。对右侧间隔旁路消融时应注意观察消融靶点与 His 束的关系，避免损伤 His 束。

②左侧房室旁路的消融：经股动脉逆行插入消融导管至左心室，在 RAO30° 投照体位下以 CS 电极为标志进行标测。根据 CS 电极记录的心内电图判断的旁路大概位置，在该电极附近标测消融靶点。显性旁路可在窦性心律下标测，以 AV 融合并提前或等于 CS 电极最早 V 波和体表心电图的预计波的最早标测点作为消融靶点，必要时可应用心室起搏观察 VA 融合及是否提前来验证靶点；隐性旁路须在心室起搏下标测 VA 融合并提前或等于 CS 最早逆行 A 波作为靶点。二者也均可在 AVRT 发作时标测，目前多采用温控消融，预设温度一般为 50℃ ~ 55℃。使用非温控消融可以选择功率 20 ~ 30W，放电过程中严密监控阻抗和心率变化。显性旁路多在窦性心率下进行消融，隐性旁路多在心室起搏下消融。放电 5 秒内旁路阻断者为有效靶点，继续放电至 60 ~ 120 秒。部分心室侧消融困难者可将消融导管置于心房侧消融或者采用房间隔穿刺术在左心房侧消融。

【并发症预防及处理】

1. 急性心脏压塞

（1）原因　CS 电极放置时穿破 CS 是 AVNRT 消融术中引起急性心脏压塞的主要原因；右心房内导管操作不当，致右心耳或右房壁穿孔是少见原因；慢径消融极少导致心脏破裂。熟悉心脏解剖，导管操作轻柔及正确判断导管走向，是 AVNRT 消融中预防和避免急性心脏压塞的重要方法。

（2）诊断　根据如下表现可诊断急性心脏压塞：①面色苍白伴出汗，神志淡漠或烦躁。②血压下降且难以用升压药物维持；③透视心影增大（或不增大）且搏动明显减弱或消失，此时如能排除迷走反射即可诊断心脏压塞；④心脏超声可见心包积液征。

（3）处理　病情稳定者可在超声指导下处理。对于血流动力学不稳定者应该立即行心包穿刺引流术。经穿刺引流后血流动力学稳定，心影搏动恢复，超声检查心包积液明显减少且不再增加，可保留引流管 4 ~ 6 小时。否则应在维持引流下立即行开胸手术修补。

2. 完全性房室传导阻滞

（1）AVNRT　慢径消融损伤房室传导的主要原因是消融部位偏高而邻近快径或 His 束，而放电中未能及时发现先兆表现（如出现交界性心动过速、V - A 阻滞、A - V 延长或阻滞）则是导致完全性房室传导阻滞的重要原因。消融部位宜偏下，放电时严密监测和及时停止放电是重要的预防措施。

（2）多数房室旁路消融一般不会引起完全性房室传导阻滞，但是临近 His 束的间隔旁路消融可能会损伤 His 束，从而引发损伤房室传导阻滞。主要与消融靶点临近 His 束而且未能及时识别 His 电位，而放电中有未能及时发现先兆表现（如出现交界性心动过速、V-A阻滞、A-V延长或阻滞）则是导致完全性房室传导阻滞的重要原因。消融部位宜远离His束，心动过速下标测和放电消融，放电时严密监测和及时停止放电是重要的预防措施。

3. 血胸或气胸

锁骨下静脉穿刺损伤动脉、胸膜或肺尖是主要原因。病情严重者及时穿刺引流。

【术后处理】

结束手术后拔除电极导管和鞘管，局部压迫止血后加压包扎，回重症监护治疗病房（ICU）观察，静脉穿刺下肢制动6~8小时，动脉穿刺下肢制动加压包扎4~6小时，制动24小时，心电监护24小时。

二、心房颤动

1998年Haissaguerre在《新英格兰医学杂志》发表应用肺静脉电隔离术治疗房颤，房颤的导管消融治疗进展迅速，已成为最有希望根治房颤的治疗方法之一。小规模的随机临床试验表明，在维持窦性心律方面，导管射频消融的效果显著优于药物治疗，但是否能够降低房颤患者远期的卒中发生率尚待证实。目前在房颤消融的适应证和消融策略等诸多方面尚无一致的共识，而且仍处于不断演变的过程中。鉴于现阶段房颤射频消融术的操作难度和潜在严重并发症（如肺静脉狭窄、脑卒中、心房-食管瘘等）风险均显著高于常规心律失常的导管射频消融治疗，故推荐在有经验的电生理中心或有经验的医师的指导下施行该项治疗。

【适应证】

年龄<75岁、无或轻度器质性心脏疾患、左心房前后径<50mm、反复发作，症状严重且药物控制不满意的阵发性房颤患者。

【禁忌证】

（1）甲状腺功能亢进没有得到满意控制。

（2）左心房血栓未机化。

（3）急性心肌损伤（急性心肌梗死，急性心肌炎等）。

（4）有全身或穿刺部位的感染。

（5）有严重肺功能、肝功能、肾功能损伤或其他慢性疾病的患者。

（6）患者或家属拒绝导管消融治疗。

（7）不具备导管消融治疗技术和设备的医疗机构。

【方法】

1. 术前准备

（1）一般检查及准备　X线胸片、经胸超声心动图、出凝血时间、血常规、肝肾功能等常规检查，以及备皮和术前禁食等。

（2）特殊器械准备　包括房间隔穿刺针、8F或8.5F房间隔穿刺鞘、长交换导丝、环形标测导管、温控大头消融导管或冷盐水灌注消融导管。

（3）抗心律失常药物　一般不强调术前停用抗心律失常药物，而慢性房颤患者在术前给予口服普罗帕酮或胺碘酮5~7天。

（4）术前抗凝　给予华法林抗凝 3～4 周。术前 3d 停用华法林，改用低分子肝素皮下注射，每 12 小时 1 次，手术当天上午停用低分子肝素 1 次。

（5）经食管心脏超声心动图检查　评价有无心脏血栓。

（6）多层螺旋 CT 或磁共振肺静脉成像检查　了解左心房和肺静脉的解剖及心房内有无血栓。图像可用于术中三维标测图像融合技术。

（7）其他　同阵发性室上性心动过速。

2. 手术方法

（1）普通导管放置　经锁骨下静脉、颈内静脉或股静脉途径放置冠状静脉窦导管；经股静脉途径放置右心室心尖部导管，术中作为右心室起搏备用。

（2）房间隔穿刺　穿刺方法依据术者的经验可有不同，可采取 2 次房间隔穿刺放置 2 根外鞘管的方法或 1 次房间隔穿刺放置 1 根外鞘管入左心房的方法。

（3）肺静脉造影　经消融导管将房间隔穿刺鞘管送至肺静脉口部，撤出消融导管，经鞘管对肺静脉进行选择性逆行造影。

（4）环状标测导管放置　环状标测导管的放置原则是临近开口部和尽可能与静脉长轴垂直。

（5）三维标测系统应用　构建左心房和肺静脉电解剖模型，在三维电解剖结构指导下线性消融。目前国内常用的是 CARTO 或 EnSiteNavX 标测系统。有条件可进行 CT 或 MRI 影像的融合。

（6）射频发生仪设置　建议采用温控导管进行消融（预设温度 50℃，功率 30W）或冷盐水灌注导管进行消融（预设温度 40℃～45℃，功率 20～30W）。

（7）冷盐水灌注电极的设置　在放电时给予快速（1000ml/h，17ml/min）冷盐水输注，在标测时给予低流量（2ml/min）冷盐水持续输注。流量泵中的液体为低浓度肝素盐水（500U/500ml）。

（8）术中抗凝　完成穿刺后，静脉注射肝素，用量为 70～100U/kg，并在以后操作过程中每小时补充 1000U 或根据 ACT（350～400 秒）调整肝素剂量。

（9）麻醉　穿刺前需要局部麻醉。消融过程中如患者不能耐受疼痛，可静脉应用镇静止痛药。

3. 消融策略的选择

（1）节段性静脉电隔离　适用于房颤起源靶静脉明确的阵发性房颤，由于术后复发率较高，发生肺静脉狭窄较多，现已少用。

（2）环肺静脉线性消融电隔离　阵发性房颤的主要消融术式，也是持续性或持久性房颤消融治疗的基本术式。

（3）左房附加线性消融　包括左房峡部、左房顶部、左房后壁、二尖瓣峡部、冠状静脉窦等。适用于持续性房颤或环肺静脉消融复发的房颤以及经标测证实的折返性房性心动过速。

（4）下腔静脉与三尖瓣环间峡部的线性消融　临床上有典型房扑或术中发现有典型房扑者，一般认为应进行该峡部的线性消融。

（5）碎裂电位消融　可作为持续性或持久性房颤上述消融术式的补充。

4. 消融终点

（1）肺静脉电隔离终点　　窦性心律和心房起搏时肺静脉内的静脉电位完全消失。肺静脉内仍可记录到或快或慢的电活动，但这种电活动与心房内电活动分离，或肺静脉内刺激夺获静脉肌袖后的肺静脉电位与心房内电活动分离。

（2）三维标测指导下环形或线性消融终点　　解剖上，完成围绕肺静脉环形消融径线，以及其他需要的左房附加消融径线。理想终点为消融径线两侧产生双向传导阻滞。

（3）碎裂电位消融终点　　消融局部的电位振幅降低（>90%）产生规则或消失。

（4）达到上述消融终点，房颤如仍未终止，可考虑静脉应用普罗帕酮或胺碘酮药物复律或直流电复律。

【术后处理】

（1）静脉穿刺处局部压迫止血 15~20 分钟，股静脉穿刺处继续局部加压包扎 6~8 小时，穿刺侧下肢制动 6~8 小时。

（2）术后给予低分子肝素皮下注射，3~5 天。术后当天晚上可开始服用华法林，并继续应用华法林进行抗凝治疗 3 个月。

（3）手术当日术前开始预防应用抗生素，共 3 天。

（4）手术当日术前开始应用抑酸药，共 3 天。

【并发症预防及处理】

1. 心脏穿孔

导管消融治疗房颤中出现心脏穿孔和心脏压塞的风险较普通导管射频消融的操作要大，为术中较严重和凶险的并发症。患者出现心脏压塞表现，应尽快行心包穿刺引流，多数患者不需要外科开胸止血。为防止心脏穿孔的发生，术中导管操作不宜用力过猛或张力过大，转动导管时尽可能保持导管游离在心腔内。冠状静脉窦、左心耳、右上肺静脉口外左房顶部是容易穿孔的位置。

2. 血栓或气栓栓塞

常见部位是脑栓塞，大面积脑栓塞可危及生命。冠状动脉栓塞可出现急性心肌梗死表现。为预防术中和术后血栓栓塞的发生，术前和术中抗凝药物的应用非常重要。更换电极导管时操作不当可引起气栓，应注意避免。

3. 肺静脉狭窄

是导管消融治疗房颤的特有并发症。为预防该并发症的发生，射频能量和温度宜 <30W 和 50℃，采用冷盐水灌注电极，避免在肺静脉内消融。单支 <75% 的肺静脉狭窄一般无需处理。有症状患者，可应用利尿药和抗凝剂，以及抗炎对症处理。肺静脉内支架治疗是可选择的有效治疗方法，但再狭窄率达 50%。

4. 心房－食管瘘

是导管消融治疗房颤的严重并发症，病死率高达 50% 以上。主要预防方法：避免在左房和食管相邻的部位消融，在左房后壁消融时，消融能量和温度的设置不宜超过 30W 和 55℃。

5. 膈神经损伤

在进行右上肺静脉和上腔静脉口部消融治疗房颤时，可发生右侧膈神经损伤，左側膈神经不易被伤及。预防措施：消融前在可能有膈神经分布的区域行高频刺激，如果出现膈神经夺获，则更换消融位点、降低消融能量或者减少消融时间。发生膈神经损伤的患者一般在 2~3 周可以完全或部分痊愈。

【随访】

术后可常规服用Ⅲ类抗心律失常药物，1~3 个月以后，如果没有房颤发作可停药。对于术后短时间内仍有房颤发作的患者，应观察 3 个月，再决定是否需要进行再次消融治疗，因术后短时间内复发的房颤，大部分病例在 3 个月内可逐渐消失。随访期间如经动态心电图证实心律失常发作的频度和类型与术前相同，视为复发，可择期行第 2 次电生理检查和消融治疗。少部分术后复发病例可通过口服抗心律失常药物而使房颤发作得以良好控制。

三、室性心律失常

临床上接受导管消融治疗室性心律失常的主要是发生于无明显器质性心脏病患者的室性心动过速（特发性室性心动过速，idiopathic ventricular tachycardia，IVT）和单形性室性早搏。IVT 约占室速发病率的 10%；心电图特征相对固定：一种是呈左束支阻滞形态，起源于右室流出道的室速（right ventricular outflow tachycardia，RVOT – VT），另一种是呈右束支阻滞形态、起源于左室的 IVT，又称左室特发性室速（idiopathic left ventricular tachycardia，ILVT）。IVT 射频消融成功率较高，达 90%；而继发于器质性心脏病的室性心动过速，也称病理性室速，其射频消融技术还处于发展之中。

【适应证】

1. 明确适应证

（1）发作频繁、症状明显者的 IVT、室性早搏。

（2）合并器质性心脏病的部分单形室速（血流动力学稳定、可重复诱发）。

（3）症状明显，动态心电图检查 >10000/24h 的单形性室性早搏。

2. 相对适应证

（1）发作次数少，症状轻的 IVT。

（2）症状明显，动态心电图检查 <10000/24h 的单形性室性早搏。

（3）合并器质性心脏病的单形室速（血流动力学不稳定、不易重复诱发），或虽已植入 ICD，但为减少自动除颤而行消融。

3. 非适应证

（1）多形室速及合并严重心肌病变的室速，目前治疗技术仍然不成熟。

（2）无症状，动态心电图检查 <10000/24h 的单形性室性早搏。

（3）合并有其他心脏介入禁忌。

【手术方法】

1. 导管放置

同阵发性室上速。

2. 电生理检查方法

（1）窦性心律（SR）时心室刺激：选择 RVA 作为心室刺激部位。分级增加频率

（缩短周期）刺激心室，直至诱发VT或非1：1心室夺获。程序期前刺激心室时 S_2 不应低于250ms，以免引起心室颤动。

（2）心动过速时测量　诱发 VT 后测定心房及心室频率，His束波至 V 波（H－V）间期，有助于最终确诊室速。

（3）心动过速时刺激　诱发 VT 后以快于室速的频率（增加10%）刺激心室以终止或拖带心动过速。

（4）异丙肾上腺素激发试验（主要用于 VT 不易诱发者）　静脉滴注异丙肾上腺素使基础心律增加10%后行心室刺激。60%左右的特发性室速需要静脉给予异丙肾上腺素才能诱发出持续性心动过速。

（5）有时为阐明室速的发病机制，可以静脉给予腺苷及维拉帕米终止室速，RVOT－VT 多为 cAMP 介导的迟发后除极活动，易被腺苷终止；左室间隔面 IVT 易被维拉帕米终止，而多不被腺苷终止。

（6）心房刺激　部分室速（左室间隔面室速）易被心房刺激所诱发，选择高位右心房作为心房刺激部位。分级增加频率（S_1S_1 或 S_1S_2）直至诱发 VT 或非1：1心房夺获。

（7）室速诱发的特殊情况　有时 VT 的诱发需要双侧心室同步刺激，或增加程序刺激（如 $S_1S_2S_3$、$S_1S_2S_3S_4$ 等）。

3. 室速消融

（1）消融能量　首选射频，对于部分邻近 His 束附近的室速可以采用冷冻消融。

（2）消融途径　经股静脉途径（右室流出道室速）、经主动脉逆行法（左室间隔面室速）、经皮穿刺心包途径（心外膜室速）。

（3）设备选择　装配有三维标测系统的单位，建议在三维标测系统指导下消融。三维标测系统有助于减少并发症及放射线剂量。

4. 标测方法

包括激动标测、起搏标测及基质标测。

（1）激动标测　主要用于 ILVT 及持续发作的室速。对于 ILVT，在左室间隔区寻找比 QRS 提前的高频低幅电位，即 P 电位（Purkinje potential）。消融时应以孤立 P 电位最提前处为靶点。近期也有通过寻找最早舒张期电位为靶点进行消融的方法。

（2）起搏标测　主要用于右室流出道室速或发作不持续的室速。寻找起搏时与心动过速时 12 导联 QRS 形态完全相同或至少 11 个导联相同处为消融靶点。

（3）基质标测　对于器质性心脏病室速，多为折返机制引起。如发作时血流动力学不稳定或难以诱发室速，可以在三维标测系统指导下行基质标测，确定低电压区或瘢痕区，根据标测结果寻找室速折返的关键峡部或关键通道。

5. 消融参数设置

预设能量及温度取决于是否使用生理盐水灌注导管。非生理盐水灌注时，预设能量为 20～30W，预设温度 50℃～60℃；生理盐水灌注时的功率一般不超过 30W，温度不超过 45℃。

6. 操作终点

室速终止或不被诱发。

【术后处理】

手术结束后拔除电极导管和鞘管，局部压迫止血后加压包扎，术后监护观察，双下肢制动 6~8 小时，心电监护 24 小时。

【并发症预防及处理】

1. 急性心脏压塞

同前所述。

2. 完全性房室传导阻滞

消融 His 束旁室速时可能出现，应尽量远离 His 束消融。如完全阻滞不能恢复则需要起搏器植入。

3. 冠脉狭窄

冠状动脉口或冠状动脉内消融（见于左室流出道及心外膜室速的消融）可能导致此并发症。如出现，按冠状动脉狭窄处理。

第四节　快速性心律失常的外科手术治疗

外科治疗快速性心律失常的目的在于切除、隔置、离断参与心动过速生成、维持与传播的组织，从而终止快速心律失常，恢复正常窦性心律，改善心脏功能。自 20 世纪 70 年代开始，逐步开始通过外科对各种快速心律失常的病灶和折返环进行标测和消融，切除致心律失常性病灶，治愈心动过速，恢复窦性心律。外科治疗心律失常由于创伤大、手术复杂、费用高昂，不可能常规地广泛应用于临床。特别是心脏介入性治疗迅速发展的今天，心律失常外科手术治疗的领域已逐渐被射频消融治疗所取代。但是，外科手术对于某些介入治疗难以奏效的病例，仍可作为一种最后的选择。对于一些本来需要行心脏外科手术同时合并难治性快速性心律失常的患者，可以同时进行心律失常的外科治疗，如需外科干预的先天性心脏病，严重的冠状动脉粥样硬化性心脏病或心脏瓣膜性疾病等同时合并难治性心律失常。此外，有些外科手术方法，为介入治疗的开展奠定了一定的理论基础，如心房射频线性消融根治房颤的机制，就是根据心房迷宫手术的原理逐步发展而来。

【适应证】

目前能够通过心外科治疗的快速心律失常主要有以下几种。

（一）室上性快速性心律失常

1. 房室结内折返性心动过速

主要行房室结周间隔冷冻切除术。由于射频消融技术迅速发展以及治疗此类心律失常极高的成功率，绝大多数患者选择导管消融治疗，手术治疗现已很少采用。

2. 房室旁路参与的房室折返性心动过速

主要行房室间旁路切断术，根据房室旁路部位的不同，分别有左侧游离壁房室旁路切断术，右侧游离壁房室旁路切断术、后间隔房室旁路切断术和前间隔房室旁路切断术四种。目前大多数房室旁路可经射频消融治愈，仅有极少数旁路所处位置深藏或位于心外膜，反复导管消融失败，或合并先天性心脏病或后天性心脏或瓣膜疾病需要手术治疗者，可考虑采用外科方法切断。

3. 房性心动过速

主要行心房隔离术，在目前三维电解剖标测时代，通过心内膜激动标测，能精确定位房速的起源点或折返环，导管消融治愈率极高，已很少需要外科干预。

（二）心房颤动

对于持续性心房颤动，主要行改良的迷宫手术，多在患者同时合并有需要心脏外科干预的情况下采用，需要外科开胸。对于无合并需心脏外科手术干预情况下的阵发性房颤，在考虑导管消融的同时也可以考虑采用微创胸腔镜技术的Wolf–Mini–Maze手术治疗，临床疗效也不错，且可明显减少手术创伤。

（三）室性心动过速

最常见于冠心病心肌梗死后，室性心动过速的起源点大多位于左室或室间隔左室面的缺血坏死区域。多在尝试心内膜及心外膜消融无效，充分药物治疗的情况下，患者反复发作危及生命的室性心动过速，植入 ICD 频繁放电者，或者室壁瘤合并左室射血分数降低及室壁瘤内血栓形成等情况下，可以考虑手术切除室壁瘤及相应的致心律失常病灶。另外长 QT 间期综合征的患者可以考虑行胸交感神经切断术。

（四）终末期心衰的患者合并快速心律失常

可以考虑心脏移植，缺血性心肌病及致心律失常右室心肌病终末期心衰合并室速等快速心律失常可以考虑进行心脏移植。

【禁忌证】

通常能够采取常规非外科手术干预方法处理的心律失常，不建议外科手术干预，因为外科手法干预对患者创伤较大。

【方法】

1. 旁路切断术

手术在低温体外循环下进行，采用胸骨正中切口。术者需戴手术放大镜，根据心外膜标测结果进行手术。

2. 心梗后室速的手术方式

大致分为间接和直接两种，间接手术方式如胸交感神经切断术、冠状动脉旁路移植术、室壁瘤切除术等，可获得一定的成功率。直接手术方式包括病灶切除与消融两种。伴室壁瘤的患者通常有室壁瘤切除＋心内膜环状切除术；室壁瘤切除＋局部心内膜切除术；室壁瘤切除＋广泛纤维化心内膜切除几种治疗方式。手术成功的关键在于能否准确定位。术前与术中应作心电生理检查，发作室性心动过速时记录到最早电活动的部位，通常认为是心动过速的起源点，借助标测引导施行心内膜切除（包括心内膜冷冻或激光技术），尽量保留心肌收缩功能，提高手术治疗的成功率。非冠心病引起的室性心动过速的起源点可位于左心室或右心室，取决于原有心脏病变。例如致心律失常型右室心肌病可引起右心室起源的室性心动过速，手术治疗方式包括单纯病灶切除或将右心室游离壁与心脏的其余部分隔离，但因此类疾病多呈进展性，故目前通常不主张行此类手术。

3. 心房颤动的手术方式

目前已较少采用最初的切割和缝合方式行迷宫术，而是采用射频、冷冻或高能聚焦超声等能源拟迷宫手术的切割与缝合造成的透壁性损伤，现多采用射频能源。手术方式分为 2 种，一种是开胸射频消融手术治疗房颤，通常适于合并其他需外科开胸干预心脏疾病的持续性心房颤动患者；另一种是 Wolf 微创迷宫手术，通过胸腔镜行双侧肺静脉隔离，左心耳切除及心外膜的部分去迷走神经化治疗，通常适用于无明显器质性心脏病的阵发房颤患者。左心耳血栓形成无法行射频消融时，也可考虑行外科房颤消融。

第十九章　心脏瓣膜疾病介入治疗

第一节　二尖瓣狭窄球囊扩张成形术

经皮球囊二尖瓣成形术（Percutaneous balloon mitral valvuloplasty，PBMV）为缓解单纯二尖瓣狭窄的首选方法。术后症状和血流动力学立即改善，严重并发症少见，主要应注意减少二尖瓣关闭不全、脑栓塞和心房穿孔所致的心脏压塞，手术死亡率小于0.5%。其近期与远期（5年）效果与外科闭式分离术相似，基本可取代后者。

【适应证】

（一）明确适应证

（1）二尖瓣口面积≤1.5cm^2，瓣膜柔软，无钙化和瓣下结构异常（Wilkins超声计分<8分）；

（2）窦性心律，无体循环栓塞史；

（3）不合并二尖瓣关闭不全及其他瓣膜病变；

（4）无风湿活动；

（5）年龄在50岁以下；

（6）有明确临床症状，心功能为NYHAⅡ～Ⅲ级者。

（二）相对适应证

（1）无症状的中、重度二尖瓣狭窄患者（二尖瓣面积≤1.5cm^2），有肺动脉高压（休息时肺动脉收缩压>50mmHg或运动时60mmHg）但无左房血栓及中、重度关闭不全且瓣膜形态有利于行经皮球囊成形术。

（2）有症状（NYHA心功能分级Ⅲ或Ⅳ级）中、重度二尖瓣狭窄（二尖瓣面积≤1.5cm^2）患者，无左房血栓及中、重度关闭不全，有非柔软化瓣膜却对外科手术有高度危险者。

【禁忌证】

（一）相对禁忌证

（1）无症状的中、重度二尖瓣狭窄患者（二尖瓣面积≤1.5cm^2），无左房血栓及中、重度关闭不全，瓣膜形态有利于行经皮球囊成形术，但患者有新的房颤发作。

（2）NYHA心功能分级Ⅲ或Ⅳ级中、重度二尖瓣狭窄（二尖瓣面积≤1.5cm^2）患者，有非柔软化瓣膜却对外科手术有低度危险者。

（二）绝对禁忌证

（1）轻度二尖瓣狭窄患者。

（2）二尖瓣狭窄并中度以上二尖瓣关闭不全。

（3）心腔内有血栓形成。

（4）二尖瓣严重钙化，尤其伴瓣下装置病变者。

（5）风湿活动。

（6）合并感染性心内膜炎。

（7）妊娠期，因放射线可能影响胎儿，除非心功能Ⅳ级，危及母子生命安全。

（8）全身情况差或合并其他重要脏器疾病。

（9）二尖瓣狭窄并中度以上主动脉狭窄和（或）主动脉瓣关闭不全。

【方法】

（一）操作方法

1. 器械选择

根据多普勒超声心动图测定二尖瓣环直径选择适宜型号的球囊导管。

2. 造影

穿刺右股静脉，测右心压力及肺动脉的血氧饱和度，右房造影，确定各房室位置。

3. 房间隔穿刺

（1）穿刺点的定位　常用或传统的定位方式是根据X线透视影像，后前位在左心房影中下三分之一交界横线与脊椎右三分之一交界纵线的交汇处。

（2）穿刺成功的确认　确定穿刺成功的方法主要根据影像学指征（造影或注射造影剂显影）和血流动力学指征。

4. 左房钢丝和球囊导管的导入

5. 二尖瓣口的扩张

球囊扩张二尖瓣口是PBMV技术最重要步骤。球囊直径的选择已经有公认方法，初始扩张时的球囊直径选择主张从小直径开始逐渐增加。

（二）成功标准

（1）二尖瓣舒张期杂音消失或近于消失。

（2）左房压明显下降。

（3）影像学上完全充盈的球囊从左室自动滑回左房。

（4）无明显二尖瓣反流。

（三）并发症

1. 室性心律失常

与所有心导管检查一样最常见，发生率98％以上，术中静滴利多卡因、调整导管位置可减少发生。

2. 心脏穿孔和心包填塞

与房间隔穿刺定位不准有关。一般心包填塞进行心包穿刺放液即可缓解，严重者需紧急手术救治。

3. 房间隔缺损

球囊导管穿过房间隔进行PBMV时，术后留有3～5mm的中隔小孔。绝大多数术后48h自动闭合，罕有引起左向右分流。

4. 体循环栓塞

术前应严格检查左房内有无血栓，如有明显血栓，则免作PBMV。对瓣膜钙化，柔软性差的病例，术中应谨慎轻巧地操作。

5. 二尖瓣反流

多为轻度反流，少数病例可造成严重反流，二尖瓣瓣体有明显钙化不均，融合交界有钙化以及瓣下结构有明显融合和缩短者，术后易出现较严重的 MR，偶有因术后严重反流引起急性左心衰而致死者。

此外，还有报道可引起晕厥、胸痛、急性肺水肿等并发症。

PBMV 近、远期效果良好，其疗效和外科二尖瓣分离术相仿，同时具有创伤小、康复快等优点。

【注意事项】

将球囊导管从股静脉经房间隔穿刺跨越二尖瓣，用生理盐水和造影剂各半的混合液体充盈球囊，分离瓣膜交界处的粘连融合而扩大瓣口。在瓣叶（尤其是前叶）活动度好，无明显钙化，瓣下结构无明显增厚的患者效果更好。对高龄、伴有严重冠心病，因其他严重的肺、肾、肿瘤等疾病不宜手术或拒绝手术、妊娠伴严重呼吸困难、外科分离术后再狭窄的患者也可选择该疗法。术前可用经食管超声探查有无左心房血栓，对于有血栓或慢性心房颤动的患者应在术前充分用华法林抗凝。

第二节 主动脉瓣狭窄球囊扩张成形术

经皮球囊主动脉瓣成形术（percutaneous balloon aortic valvuloplasty，PBAV），术后瓣膜弹性回缩，术后左室流出道梗阻的缓解程度不大，主动脉瓣口面积增加不明显，瓣口狭窄在术后几月内即达到术前水平，另外，此技术操作死亡率 3%；对于高龄、有心力衰竭和手术高危患者，在不适于手术治疗的严重钙化性主动脉瓣狭窄患者仍可改善左心室功能和症状，1 年死亡率 45%，所以长期治疗效果不佳，现已很少应用于临床。它主要用于：①由于严重主动脉瓣狭窄的心源性休克者；②严重主动脉瓣狭窄需急诊非心脏手术治疗，因有心力衰竭而具极高手术危险者，作为以后人工瓣膜置换的过渡；③严重主动脉瓣狭窄的妊娠妇女；④严重主动脉瓣狭窄，拒绝手术治疗的患者。

【适应证】

（一）**明确适应证**

典型主动脉瓣狭窄不伴主动脉严重钙化：心输出量正常时经导管检查跨主动脉瓣压差≥60mmHg，无或仅轻度主动脉瓣反流；对于青少年及成人患者，若跨主动脉瓣压差≥50mmHg，同时合并有劳力性呼吸困难、心绞痛、晕厥或先兆晕厥等症状，或者体表心电图（安静或运动状态下）左胸导联出现 T 波或 ST 段变化，亦推荐球囊扩张术。

（二）**相对适应证**

（1）新生儿重症主动脉瓣狭窄。

（2）隔膜型主动脉瓣下狭窄。

【禁忌证】

（1）主动脉瓣狭窄伴中度以上主动脉瓣反流。

（2）发育不良型主动脉瓣狭窄。

（3）纤维肌性或管样主动脉瓣下狭窄。

（4）主动脉瓣上狭窄。

【**方法**】

（一）**球囊导管的选择**

1. 球囊大小

选用球囊直径略小或等于瓣环直径，通常选择球：瓣比值为（0.8～1.0）：1 或更小。

2. 球囊长度

由于高速血流及脉压差大，过短的球囊不容易使扩张球囊的中央固定于狭窄的瓣膜口，目前除应用通用的 3cm 长的球囊外，还推荐应用 4～6cm 长的球囊。

3. 单、双球囊瓣膜成形术的选择

年长儿及青少年瓣环较大，单一球囊难以达到足够的球：瓣比值者，可选用双球囊瓣膜成形术；重症主动脉瓣狭窄的年长儿或成人，可先以较小球囊进行扩张，再以大球囊或双球囊进行扩张。

（二）**操作方法**

1. 术前准备

术前常规进行体检、心电图、胸部 X 线片及超声心动图等检查，初步明确主动脉瓣狭窄的类型及严重程度。

2. 诊断性心导管术

常规股动脉及股静脉插管，肝素 100u/kg 抗凝，先行右心导管检查；然后进行左心导管检查，猪尾导管置于升主动脉进行测压和造影，观察主动脉瓣反流程度及瓣口负性射流征。由于瓣口狭窄以及射流的存在，猪尾导管难以直接插至左心室，可取直头导丝经导管伸出于导管头端，操纵导丝插至左室，然后循导丝插入猪尾导管，但应避免误入冠状动脉，亦可应用端孔导管通过狭窄的主动脉瓣口插至左室。导管入左室后，先行测量左室压力及跨瓣压差，再行长轴斜位左室造影，观察瓣膜狭窄类型，并测量主动脉瓣环及瓣口直径。

3. 球囊扩张术方法

（1）单球囊主动脉瓣成形术最常用的为逆行股动脉插管法。首先由导管插入 260cm 长的"J"形加硬导引钢丝至左心室，撤去导管，留置长导引钢丝于左心室内，然后循导丝插入球囊导管，直至主动脉瓣口处。先以少量稀释对比剂扩张球囊，确定球囊中央跨于狭窄的主动脉瓣口。如果球囊位置良好，则用稀释对比剂快速扩张球囊，随球囊腔内压力的增加，腰征随之消失。一旦球囊全部扩张，立即吸瘪球囊。通常从开始扩张球囊至吸瘪球囊总时间为 5～10 秒，反复 2～3 次，每次间隔 5 分钟左右。术中密切注意心率、心律、血压，术毕拔管局部压迫止血，如出血过多需输血。在球囊扩张时为了避免左室射血所引起的球囊来回移动，在球囊扩张时可右室临时起搏加速心率。

（2）双球囊主动脉瓣成形术经皮穿刺一侧股动脉，先以导丝插至股动脉及降主动脉，再循导丝经止血扩张管插入 1 支导管至左室，并保留 1 支长导丝于左室；再在对侧股动脉进行穿刺，插入另 1 支导管至左室，并同样置一支长导丝于左室。先在一侧将球囊导管插至左室，以少量对比剂扩张球囊以调整球囊的位置，然后在对侧插入另一支球囊导管，并调整球囊导管位置，一旦2支球囊导管在合适的位置后，2枚球囊同时进行扩张。由于球囊间留有间隙，因此当球囊扩张时2枚球囊位置相对稳定，而且血压下降幅度较单球囊为小。在某些特殊情况下，也可采用脐动脉、腋动脉及颈动脉插管法（适用于新生儿或小婴儿）行 PBAV；不宜动脉插管者，可经房间隔穿刺法（或卵圆孔）行 PBAV。

4. 术后处理及随访

（1）术后局部穿刺处压迫止血，密切观察血压、心率、心律、心电图的改变，术后2h 内复查超声心动图，以早期发现可能出现的严重并发症，另外需观察股动脉穿刺侧的足背动脉搏动情况。

（2）术后1、3、6和12个月随访，包括临床检查、心电图及超声心动图。

【注意事项】

（一）疗效评价

PBAV 术后重复测量跨瓣压力阶差，并作升主动脉造影以评价主动脉瓣狭窄解除的情况及是否发生或加重主动脉瓣反流。一般认为 PBAV 成功的标准为：跨主动脉瓣压差下降50%以上；主动脉瓣口面积增大25%以上；主动脉瓣反流无明显加重。

（二）并发症及处理

PBAV 的并发症远多于 PBPV，发生率约40%，因此有一定的危险性，需要有熟练的技术，精确的判断，及时处理可能发生的危急状态，并需要有外科的密切配合。

1. 病死率

总病死率4%左右，大多数发生在新生儿，可达15%～50%，死亡原因除与手术本身有关外，主要与疾病严重程度及伴随疾病有关。

2. 主动脉瓣反流

PBAV 后主动脉瓣反流的发生率早期报道不一，大部分为轻度，中至重度反流大约4%左右，低于外科手术。严重主动脉瓣反流可引起急性左心衰竭，常需作换瓣准备。术后主动脉瓣反流发生的机制还不十分清楚，可能与以下因素有关。

（1）球瓣比值　主动脉瓣反流的严重程度和球：瓣比值大小相关，采用球：瓣比值≤1.0可明显减少主动脉瓣反流的发生率。

（2）球囊的稳定性　球囊在左室流出道扩张时，左室的有力收缩及左室向主动脉射血，可导致球囊从左室流出道向主动脉瓣口快速运动，从而损伤主动脉瓣，引起关闭不全。因此，保持球囊的稳定性，有可能减少主动脉瓣反流的发生率，同时也有利于提高球囊扩张的成功率。其方法为应用较硬但头端软的导丝和较长的球囊以增加稳定性；右室临时起搏加速心率，由略高于患者静息心率的刺激频率开始，每隔5秒逐渐增加起搏频率。当球囊送达主动脉瓣水平时开始加速起搏频率，直到主动脉收缩压下降达50%时开始扩张球囊，通常平均起搏心率200次/分左右，完成球囊扩张术后快速吸瘪球囊，停止心脏起搏。

3. 局部血管并发症

股动脉局部插管处血栓形成和（或）血管损伤，发生率约12%，表现为局部动脉搏动减弱，最后消失，下肢呈缺血状。血栓形成的处理包括肝素、链激酶及尿激酶等治疗，也可局部取栓并行血管损伤修补。对于新生儿及小婴儿，采用颈动脉或脐动脉插管可减少股动脉插管引起的并发症；应用小号球囊导管及减小球：瓣比值可明显减少血管损伤的发生率。

4. 左心室及升主动脉穿孔

导引导丝头端过硬及导管过于坚硬，在推送过程中可引起心室壁及升主动脉穿孔。球瓣比值超过 1.2 时，球囊扩张可引起主动脉壁、主动脉瓣及室间隔撕裂。主动脉破裂可引起内出血、血压下降和休克；左心室穿孔则引起心包积血、心脏压塞。一旦诊断明确，需快速心包穿刺减压，早期开胸手术修补心脏穿孔。因此，操作应轻柔，避免大幅度推送导管头端及顶压心脏壁，球囊选择不宜偏大。

5. 左房室瓣损伤

采用房间隔穿刺经左心房、左房室瓣达左心室途径进行球囊扩张术时，有时可引起左房室瓣撕裂、腱索断裂，导致左房室瓣反流，目前已较少应用该途径。

6. 栓塞

导管操作过程中细小血块、空气或脱落瓣膜小片等都可引起动脉系统栓塞。因此导管操作时需肝素化，注意球囊排气，操作应熟练，防止血栓形成。

7. 心律失常

常见，快速心律失常包括早搏、室上性心动过速、短阵室性心动过速甚至心室颤动。缓慢心律失常包括窦性心动过缓、左束支传导阻滞、房室传导阻滞等。大部分为一过性，严重心律失常需紧急处理，包括球囊导管撤出心脏、药物及器械辅助治疗（电击、起搏器）等。

8. 出血

由于 PBAV 在左心室及动脉高压系统进行操作，尤其在操作导引导丝插入左心室时，或交换导引钢丝、球囊扩张管及普通导管等时，容易引起局部穿刺点及导管接口处出血。因此，操作应规范化，尽量减少导引导丝及导管交换。

第三节　经皮人工主动脉瓣置入术

经皮人工主动脉瓣置入术（percutaneous aortic valve replacement PAVR）又称经导管主动脉瓣置入术（transcatheter aortic valve implantation，TVAI），是近年来研发和采用的一种全新的微创瓣膜置换技术。近来 1992 年起既有 Andersen 等多名学者先后报道了经皮主动脉瓣置换的动物试验，并对置入器械进行逐步改进。目前尚没有指南规定经皮主动脉瓣置换术的适应证，但欧洲心胸外科协会、欧洲心血管协会、欧洲心血管介入协会曾达成共识，推荐经皮主动脉瓣置换术主要用于风险较高而且不适宜接受外科手术的患者。

【适应证】

目前的临床研究所选择的病例多为 70 岁以上、瓣膜口面积 ≤0.6cm²/m²、NYHA 分级 ≥2 级、具有多重高危疾病（Parsonnet 评分 30 分以上），EuroScore（心脏手术风险评估欧洲系统）死亡危险评估大于 20%、或对传统瓣膜置换术有禁忌证的患者。

【禁忌证】

不适宜用于单纯的不愿接受外科瓣膜置换术患者。

【方法】

经导管瓣膜置入的方法有三种：前向技术（经房间隔穿刺）、逆向技术（经股髂动脉）和非体外循环直接径路瓣膜置换技术（经心尖）。

（1）前向技术采用股静脉插管后经房间隔穿刺到达主动脉瓣位置，经静脉穿刺房间隔经左心房－二尖瓣－左心室途径，采取经静脉穿刺房间隔顺行途径，并以 220 次/分的频率临时起搏右心室降低心排量，快速右室起搏以减少主动脉血流，保持人工瓣膜理想位置后迅速扩张球囊，将人工瓣膜支架置入主动脉瓣环处。此技术成功率高，但可能导致严重的二尖瓣反流和术中血流动力学不稳定，且操作复杂，要求操作者具有较高的心导管技术。

（2）逆向技术穿刺股动脉，由股动脉路径进行 PAVR，通过快速右心室起搏后，在原瓣膜处置入主动脉瓣膜支架，操作过程中导丝经腹主动脉、降主动脉和主动脉弓逆行至主动脉根部至左心室，此途径比较方便快捷，被广泛采用，但主动脉－髂动脉血管条件不佳的患者，不宜采取此径路。

（3）非体外循环直接径路瓣膜置换技术为经心尖穿刺经导管支架瓣膜置换的方法，可以避免损伤外周血管，减少栓塞、斑块破裂、支架移位、瓣周反流等不良事件的发生率，但要求介入医生有相当的外科基础。

【注意事项】

（1）顺行法顺血流方向经房间隔和二尖瓣，容易通过主动脉瓣，心脏搏动对支架瓣膜影响小、定位准确；使用 24F 的鞘管可以置入较大型号的瓣膜支架；可应用于伴严重的周围动脉硬化的患者，可避免动脉并发症的发生。但需要穿刺房间隔，操作技术复杂，导管技能要求高；可能造成二尖瓣的损伤；因长期机械应力作用于支架及周围组织，有导致瓣周漏的可能。

（2）逆行法穿刺股动脉经主动脉途径，操作相对简单，适用于主动脉瓣反流患者。自膨胀机械力可适应扩张的主动脉瓣环，允许放置更长的支架，能够更加紧密的与主动脉瓣环、升主动脉贴附从而不易移位。但支架球囊常难以通过严重狭窄的主动脉瓣口致手术失败，而且不能置入较大的支架瓣膜，对严重周围动脉硬化的患者易引起血栓栓塞，另外是否会导致迟发性主动脉破裂尚待观察。

PAVR 在动物试验和初步临床应用中已经取得了较满意的效果，但是目前仍有许多问题有待解决。主动脉根部解剖复杂、手术操作困难、瓣膜支架定位不准确和固定操作均可引起心肌梗死和心包压塞等严重的并发症。目前技术还不能使置入的支架瓣膜与自体主动脉完全贴壁，瓣膜移位和瓣周漏不可避免；血栓栓塞、支架寿命有限均存在潜在的风险。目前置入人工瓣膜支架采用球囊扩张置入方式，需要 24F 导管，增加了手术难度和血管损伤；现在植入途径多采用前向途径，操作复杂；手术置入过程中的影像学引导需要更为准确的引导技术；术中的远端保护防止自然瓣膜碎片脱落造成的栓塞等等问题。但是随着材料学的进步和介入心脏病学经验的不断丰富和积累，现有的一些技术难题会不断攻克解决，为主动脉瓣疾病介入治疗的发展提供良好的技术支持，使主动脉瓣患者从新的治疗方法中获得更大的利益。

第四节 肺动脉狭窄球囊扩张成形术

经皮球囊肺动脉瓣成形术（percutaneous balloon pulmonary valvuloplasty，PBPV），现已获得广泛应用。20 余年来，随着对 PBPV 应用的适应证、方法学、手术前后血流动力学、作用机制及随访等深入研究及较大数量的临床应用研究，表明 PBPV 为简便、有效、安全、经济的治疗 PS 的首选方法，对于大部分病例，PBPV 可替代外科开胸手术。PBPV 安全、有效，并发症发生率约 5%，总死亡率 <0.5%，多见于新生儿、小婴儿及重症患者。

【适应证】

（一）明确适应证

（1）典型 PS，跨肺动脉瓣压差 ≥40mmHg。

（2）对于青少年及成人患者，跨肺动脉瓣压差 ≥30mmHg，同时合并劳力性呼吸困难、心绞痛、晕厥或先兆晕厥等症状。

（二）相对适应证

（1）重症 PS 伴心房水平右向左分流。

（2）轻、中度发育不良型 PS。

（3）婴幼儿复杂先天性心脏病伴 PS，暂不能进行根治术，应用 PBPV 进行姑息治疗，缓解紫绀。

（4）部分婴儿重症法洛四联征伴 PS，可试行球囊瓣膜及血管成形术作为姑息疗法，以缓解紫绀及肺动脉分支狭窄。

（5）PS 经球囊扩张及外科手术后残余压力阶差。

（6）室间隔完整的肺动脉瓣膜性闭锁，右室发育正常或轻度发育不良，可先行射频打孔，再进行球囊扩张术。

（7）重症 PS 伴左室腔小及左室功能低下，可逐步分次行球囊扩张术。

【禁忌证】

（1）肺动脉瓣下漏斗部狭窄；PS 伴先天性瓣下狭窄；PS 伴瓣上狭窄。

（2）重度发育不良型 PS。

（3）婴儿极重型 PS 合并重度右室发育不良或右心衰竭。

（4）极重度 PS 或室间隔完整的肺动脉瓣闭锁合并右心室依赖性冠状动脉循环。

（5）PS 伴需外科处理的右房室瓣重度反流。

【方法】

（一）球囊导管的选择

（1）球囊大小　通常选择球囊：瓣环的比值（球瓣比值）为 1.2～1.4，瓣膜狭窄严重者，其比值可偏小，瓣膜发育不良者选择的球：瓣比值偏大。

（2）球囊长度　新生儿及小婴儿宜选择长度为 20mm 球囊；儿童和成人可分别选择 30mm 和 40mm 球囊。对于年龄大于 10 岁或体重大于 30kg 者也可用 Inoue 球囊导管。

（3）单、双球囊瓣膜成形术的选择年长儿童肺动脉瓣环直径较大，应用单一球囊难以达到足够的球瓣比值；重症PS时，为了安全有效，可插入 1 枚较小球囊先行扩张，然后进行双球囊扩张；或者在年龄较小者，单一球囊难以插入血管时，可选用 2 枚较小球囊导管，以易插入；由于 2 枚球囊间有空隙，球囊扩张时右心室流出道血流未被完全阻断，可减轻 PBPV 时对血流动力学的影响。

（二）操作方法

1. 术前准备

术前常规进行体检、心电图、胸片及超声心动图等检查，初步明确 PS 类型及严重程度。

2. 右心导管检查及右室造影

常规进行右心导管检查，测定跨肺动脉瓣压力阶差。然后行左侧位右心室造影，观察 PS 的类型及严重程度，并测量肺动脉瓣环直径作为选择球囊大小的依据。

3. 球囊成形术方法

全麻或局麻下行股静脉插管，并监测心电图、动脉血氧饱和度（SaO_2）及动脉血压。根据病情选用单或双球囊扩张术。

（1）单球囊肺动脉瓣成形术先以端孔导管或球囊端孔漂浮导管由股静脉途径插入到肺动脉，然后经导管插入长度为 260cm 的直头或弯头加硬导引导丝并固定于肺下叶动脉，撤去端孔导管，循导丝插入球囊导管。先以少量 1：3 或 1：4 稀释对比剂扩张球囊以观察球囊是否恰跨在瓣环中央，如果球囊位置良好，则用稀释对比剂快速扩张球囊，随球囊腔内压力的增加，腰征随之消失。一旦球囊全部扩张，腰征消失，立即回抽对比剂。通常从开始扩张至吸瘪球囊总时间为 5～10 秒，这样可减少由于右心室流出道血流中断时间过长而引起的并发症。通常反复扩张 2～3 次，有时 1 次的有效扩张即可达治疗目的。球囊扩张后重复右心导管检查，记录肺动脉至右室的连续压力曲线，测量跨瓣压差，并作左侧位右心室造影以观察球囊扩张后的效果及右心室漏斗部是否存在反应性狭窄。

（2）双球囊肺动脉瓣成形术为了达到足够的球：瓣比值，有些病例需作双球囊扩张术，简易的双球囊直径的计算方法为，一个球囊直径加上另一个球囊 1/2 直径的和。双球囊的有效直径亦可根据以下公式计算：

$$\frac{D_1 + D_2\pi\ (D_1/2 + D_2/2)}{\pi}$$

（D_1 和 D_2 为应用的球囊直径）

由左右股静脉进行穿刺插入球囊导管，方法同单球囊扩张术。然后先推送一侧球囊导管直至肺动脉瓣处，以少量稀释对比剂扩张球囊，使瓣口位于球囊中央，然后吸瘪球囊。再推送对侧球囊导管至肺动脉瓣处，使 2 支球囊导管处于同一水平。2 支球囊导管同时以稀释对比剂进行同步扩张，通常 2～3 次。观察球囊扩张时腰征存在的程度，以判别采用球囊直径是否足够。为了获得满意的扩张效果，选用的 2 枚球囊的直径和长度应大致相同，以避免由于球囊大小相差的悬殊，在球囊扩张时产生上下滑动，同时尽量使肺动脉瓣口骑跨于球囊导管中央。

（3）Inoue 导管球囊扩张术对于年龄大于 10 岁或体重大于 30kg 者较为适用。方法同单球囊法，但导引导丝需要使用左心房盘状导丝。

4. 术后处理及随访

（1）术后局部穿刺处压迫止血，重症及小婴儿需重症监护，24 小时内复查超声心动图。

（2）PBPV 后伴右室流出道反应性狭窄者，给予普萘洛尔 0.5 ~ 1.0mg/（kg·d），分 2 ~ 3 次口服，通常 3 ~ 6 个月。

（3）术后 1、3、6 和 12 个月进行随访，复查心电图及超声心动图。

【注意事项】

PBPV 并发症包括以下几种：①严重并发症：下腔静脉 - 髂静脉连接处撕裂、PV 瓣环撕裂、RVOT 穿孔心脏压塞、三尖瓣重度反流、球囊导管过长损伤三尖瓣。②轻型并发症：静脉血栓、股静脉撕裂或穿刺部位出血、PV 瓣叶撕裂、呼吸暂停、心律失常、房室传导阻滞、反应性 RVOT 痉挛。③一过性反应：PBPV 术中球囊堵塞致右心室压下降、心动过缓和缺氧等。吸瘪球囊，上述反应即消失。因此，行 PBPV 时应注意：①严格掌握手术适应证。②术前评价 PS 的解剖与生理。③选择合适的球囊导管，规范操作。对重度 PS 心导管阻塞瓣口引起的缺氧、晕厥和呼吸骤停，可用 Inoue 球囊导管、改良二尖瓣球囊成形术（PBMV）时穿过房间隔的方法通过 PV 瓣口行 PBPV。④术中、术后监测生命体征、血流动力学、血氧饱和度、酸碱和水电解质平衡，必要时每隔 2 小时复查超声心动图 1 次。

第五节　经皮人工肺动脉瓣置入术

经皮人工肺动脉瓣置入术（percutaneous pulmonary valve replacement，PPVR），是指经外周静脉途径，通过导管将人工带瓣膜支架置入到自体肺动脉瓣处，代替已失去功能的肺动脉瓣，以达到治疗的目的。PPVR 术的优势在于：①其手术创伤小，操作相对简单，无需全麻和体肺循环支持，患者容易接受，对于某些合并高危外科手术风险的患者，PPVR 术几乎成为其惟一的选择；②PPVR 手术比外科手术平均住院天数明显缩短，术后早期结果显示死亡率更低；③PPVR 术并发症较少，多在可控范围内；④临床 PPVR 术后随访结果理想、可靠，已初步证明了其临床应用的可行性；⑤PPVR 术可以重复多次进行，即支架内支架术（valve in valve）。

【适应证】

PPVR 术的适应证主要为解剖条件符合，临床上符合外科手术标准，但因进行外科手术风险太大或不愿进行外科手术的患者，包括临床和解剖形态学两个方面。

1. 临床标准

目前 PPVR 的临床主要标准尚未完全明确，有研究认为应该包括：

（1）复杂的先天性心脏病外科手术后有明显右心功能不全。

（2）右室流出道手术后肺动脉瓣重度狭窄及重度关闭不全。

（3）肺动脉瓣缺如。

（4）右室 - 肺动脉带瓣管道的瓣膜关闭不全。

2. 解剖形态学标准

（1）由于应用于临床的肺动脉瓣膜支架推送系统较大（最小为18F导管），因此只适用于年龄在5岁以上、体重在20kg以上的患者。

（2）现有的肺动脉瓣膜支架中的瓣膜主要来源于牛的颈静脉，其大小只适合应用于直径为16～22mm，并且狭窄段长度不超过5mm的管道。

【禁忌证】

不适宜用于单纯的不愿接受外科瓣膜置换术患者。

【方法】

Bonhoeffer教授被认为是经导管肺动脉瓣膜置换的先驱，他报道的手术方法现已经被多个临床中心采用。具体的操作方法如下：首先穿刺股静脉及股动脉，通过股静脉将造影导管分别送到右室流出道以及主肺动脉，并进行造影，了解肺动脉瓣情况。如果适合行经导管肺动脉瓣膜置换，则将加硬导丝送到肺动脉分支远端，必要时可以送入双导丝，增加支撑力，建立输送轨道，如果肺动脉瓣膜处有明显钙化及狭窄，可以先通过输送轨道送入球囊，进行预扩张，以便于更好的置入支架。同时将保存在戊二醛中的带瓣膜支架用生理盐水反复冲洗3次，每次5分钟，将带瓣膜支架折叠在头端带双球囊（balloon－in－balloon）导管上，外鞘管固定支架，交换鞘管，将输送导管送到肺动脉主干，撤出外鞘管，先部分充盈内球囊，通过显影球囊进行定位，将人工瓣膜定位到原肺动脉瓣膜处，位置理想后，内外双球囊同时扩张，释放带瓣膜支架，最后进行肺动脉瓣膜上造影，评估瓣膜功能。股动脉穿刺用于监测血流动力学，以及进行冠状动脉造影了解带瓣膜支架对冠状动脉是否存在影响。

【注意事项】

（1）目前应用于临床的支架瓣膜主要来源于牛颈静脉，其瓣膜大小有限，只适合应用于直径为16～22mm的管道。目前正在研究的解决方法是通过胸腔外小切口，用不透X光的材料将扩张的肺动脉环扎至18mm左右，然后实行PPVR术。另外可采用两端大，中间直径小的支架瓣膜，这在动物实验中已取得初步成功。

（2）Hammock效应（静脉壁悬吊入支架内，使通道变窄）。在加强牛颈静脉壁与支架间的缝合后，目前发生率已明显下降。

（3）支架瓣膜需要直径＞18F以上的输送系统，低龄患儿应用受限。解决办法是未来将支架瓣膜的工艺进一步改进，使其可以压缩至更小的输送管道中。

（4）随访发现较多的残余再狭窄、支架断裂、支架移位等问题。通过术前MRI、血管造影检查及术中球囊测量等方法，选择合适的病例和带膜支架可减少以上并发症的发生。

第二十章　先心病介入治疗

先天性心脏病属于先天性发育畸形，心脏或大血管存在解剖学的缺损或狭窄。为此，手术纠治为其主要的治疗手段。近年来由于影像学、各种导管技术以及使用的介入器材的不断改进与发展，使得非手术的介入治疗在一定范围内取代了手术治疗，主要是针对狭窄或缺损型的病变，采用球囊扩张、支架植入技术和缺损或异常通道的封堵技术。

第一节　房间隔缺损封闭术

房间隔缺损（ASD）是较常见的先天性心脏病，外科开胸手术修补安全、有效，但手术仍有一定的并发症及遗留手术瘢痕等问题。1976 年有学者报道应用双伞状堵塞器封闭 ASD 成功。此后，几经改进至 20 世纪 90 年代以后，研制出纽扣式补片装置（Amplatzer 封堵器），简化了操作，手术更为安全有效。经导管介入 ASD 封闭术，目前属于较成熟的技术，但其适应证仍有限，术后残余分流等问题尚有待进一步研究，但总的发展前景是乐观的。

【适应证】

1. 有手术指征的 ASD 患者符合以下条件者可经导管行介入封闭术

（1）ASD 缺损最大伸展直径 <36mm（包括多发性缺损）。

（2）缺损上下房间隔边缘不少于 5mm。

（3）房间隔的整体直径应大于拟使用的补片直径。

2. 外科修补术后残留缺损

【禁忌证】

（1）已有右向左分流者。

（2）合并有其他复杂的先天性心血管畸形。

【并发症及注意事项】

（1）残余分流，即补片未能完全覆盖缺损口。

（2）异位栓塞，为补片部分或全部脱落进入肺循环或体循环为严重并发症。

（3）血管并发症及感染。

（4）机械性溶血，但少见。

第二节　室间隔缺损封闭术

室间隔缺损（VSD）封堵治疗，其封闭处理原则虽与 ASD 相似。但因在心室水平操作难度更大，手术也易引起严重并发症。为此，在较长一段时间内临床开展较少。

2000年以后，由于封堵器的改进，简化了操作，提高了疗效，已在国内外迅速推广应用，封闭成功病例即刻效果与手术修补相同，但远期疗效及与外科手术对比的评价，尚有待继续累积观察时间和病例数。

【适应证】

有手术指征的 VSD 符合以下条件：

（1）对血流动力学有影响的膜周部 VSD，缺损口上缘距主动脉右冠瓣的距离≥2mm。

（2）肌部缺损型 VSD。

（3）外科手术后，残余分流。

【禁忌证】

（1）相对禁忌证为不符合上述条件的单纯 VSD。

（2）绝对禁忌证为已有右向左分流。

【并发症及注意事项】

与 ASD 介入封闭术相同。

第三节 动脉导管未闭封堵术

先天性动脉导管未闭（PDA）由于开胸手术结扎死亡率低，疗效确切，自1938年以后成为本病的标准治疗方法。尽管如此，开胸手术本身创伤大，并发症在所难免。1969年首次报告经股动脉置入泡沫海绵塞封堵未闭动脉导管成功，开创了非手术介入治疗的先河，此后经封堵器械等不断改进，目前非开胸手术介入治疗已成为 PDA 的常规治疗。疗效总体来说比较确切，并发症的发生与所用封堵器械不同有关，如用海绵塞法无溶血并发症，但有海绵栓易脱落的并发症；双伞面封堵系统操作简便不易脱落，但可有溶血并发症，少数严重者需手术取出封堵伞并结扎处理。弹簧圈封堵法简便易行，并发症少，最具有应用前景。

【适应证】

绝大多数的 PDA 均可经介入封堵，可根据不同年龄、不同未闭导管的类型选择不同的封堵器械。

【禁忌证】

极少数晚期形成右向左分流的艾森曼格综合征者不宜行此治疗。

【并发症及注意事项】

并发症发生率约为3%~5%，未见死亡报道，主要并发症为：

（1）封堵装置的脱落及异位栓塞。

（2）机械性溶血，为封堵后残留细小通道致血流高速通过，大量红细胞破坏所致。

（3）血管并发症。

（4）心律失常。

第二十一章　主动脉疾病介入治疗

第一节　主动脉瘤介入治疗

相对于开放性的腹主动脉瘤修复术，创伤较小的替代术是使用经皮血管内自膨式覆膜支架置入术。约 30%～60% 的腹主动脉瘤患者的动脉瘤解剖结构适合血管内覆膜支架置入治疗，但远期疗效尚待进一步研究。

【适应证】

（1）肾动脉开口以下的腹主动脉瘤考虑行覆膜支架植入术。

①直管状支架适合于未累及腹主动脉分叉的腹主动脉瘤，且瘤两端颈部（即瘤上端至肾动脉开口段和瘤下端至腹主动脉分叉段）的长度≥15mm、宽度≤25mm。

②分叉状支架适合于腹主动脉分叉和髂总动脉受累的腹主动脉瘤，且瘤近端颈部长度≥15mm、宽度≤25mm，远端髂动脉颈部宽度≤12mm。

（2）原则上降主动脉瘤均可考虑应用支架植入术治疗。

【禁忌证】

（1）径路血管因严重纡曲、狭窄不能允许输送器通过者。

（2）肠系膜上动脉严重狭窄或小肠为肠系膜下动脉优势供血者。

（3）存在粗大的开口于瘤壁的副肾动脉，其供应 1/3 以上的肾脏血流。

（4）瘤体累及重要脏器供血血管，尤其是锁骨下动脉和重要肋间动脉。

（5）瘤内有附壁血栓。

（6）感染性、先天性胶原性降主动脉瘤。

（7）伴有严重的系统感染、肾功能障碍和凝血功能障碍。

（8）因恶性肿瘤或其他疾病预期寿命不超过 1 年者。

【方法】

目前通常需经股动脉切开，将自膨式覆膜支架导管在 X 线透视指引下插送到主动脉瘤病变处，然后释放支架。覆膜支架自然膨张并支撑于病变处，为使支架起始部位与血管壁紧密相贴而不留缝隙，通常使用低压球囊扩张支架起始部。如果动脉瘤累及或靠近髂动脉，则需选用分叉支架。主支架远端伸入一侧髂动脉，另一侧则经股动脉逆行插入一支架并与主支架预留孔连接，远端则延伸到髂动脉病变以远。

【注意事项】

（1）术前根据螺旋 CT 和 DSA 造影结果，准确测量各项参数是血管内支架血管植入术成功的基础，有助于支架血管规格和类型的选择，以及减少术后内漏等并发症的发生。

（2）术中准确标记定位主动脉的重要分支血管，以保证重要脏器的血供，否则需在血管内支架血管植入术的同时，行动脉转流术。

（3）术前详细查体，选择更为合适的的入路动脉。动脉瘤大多数发生在老年人，动脉系统往往存在粥样硬化，外周动脉常有不同程度的狭窄、纤曲，因而可能成为支架送放器通过的障碍。支架送放器入路动脉的选择，是一个相当重要的问题。

第二节　主动脉夹层介入治疗

血管内治疗技术是更具研究前景的高危主动脉夹层的治疗方法之一。如夹层累及肾动脉或内脏动脉时手术死亡率超过50%，替代疗法是值得推荐的。

【适应证】

理论上讲，介入治疗不造成重要分支血管阻塞的 B 型主动脉夹层均可以进行介入治疗。

【禁忌证】

（1）第一裂口位于升主动脉和主动脉弓的主动脉夹层暂不适合腔内治疗。

（2）径路血管因严重纤曲、狭窄不能允许输送器通过者。

（3）有严重伴随疾病如严重的感染、肾功能障碍、凝血功能障碍等。

（4）因恶性肿瘤或其他疾病预期寿命不超过 1 年者。

【方法】

1. 内膜片的球囊开窗术

其步骤包括将导丝穿过完整的内膜片，将球囊导管沿导丝送入，然后通过球囊扩张使内膜片开窗。开窗后的孔道使假腔内的血液可以重新回到真腔，从而是延伸的假腔关闭。

2. 覆膜支架置入封闭夹层

切开股动脉，在 X 线透视指引下将覆膜支架插送到主动脉夹层第一破口前正常血管处，应完全覆盖夹层破口。然后释放支架，覆膜支架自然膨张并封闭夹层病变，为使支架起始部位与血管壁紧密相贴而不留缝隙，通常使用低压球囊扩张支架起始部。如夹层较长，可用两个或两个以上支架覆盖夹层，原则上应封闭全部夹层。如果夹层累及或靠近髂动脉，则需选用分叉支架。主支架远端伸入一侧髂动脉，另一侧则经股动脉逆行插入一支架并与主支架预留孔连接，远端则延伸到髂动脉病变以远。

第三节　主动脉狭窄介入治疗

主动脉狭窄是指主动脉弓降部与动脉导管或导管韧带附着点连接处远端之间主动脉的先天性狭窄。95%以上缩窄位于主动脉弓远段与胸降主动脉连接处。外科手术风险较大，近年来随着高压球囊导管和血管内支架的问世，介入治疗已成为主动脉狭窄的首选治疗方式。

【适应证】

目前主要用于青少年（主动脉直径接近成人水平）及成人的非严重复杂的主动脉

狭窄病变。

【禁忌证】

（1）严重主动脉狭窄者，介入治疗难度较大，容易使血管内膜撕裂，出现主动脉破裂，导致患者死亡，对于合并动脉导管未闭具有两种畸形的严重主动脉狭窄，治疗尤为困难。

（2）婴儿及年龄较小的儿童。

【方法】

主动脉狭窄介入治疗主要有球囊成形术和支架植入术两种方式。

1. 主动脉球囊成形术

其治疗原理在于球囊扩张血管时，是通过使缩窄段血管内膜及中膜局限性撕裂和过度伸展，从而使管腔扩大的。虽然这种内膜及中膜撕裂，部分可以自愈，但狭窄段主动脉壁肌层及弹力层薄弱，因此，球囊扩张术存在继发夹层及动脉瘤的可能性。另外，因球囊扩张术后主动脉壁不可避免的有不同程度的弹性回缩，以致术后短期再缩窄率较高，在一定程度上妨碍了其在原发主动脉缩窄中的应用。

2. 主动脉支架植入术

目前有两种类型的支架，一种是球囊扩张式支架，另一种为自膨式支架。由于支架有较高的支撑力，可以有效抵抗缩窄段血管的弹性回缩，与球囊扩张术相比，术后再狭窄及动脉瘤的发生率低，可以作为年长儿及成人主动脉缩窄的首选治疗方法。对于婴幼儿血管内支架的应用尚有争议。

【注意事项】

（1）病变扩张后的最终直径是手术疗效的关键，理想状态是等于或近似于正常参考主动脉直径，但由于病变部位缺少弹力层和肌层，随着扩张直径增大，内膜和中层撕裂的程度增加，有可能形成夹层甚至发展为动脉瘤。

（2）自膨式支架置入前需用球囊行预扩张，虽过度的扩张仍有可能导致夹层甚至发生主动脉破裂。但一般认为最终治疗后病变段主动脉直径至少应达到参考直径的 $60\% \sim 80\%$，残余压差 $<20mmHg$。

第二十二章 外周血管疾病介入治疗

第一节 闭塞性外周血管病介入治疗

闭塞性外周血管病通常是指供应心脑以外器官和肢体动脉因各种原因引起的狭窄或闭塞导致供血器官和肢体缺血所引起的系列临床表现，常见于下肢动脉狭窄、肾动脉狭窄和锁骨下动脉狭窄等。介入治疗是解决闭塞性外周血管病的有效方法之一。

一、下肢动脉狭窄的介入治疗

因下肢动脉狭窄或闭塞引起的严重的缺血是导致截肢的最常见原因。严重影响了患者的生活质量。常见的病因是动脉硬化和糖尿病。通过介入的方法重建下肢血流可以缓解下肢静息痛，促进溃疡和坏疽的愈合，明显减少截肢率，改善生活质量，进而减少病死率。

根据病变发生部位可分为髂动脉，股动脉和膝以下动脉病变，以髂动脉病变的介入治疗效果最好，膝以下动脉病变的效果相对最差。

【适应证】

（1）狭窄大于75%同时有患肢间歇跛行、静息痛、长期不愈的缺血性溃疡和坏疽者。

（2）狭窄或闭塞病变远端有流出道（run off）。

（3）髂总动脉狭窄建议首选支架植入。

【禁忌证】

（1）无压力阶差的下肢动脉狭窄。

（2）无症状的下肢动脉狭窄，不推荐预防性介入干预。

（3）下肢远端已无流出道的完全闭塞病变。

（4）股、腘、胫动脉不推荐首选支架治疗。

（5）非缺血原因所致下肢基本功能丧失的动脉狭窄。

（6）全身情况难以耐受介入操作。

【方法】

1. 术前须知

患者的一般情况和心脑肾等其他合并症情况；排尿困难程度；配合手术程度；下肢缺血程度和进展速度；影像资料的分析。通过上述情况分析判断手术安全性难易度，确定入路方式，预计治疗后的获益程度。

2. 入路建立

经非治疗侧股动脉逆向穿刺，采用"翻山"技术对患侧血管治疗，主要用于髂动脉和股动脉的介入。优点是穿刺易成功，减少患侧股浅动脉开口的损伤机会，可行双侧髂动脉造影，了解双侧下肢动脉情况。缺点是操作难度大，尤其是对侧髂动脉开口变异时；开通完全闭塞病变时提供的支撑力不足，使用指引导管的机会多。用于翻山的导管有：椎动脉导管、眼镜蛇导管、simmons 导管等，常用的翻山鞘来自 Cook 公司和 Arrow 公司。指引导管主要用多用途导管，偶尔可用冠脉导管。经治疗侧股动脉顺向穿刺主要用于膝以下血管的介入。优点是导管操作难度小，开通完全闭塞病变时提供的支撑力好，可减少指引导管的使用。减少造影剂量，影像质量好。适合其他技术的应用如超声消融等。缺点是穿刺不易成功，易进入股深动脉，易损伤股浅动脉，难以同时了解双侧下肢动脉的病变。

3. 常用的介入技术

常用的介入技术是球囊扩张术和支架植入技术。髂动脉和股动脉病变在球囊扩张后发生内膜损伤或残余狭窄 30% 以上时多采用植入支架，以自膨胀支架为首选。关节结合部位的血管尽量避免使用支架。膝以下血管病变可采用长球囊，低压力长时间扩张，以减轻血管内膜的撕裂。在撕裂严重并明显影响远端血流时可考虑植入药物支架（未经临床验证）。

【治疗中常见的问题】

1. 穿刺困难问题

主要是在顺向穿刺时，由于解剖，肥胖，髂外动脉自身病变等因素造成穿刺成功率低。提高成功率首先要了解股深股浅动脉的解剖特点；穿刺点要尽量高，以保证在髂外动脉穿刺。但是，穿刺点越高越危险！可以借助透视通过血管的钙化影指引穿刺；也可同侧先逆向穿刺，穿刺成功后使用"路标"技术，在路标引导下行顺向穿刺。还可先行对侧逆向穿刺，翻山后留置导丝或使用路标再引导顺向穿刺。

2. 如何提高慢性完全闭塞长病变的成功率的问题

（1）提高支撑力可通过顺向穿刺，使用翻山鞘和指引导管，选择强支撑力导管材料。

（2）选择适合通过病变的导丝如超滑硬导丝或金属硬导丝，通过双导丝等技术的应用。

（3）使用指引导管、球囊和导丝的相互支撑技术。由于下肢完全闭塞病变比较长，可达 20cm 以上，常常遇到导丝通过病变，而球囊难以通过，过度前送易发生球囊导管在血管分支部位打折，甚至损伤血管，此时可先扩张近段病变，将指引导管尽量远送，在指引导管的帮助下，使球囊通过闭塞病变。

（4）微导管和 OTW 球囊的应用，在导丝难以通过病变时，在局部造影证实在真腔时，可以先送微导管或 OTW 球囊到真腔的最远端，再送导丝，同时在指引导管的配合下，将导丝送过闭塞病变。

（5）真腔的识别是实现闭塞病变开通的关键。可以通过导丝远端的活动度如摆动轻松灵活就可能是真腔；从两个投照角度观察导丝的走行，如均为血管解剖走行可能为真腔；观察导丝远端 2~3cm 的形状如为 S 型可能在血管外；通过侧支循环观察导丝的位置；使用微导管或 OTW 球囊造影证实导丝的位置。

3. 血栓病变的处理

大量血栓时首选局部溶栓，留置导管在血栓部位，溶栓 24 小时后复查造影，仍有较多残余血栓可再溶 24 小时。溶栓 48 小时后可以介入治疗犯罪病变。注意溶栓的并发症；大量血栓合并急性组织坏死要请外科急会诊决定是否行取栓或截肢治疗。

4. 术后开通血管的维护

对于介入治疗后血管内膜损伤弥漫或严重的，可能有较多栓子脱落影响远端血管床的可以通过鞘管或导管留置，持续 24 小时局部使用抗血栓或（和）扩血管药物，常用局部灌注用药有前列腺素，罂粟碱，尿激酶等药物。

【并发症】

1. 肺梗死

长段的斑块负荷过重的髂动脉狭窄，在支架植入后，动脉外径增加有可能挤压并行的髂静脉，同时术后持续卧床，抗凝不充分等原因均可诱发下肢静脉血栓形成进而导致肺梗死。

2. 股动脉血栓

穿刺部位有病变是引起股动脉血栓的重要原因，在入路选择时要尽量避免有病变的血管，尤其是有 50% 以上的狭窄血管。另外长时间保留鞘管也是引发血栓的诱因。

3. 血管穿孔

常见于完全闭塞病变的开通时，对导丝的位置判断错误，导致导丝甚至导管穿出血管。以髂动脉的穿孔最危险。

4. 垃圾脚

在斑块负荷重的情况下，血管成形后大量栓子脱落，导致微小血管栓塞，血流灌注急剧减少，脚组织缺血坏死。

5. 下肢水肿

多见于慢性完全闭塞血管开通后，约几天后可以自行好转。

6. 心脑肾并发症

多见于已有心脑肾原发病的老年患者。

7. 穿刺部位并发症

局部出血血肿，腹膜后血肿，动静脉瘘，股神经损伤等。

二、肾动脉狭窄的介入治疗

肾动脉狭窄是引起继发性高血压的常见原因之一。也是难治性高血压的原因之一。因此，在临床上凡是遇到难治的高血压时，要高度警惕肾动脉狭窄的存在。通过介入治疗消除肾动脉狭窄可使继发性高血压达到根治的效果；难治性高血压能得到很好的药物控制。常见的肾动脉狭窄原因是肌纤维发育不良，多发性大动脉炎和动脉粥样硬化，前两者多见于年轻人，后者多见于老年人。

【适应证】

动脉造影证实肾动脉狭窄大于等于 70% 后，同时伴有以下情况之一：

（1）无症状的有显著血流动力学意义的双侧肾动脉狭窄。

（2）无症状的有显著血流动力学意义的孤立肾动脉狭窄。

（3）有显著血流动力学意义的肾动脉狭窄合并急性高血压、顽固性高血压、恶性高血压、不明原因单侧肾脏缩小的高血压或不能耐受药物治疗的高血压。

（4）有显著血流动力学意义的单侧肾动脉狭窄合并慢性肾功能不全。

（5）有显著血流动力学意义的肾动脉狭窄合并原因不明的反复充血性心衰或突发性原因不明的肺水肿。

（6）有显著血流动力学意义的肾动脉狭窄合并不稳定心绞痛。

【禁忌证】

（1）狭窄小于70%。

（2）分段以下的狭窄。

（3）活动期的炎性狭窄。

（4）主动脉夹层累及肾动脉所致狭窄。

（5）无血管入路途经。

（6）碘剂严重不能耐受。

（7）合并其他严重疾病不能耐受手术。

【方法】

（1）经股动脉或肱动脉建立入路途经。大多数情况下经右股动脉穿刺，植入6F或7F动脉鞘，选用与动脉相匹配的肾动脉指引导管，如强生的RDC，在0.035英寸导丝引导下，放入狭窄的肾动脉开口。

（2）经指引导管行术前造影，明确病变部位，血管直径，选择合适的导引导丝、球囊和支架。建议优先选用0.014英寸导丝，引导球囊到位后先行预扩张，判断病变硬度，为支架选择提供参数。

（3）植入支架，大多数情况下肾动脉病变发生在开口部，病变内含大量纤维组织，单纯球囊扩张后弹力回缩明显，只有植入支架才能得到较好的影像结果。临床研究也证实支架植入的近远期效果优于单纯球囊扩张。目前大多使用球扩支架。开口病变支架植入定位时，应将2mm左右的支架保留在腹主动脉内，在释放支架后，要部分回撤球囊，对开口处高压扩张，保证支架的充分贴靠。

（4）术后造影，观察效果，密切注意有无并发症的发生。

【并发症】

入路相关并发症如血肿出血等；腹主动脉夹层；肾动脉破裂；导丝所致肾动脉穿孔，肾周血肿；肾动脉栓塞；肾功能损害或恶化；支架后再狭窄。

【注意事项】

（1）操作中高度注意导引导丝远端的位置，避免放置过远，由于肾组织质软，血管一旦穿孔，手感不明显，导丝极易损害组织，穿孔不易闭合，导致肾内血肿甚至肾周血肿发生。

（2）支架植入后要抗血小板治疗，防止血栓发生。

（3）术后密切观察血压变化和肾功能改变。

三、锁骨下动脉狭窄的介入治疗

锁骨下动脉狭窄是引起椎动脉盗血导致头晕发作的重要原因之一。也是无脉证的原因之一，可因缺血影响患者的上肢功能。介入治疗是有效的根治方法之一。

【适应证】

（1）锁骨下动脉狭窄合并椎动脉盗血症状。

（2）锁骨下动脉狭窄合并上肢功能障碍和明显症状。

【禁忌证】

（1）无症状的锁骨下动脉狭窄。

（2）锁骨下动脉狭窄合并手静息痛，缺血甚至坏疽。

【方法】

通常经股动脉穿刺，使用6～8F动脉鞘，先将多用途指引导管送到锁骨下动脉开口处，行术前造影，选择最佳暴露角度，预选扩张球囊，将指引导丝送到腋动脉以远后将球囊送达病变处，行预扩张，同时利用球囊测量可选支架的尺寸，退出球囊后，植入支架。

【并发症】

锁骨下动脉介入治疗并发症较低，除了血管入路并发症外，偶有椎动脉损伤；椎动脉栓塞；上肢动脉栓塞的发生。远期可以有再狭窄发生。

【注意事项】

在介入治疗前要了解对侧椎动脉的情况，如果对侧椎动脉已闭塞或严重狭窄，要慎重掌握适应证，如果决定介入治疗，要将治疗侧椎动脉的并发症降到最低点。

第二节　下腔静脉血栓滤器置入

下肢静脉血栓滤器植入是防止肺栓塞的最根本的方法。可分为永久性植入和临时植入。前者用于无法去除发生栓塞病因的情况下，后者用于可去除血栓发生病因的情况下。

【适应证】

（1）反复发生肺栓塞，与无法避免的深静脉血栓的危险因素并存。

（2）严重深静脉血栓，进行溶栓治疗前，预防性植入滤器。

（3）有深静脉血栓史，又无法接受抗凝或溶栓治疗。

（4）抗凝或溶栓治疗后仍有肺栓塞复发。

【禁忌证】

（1）无肺栓塞病史，深静脉血栓抗凝治疗前的预防性植入。

（2）小面积肺栓塞，正在进行抗凝治疗者。

【方法】

采用股静脉或颈内静脉入路，将输送滤器鞘管放置肾静脉以下的下腔静脉，根据放置的滤器不同预留出不同的空间，以保证释放之后不影响肾静脉开口为标准。鞘管到位后，将滤器及输送装置经鞘管送到位，释放滤器，回撤输送装置。在防治来自上肢的栓子时，应将输送滤器鞘送到上腔静脉，确保滤器放置在进入右房前的上腔静脉内。操作与放置下腔静脉相同。

【注意事项】

目前使用的静脉滤器种类很多，使用前要掌握所用滤器的操作步骤和性能特点，尤其是要临时放置的滤器，要为收回滤器时做好准备。临时滤器放置 2~4 周以上，建议不可回收，强行回收可能会损伤腔静脉。

第三节　肺动脉血栓消融及取栓术

大面积肺梗死是常见猝死的原因之一，在较短的时间内消融或取出栓子是挽救生命的最后希望。

【适应证】

（1）肺动脉主干或主要分支急性栓塞导致大面积的肺栓塞者。
（2）肺栓塞合并血流动力学不稳定者。
（3）溶栓疗法失败或溶栓禁忌者。
（4）经皮心肺支持禁忌或不能实施者。

【禁忌证】

保守治疗后已病情稳定者。

【方法】

1. 导管局部溶栓

经股静脉入路，将右心导管置入肺动脉后造影，明确栓塞部位，在导丝引导下将导管置入犯罪血管的栓塞部位，经导管缓慢推注尿激酶，定期复查造影，了解溶栓情况。尿激酶总量控制在 100 万 U 之内为安全。血栓一般在 30 分钟内溶解。此方法在检查的同时进行治疗，但是要求控制患者的血流动力学在溶栓期间无进一步恶化。

2. 导管血栓抽吸

最简单快捷的方法是使用 8F 多用途指引导管，在导丝引导下，放置肺动脉血栓部位后，直接用 20ml 注射器抽出肺动脉干内的血栓，然后用抽吸导管沿指引导管送至肺动脉段以下血管继续抽吸。另外有一些新的抽取血栓的设备也可以应用如 AngioJet、X - sizer、超声消融等。

3. 导管导丝碎栓术

当脱落的血栓比较陈旧，甚至有部分极化时，溶栓和抽吸均较难以去除，可用导丝的旋转破碎血栓后抽出。也可用 X - sizer 和超声消融破碎清除。

4. AngioJet

是通过高射流盐水，在导管的射水腔口部形成涡流破碎血栓，同时通过导管的抽吸腔将血栓抽出。X – sizer 是通过旋切同时抽吸的原理清除血栓。超声消融是通过低频高能超声的空穴效应将纤维蛋白裂解达到血栓分解。

【注意事项】

介入治疗大多用于重症肺栓塞，同时有血流动力学明显不稳的情况下，属于急诊手术，风险极大，术中要做好各种应急准备。

内 容 提 要

　　本书是根据卫生部《医师定期考核管理办法》的要求，由北京医师协会组织全市心血管内科专家、学科带头人及中青年业务骨干共同编写而成。体例清晰、明确，内容具有基础性、专业性、指导性及可操作性等特点。既是专科医师应知应会的基本知识和技能的指导用书，也是北京市心血管内科领域执业医师"定期考核"业务水平的惟一指定用书。

　　本书适合广大执业医师、在校师生参考学习。

图书在版编目（CIP）数据

心血管内科诊疗常规/杨庭树主编. —北京：中国医药科技出版社，2012.11
（临床医疗护理常规）
ISBN 978 - 7 - 5067 - 5576 - 4

Ⅰ.①心⋯　Ⅱ.①杨⋯②北⋯　Ⅲ.①心脏血管疾病－诊疗　Ⅳ.①R54

中国版本图书馆 CIP 数据核字（2012）第 158620 号

美术编辑	陈君杞
版式设计	郭小平

出版　中国医药科技出版社
地址　北京市海淀区文慧园北路甲 22 号
邮编　100082
电话　发行：010 - 62227427　邮购：010 - 62236938
网址　www. cmstp. com
规格　787 × 1092mm ¹⁄₁₆
印张　15 ¼
字数　323 千字
版次　2012 年 11 月第 1 版
印次　2017 年 1 月第 3 次印刷
印刷　三河市腾飞印务有限公司
经销　全国各地新华书店
书号　ISBN 978 - 7 - 5067 - 5576 - 4
定价　68.00 元

本社图书如存在印装质量问题请与本社联系调换